Dr.石井×Dr.坂井の
実況解説動画付き！

WEB
35本・100分収載

改訂2版 「超」入門
脳血管内治療

著者 石井 暁
京都大学大学院医学研究科 脳神経外科講師

監修 坂井 信幸
神戸市立医療センター中央市民病院 副院長・脳神経外科部長

**セットアップ・血栓回収からFDまで
会話形式で臨床のリアルを再現！**

MC メディカ出版

■ 推薦のことば

　このたび『「超」入門 脳血管内治療』の改訂2版が初版から6年を経て発刊されることになった．本書の初版もかなりの好評を得ていたようであるが，この6年間には脳血管内治療の領域では大きな環境変化があった．急性期血栓回収に関するエビデンスが相次いで確立されたため，脳血管内治療は従来のようにexpertが治療を担当していればよかった時代から，救急医療におけるcommon diseaseの治療を若い専門医が担わなければならない時代へと変遷した．すなわち術者の汎化と治療の標準化の時代を迎えたのである．そのような環境変化の中で，ビギナーにわかりやすく教えている形式をとっている本書が改訂出版されたことは非常に意義深い．

　一方，Flow diverterの登場は大型脳動脈瘤の治療を一変させたと言ってよい．こちらはまだExpertによる治療が求められる段階であるが，従来は複雑なバイパス手術を駆使して親動脈を遮断あるいは低流量化するflow alteration surgeryによって治療されていた多くの病変が，Flow diverterを用いることにより親動脈のnormograde flowを温存して治療されるようになった．おそらく脳動脈瘤に対するバイパス手術は根治的な治療手段としての役割から，病変を脳血管内治療によって治療しやすいかたちにtransformしていく役割に今後変わっていくものと思われる．

　そのような時代背景において，京都大学およびその関連病院で脳血管内治療のみならず脳血管外科直達手術双方に豊富な術者および指導経験をもつ石井 暁博士によるわかりやすい解説が，新しい時代のneurointerventionalistたちの良い道標となることを期待している．

京都大学大学院医学研究科脳神経外科

教授　宮本　享

■ 監修のことば —第2版に寄せて

　おそらく多くの方が待ち望んだ『「超」入門 脳血管内治療』の第2版ではなかろうか．初版の原稿を拝見し監修させていただいたときに，絶対に好評を博すと確信し，出版元のメディカ出版には「たくさん刷ったほうがよいよ」とアドバイスした．その予感は的中し，医学書がなかなか超えることができない☆☆部のハードルを越え，とうとう入手困難になってしまった．神戸市立医療センター中央市民病院では，脳神経外科，神経内科の医師全員に加え，血管内治療に関係するメディカルスタッフにも読んでもらおうとまとめて購入したが，少し余分に持っていたものも，新たにチームに加わった入職者に配ってなくなり，その後は「何とかなりませんか」という願いを何度も聞かされた．まさに，待望の第2版である．

　本書が多くの読者に受け入れられたのは，〈I先生とA医師，B医師の軽妙なやりとり〉と〈ふんだんに盛り込んだ写真や図〉を通じて，〈実際に脳血管内治療を行うときに役立つプラクティカルな情報〉が理解できる点にあった．第2版では，初版に欠けていた重要なピースである，発展がめざましい急性再開通療法に加え，初版の刊行後に導入された新しい機器や手技を応用する脳動脈瘤塞栓術や硬膜動静脈瘻塞栓術などが盛り込まれ，これらの最新の治療を含め，読者はまるで治療の現場にいるような感覚で脳血管内治療を学ぶことができる．

　本書がこれほど多くの方に受け入れられたもう一つの理由に，わが国を代表する脳血管内治療医である石井 暁先生のセンスと丁寧な作り込みがあることは言うまでもない．初版の発刊時（2012年）にすでに指導者として若手医師を教育する立場にあった石井先生は，その後6年間にわたってさらに多くの若者を指導してきた．教えを受けた医師は母校，同門に限らず，国内外にまたがっている．われわれの一門の師である菊池晴彦先生（京都大学名誉教授，国立循環器病研究センター名誉総長，神戸市民病院機構名誉理事長）に教えていただいた言葉，「金を残すは三流，名を残すは二流，人を残すは一流」を胸にとめる石井先生が，宮本 享教授の下で真摯に取り組んできた教育活動の実践のなかから得たエッセンスが本書に盛り込まれている．名実ともに国内外の指導的立場となった石井先生が，多忙を極めるなかで初版と同様，〈現在入

手可能な機器のスペックを一覧表で掲載するなど，必要な情報を手を抜かずに収集し本書に盛り込んだ〉ことは，先生と編集者が一切手を抜かず，本書の再版に取り組んだことを示している．その〈膨大で地道な作業〉に改めて敬意を表する．自信を持って，すべての医師と〈脳血管内治療にかかわる看護師さんや放射線技師さんらにもぜひ読んでもらいたいと思う．きっとふだんわからなかったことの多くが理解できるはずである〉ともう一度言わせてもらう．

　〈　〉内のことばは初版の引用だが，実は初版の監修のことばの最後に，〈次回は「S先生」を登場させていただきたいと思うのは厚かましいであろうか〉と結んだ．石井先生は小生の念願も叶えてくれた．

　本書は小生の願いも含め，多くの脳血管内治療の関係者の再版の願いを叶える企画である．間違いなく，わが国のすべての脳血管内治療に携わる方々に受け入れられることを確信する．メディカ出版さん，今から重版の体制をとっておいたほうがよいですよ．そして，石井先生，ますます多忙を極めることと思いますが，「第3版」を求める声がそのうち届くことを予言しておきます．

神戸市立医療センター中央市民病院　副院長・脳神経外科部長

坂井　信幸

■ 序 文

　早いもので『「超」入門 脳血管内治療』を出版してから6年が経過した．この6年間で脳血管内治療が劇的な変化を遂げたことに疑問の余地はない．

　まず，何と言っても「急性期再開通」がグレードAエビデンスとして確立されたことである．これほどのスピードで標準的治療となるとは誰が予想しただろうか．脳神経外科医にとって，グレードAエビデンスを持つ外科治療と言えば，症候性頚動脈狭窄症に対するCEAや破裂脳動脈瘤クリッピングなどで，内科治療であればtPA静注療法などであるが，これらの治療と急性期再開通治療が有効性において同レベルとなる時代が来るとは，初版を執筆した2012年当時は夢にも思わなかった．そのため，初版では1ページも取り上げなかったが，今や，再開通治療は適応患者に施行，あるいは施行施設に転送しなければ，訴訟となり得る治療である．このような時代が来ることを宮本 享教授はおそらく見越されて，この6年間で京都大学同門のほぼすべての関連病院に脳神経血管内治療専門医の配置を既に完了された．また，今後法制化されるであろう「包括的脳卒中センター」の候補病院すべてに指導医の配置も完了している．さらに，脳神経外科専門医と脳神経血管内治療専門医を必ず取得できるように専攻医ローテーションプログラムを綿密に組んでおり，実際に毎年10名近い専門医を同門より誕生させている．

　このような時代を迎えた今，教授より私に課せられたミッションは「京都大学同門における脳血管内治療手技の標準化」であった．この一環として，2014年には康生会武田病院，2015年には小倉記念病院へ部長として赴任する機会をいただいた．2014年と言えば，ステントレトリーバが日本上陸した年である．再開通治療が普及し始める2014年から2016年の3年間，この2つの超急性期病院で赴任時に感じた問題点は，治療手技が「○○流」や「○○式」という名の下に施され，チーム内で統一性がないことであった．しかも，超急性期という病院の性質の割には，超急性期の再開通治療や動脈瘤治療の成績は必ずしも満足し得るものではなかった．脳血管内治療や脳神経外科手術など技術を伴う治療には確かにartの側面があり，治療スタイルには各術者に相当の裁量があって然るべきである．しかしながら，私が現実に見たものは，「自分の治療スタイル」という名の我流の治療以外の何物でもなかった．赴任後，私はまず「チームの治療スタイル」を確立させるために，治療手技の標準化に取り組んだ．理論や根拠なき私自身のスタイルの押しつけは避けるように努め，それぞれのチームで育まれてきた優れた点は積極的に私自身の治療にも取り入れた．そして，3カ月ごとに治療成績をまとめて，変更の是非を議論して修正した．その結果，最終的に2016

年3月末に小倉記念病院で確立させた治療プロトコールによる再開通治療の成績（私以外の術者11名）は，TICI 2B再開通率87％，平均治療時間（穿刺から再開通まで）22分という，米国のSWIFT Prime試験とも遜色ない素晴らしいものとなった．「治療の標準化」が優れた結果に直結することを示したことは，この『改訂2版「超」入門 脳血管内治療』を執筆する大きな原動力となった．

　さて，本書の主な改訂点は，急性期再開通治療とフローダイバータ治療という新しい治療の追加である．再開通治療については現時点でわれわれのチームが標準的プロトコールとしている方法を解説した．このプロトコールが「我流」ではないかという心配もあり，1例は神戸市立医療センター中央市民病院の方法を紹介した．幸い，われわれの方法とほぼ同じであったことに安心した．フローダイバータについてはまだまだエキスパートの治療であり，本書で取り扱うかを逡巡したが，この治療自体は大型動脈瘤の標準的治療に必ずなるという確信のもとに取り上げることとした．また，初版はOnyx導入後まもなくであったが，この6年間でさまざまな応用テクニックも普及したため，新章を追加した．さらに，まもなくオンラベル治療となる硬膜動静脈瘻に対するOnyx治療も追加した．その他，LVISやMOMAなど，新しいデバイスについてはもれなく追加したつもりである．

　そして，この改訂2版のもう一つの目玉は，師・坂井信幸先生と私の症例ビデオの実況中継および解説である．神戸で坂井先生に直接ご指導いただいてからすでに10年が経過し，私自身が神戸の標準的治療として習得した治療は，京都，そして神戸においても変遷しているに違いない．果たして，この変化が「深化」なのか「ガラパゴス化」なのか？ それを念頭に置いて，明日2月22日深夜に師匠と2人で，新しく編集したビデオをネタにじっくりと治療談義ができることを心から楽しみにしている．

　最後に，デバイスに関する膨大なデータを調査いただいた私の「デバイス博士」である小西医療器 市田定栄様，さらに治療に協力いただいた京都大学および小倉記念病院スタッフに心より感謝申し上げたい．本書が脳血管内治療の普及と発展，すなわち治療医の増加と技術の向上に寄与することを心から願ってやまない．

2018年2月21日

京都大学大学院医学研究科脳神経外科

講師 石井 暁

改訂2版 「超」入門　セットアップ・血栓回収からFDまで 会話形式で臨床のリアルを再現！

脳血管内治療

目 次

推薦のことば ……………………………………………………………………… 1

監修のことば ……………………………………………………………………… 2

序 文 ……………………………………………………………………………… 4

登場人物プロフィール …………………………………………………………… 8

序章　脳血管内治療を始めるにあたって

セットアップ WEB ……………………………………………………………… 9

1章　脳血管内治療の基本手技

穿刺および止血とカテーテルの操作法 WEB ………………………………… 20

Side Note ❶　ガイディングカテーテル・中間カテーテル・

バルーン付きガイディングカテーテル・ガイディングシース選択 ………… 38

Side Note ❷　マイクロカテーテル選択 ……………………………………… 44

2章　急性期脳梗塞の血管内治療

再開通（機械的血栓回収術）WEB …………………………………………… 46

3章　脳動脈瘤の血管内治療

①脳動脈瘤コイル塞栓術の基本 WEB ………………………………………… 74

Side Note ❸　コイル ………………………………………………………… 87

②バルーンアシストテクニック WEB ………………………………………… 92

Side Note ❹　ガイディングカテーテル・マイクロカテーテルプロファイル表 ……… 108

Side Note ❺　主要ガイディングカテーテル別ダブルカテーテル適合表 …… 112

③ステントアシストテクニック WEB ………………………………………… 115

④ステントアシストテクニックの応用 WEB ……………………………………… 136

⑤母血管閉塞術 WEB ………………………………………………………………… 160

⑥フローダイバータ WEB …………………………………………………………… 169

4章 脳動静脈奇形（AVM）の血管内治療

① AVM 塞栓術：Onyx 編 WEB …………………………………………………… 190

② AVM 塞栓術：NBCA 編 WEB …………………………………………………… 203

Side Note ❻ Onyx と NBCA の使い分け ……………………………………… 212

③ AVM 塞栓術：Pressure cooker technique による根治的塞栓術 WEB ……… 216

5章 硬膜動静脈瘻（dAVF）の血管内治療

① dAVF 塞栓術：経静脈的塞栓術（TVE）編 WEB ……………………………… 225

② dAVF 塞栓術：経動脈的塞栓術（TAE）編 WEB ……………………………… 237

6章 頚動脈狭窄症の血管内治療

①頚動脈ステント留置術（CAS）の基本 WEB …………………………………… 257

②頚動脈ステント留置術（CAS）の応用 WEB …………………………………… 271

7章 頭蓋内血管の血管形成術

頭蓋内ステント留置術 WEB ……………………………………………………… 289

Side Note ❼ 頭頚部でオフラベル使用されるステント ……………………… 302

WEB 動画の視聴方法 ……………………………………………………………… 306

索　引 ……………………………………………………………………………… 307

著者紹介 …………………………………………………………………………… 311

巻末資料

　●主要ガイディングカテーテル別ダブルカテーテル適合表

　●ガイディングカテーテル・マイクロカテーテルプロファイル表（1）（2）

（巻末資料は切り取ってご利用いただくことができます）

WEB マークがついた項目に関連した動画を専用 WEB サイトで視聴できます.

● 登場人物プロフィール

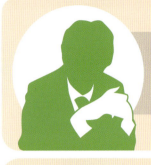

I 先生
後進の血管内治療医の育成に熱意を燃やす脳神経外科医

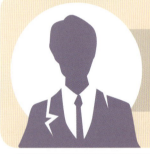

A 医師
来年，専門医試験を受験予定の中堅脳神経外科医

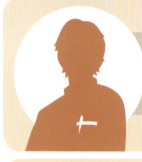

B 医師
脳神経外科後期研修 2 年目の新米医師

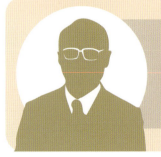

S 先生
I 先生の師匠で，日本の血管内治療を牽引するリーダー

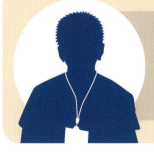

IM 先生
臨床と教育に情熱を注ぐ，脳神経血管内治療指導医

序章 ● 脳血管内治療を始めるにあたって

セットアップ

はじめに

　脳血管内治療の成功のための重要な因子として,「治療のしやすい環境整備」はきわめて重要である．画像を見ながら,デバイスを使って行うリモートコントロール手術なので,「見やすい画像」「デバイスの正しい準備」は特に重要である．ここでは,すべての血管内治療にかかわる基本的なセットアップと基本デバイスの準備（preparation）を説明する．

室内照明

　筆者は多数の施設に出張治療に出向くが,最も気になるのが,モニターの見やすさである．なかでもモニターと天井照明の位置はきわめて重要で,術者の背後からのグレアモニターへの映り込みは最悪の環境であり,とても血管内治療を行える環境ではない．**モニターに室内照明が映り込まないようにレイアウトを設計する**必要がある．筆者らは天井の蛍光灯にシェードを付けて（図1）,モニターへの映り込みを防止している．照度の低いブラウン管を使用していた時期は,透視フットスイッチと連動して室内照明を落としていたが,最近の照度の高い液晶モニターではほとんど必要ない．むしろ頻繁な天井照明の on/off の繰り返しは,術者の目の疲労の原因となる．

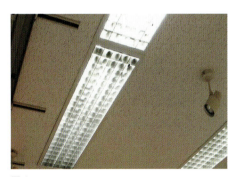

図1
シェード付き蛍光灯によりモニターへの映り込みを防ぐ．

術者の背面からの蛍光灯の映り込みは絶対に避ける！

モニター

　レファレンス（参照）画像用，ライブ透視用，ロードマップ透視用が各々2面ずつ（biplane system）必要である．このほかに，術者用のバイタルモニターと3D用モニターの**計8面モニターが望ましい**（図2）．これらの8系統を必要度に応じて，サイズ・場所を自由にレイアウト可能なマルチレイアウトモニターはさらに有用である（図3）．

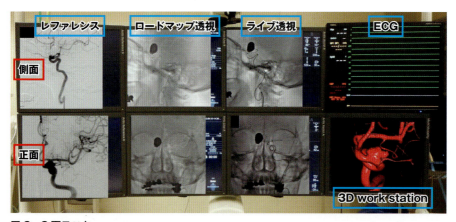

図2　8面モニター
必ず，各パネルの画像が横ライン上に並ぶように設置する．上下に並べると，視線移動で目の疲労の原因となる．

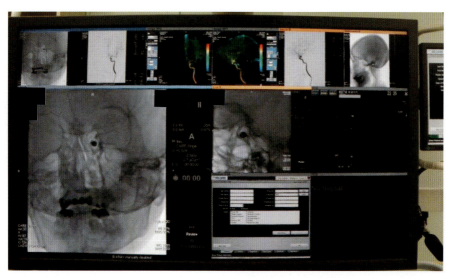

図3　マルチレイアウトモニター
画像の重要度に応じてサイズ・レイアウトを自由に変更可能．

 局所麻酔で治療手技を行う場合，バイタルモニターも術者の視野内に設置する！

透視録画装置

手術動画記録システム KHD-R300（小西医療器）を使用している．一台で正面および側面透視画像のフルハイビジョン同時記録およびリアルタイム mp4 圧縮が可能である．(図4)．

フットペダル

基本機能（透視と DSA 撮影各々 2 方向）に加えて，自由に機能を割り付け可能なマルチファンクションペダルが望ましい (図5)．筆者らは，使用頻度の高い one-shot 単純撮影とロードマップ機能の on/off/reset を割り付けている．

透視条件と撮影条件

透視条件は 4 種類作成しており，線量が低い順に頚部血管用，通常頭蓋血管用，頭蓋底部用，フローダイバータ留置用のプログラムを使い分けている (図6)．DSA 撮影条件は，成人用（2 f/s）とシャント疾患用（7.5 f/s）および小児用（4 f/s）の 3 種類のプログラムを基本としている．特殊プログラムとして，NBCA 注入用の最大 120 秒連続 DSA 撮影可能な glue プログラムなどを作成している．年齢・疾患によって，DSA 撮影条件は異なる．

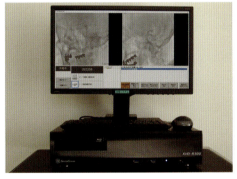

図4
小西医療器製 KHD-R300．一台で 2 画面同時記録が可能．

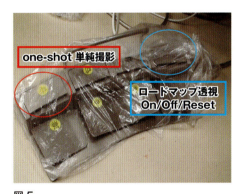

図5
透視・撮影ペダル以外に，単純撮影とロードマップスイッチを割り付けている．

Check！ デバイスの視認性には大きな差があるため，適切な透視条件を使い分ける．

術者テーブル

患者の足上に術者・助手用のテーブルを作り，フラットな状態を作る（図7）．エクスチェンジ操作などが必要な場合は必須である．

道具テーブル

デバイスのリンス用トレイはサイドにガード付きのものを使用して，デバイスが跳ねて落下するのを防ぐ（図8）．

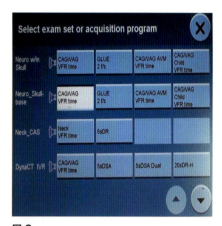

図6
透視・撮影条件を使い分ける．

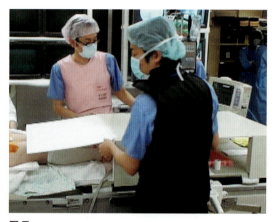

図7
患者の足上に術者テーブルをセット．

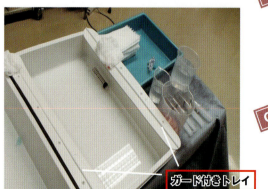

図8
サイドガード付きのトレイでデバイスの落下を予防する．

例えば，CAS と Enterprise 留置手技では必要な透視線量はまったく異なる．手技に応じて透視条件を使い分ける．

Coronary intervention と異なり，neuro-intervention はデバイスが長いため，患者の足上で操作が必要なことが多く，テーブルは必須アイテム．

活性化凝固時間（ACT）モニター

　すべての血管内治療は，血栓塞栓症を予防するために全身ヘパリン化が行われる．シースイントロデューサが挿入されたらヘパリンを静脈投与して，約5分後にACT（activated clotting time：活性化凝固時間）を測定する（図9）．患者の体重，手技内容によっても変わるが，手技開始前に3,000～5,000単位を静注し，手技中は1時間ごとに500～1,000単位を静注する．ACTは手技内容により200～350秒程度に維持する．手技終了後，穿刺部を用手圧迫にて止血する場合は，プロタミン硫酸塩でヘパリンを中和する．

VerifyNow

　簡易式の血小板凝集能測定器である（2018年1月時点で未承認）（図10）．アスピリン，P2Y12（クロピドグレル，チクロピジン，プラスグレル），Ⅱb/Ⅲa阻害薬（本邦未承認のReoProなど）が測定可能である．日本人では，クロピドグレルの不応例（poor-responder）が約30％いるため，術前の血小板凝集能測定は非常に重要である．われわれの施設では，ARUは550，PRUは200をカットオフとしている．特に，PRU＞200の場合は，クロピドグレル増量やプラスグレルへの変更を検討する．

ヘパリン加生理食塩水

　すべてのデバイスのリンス，ルーメンのフラッシュはヘパリン加生理食塩水で行う（図11）．生理食塩

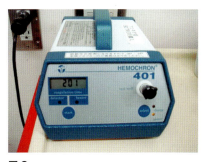

図9
ACTモニターは室内に常備する．

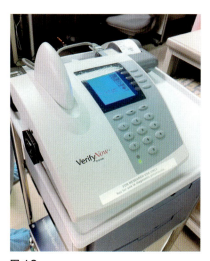

図10
VerifyNowは今後，必須ツールとなる．

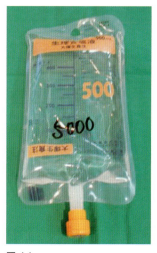

図11
ヘパリン加生理食塩水（ヘパリン5,000単位/生理食塩水500mL）．

 ACTは採血後ただちに測定開始する必要があるので，必ず部屋内にモニターを置く．

水500 mLにヘパリン5,000単位,生理食塩水1 Lにヘパリン10,000単位（意外に多い）で調整する.

造影剤

　非イオン性造影剤（ヨード濃度300）を使用する.非イオン性造影剤は抗凝固性がないので,使用前に造影剤100 mLにヘパリン1,000単位を注入する.ヨード系造影剤に過敏症既往がある場合は,ステロイドを使用する.

ヘパリン生食灌流ライン

　ガイディングカテーテル,マイクロカテーテルは手技中,**常にヘパリン生食による持続灌流を行う**.灌流ラインは最低2ライン必要なので,1本のラインで2系統灌流できるものを使用する.シースイントロデューサを灌流する場合はもう1系統必要である.動脈圧モニターを行う必要がなければ,圧トランスデューサのない連結部が1カ所のみのラインを使用している（図12）.筆者の施設では,1つのバッグから3本を灌流でき,先端とフラッシュ部にカラーマーカーの付いたトリプルラインを使用している.灌流ラインに点滴ラインを使用する場合は,回路内のエア抜きが必要である（図13）.

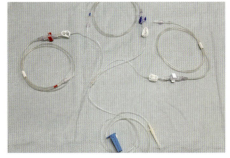

図12　灌流ライン
エドワーズライフサイエンス社製CK2605YA01.フラッシュ部と接続部先端にカラーマーカーが付いている.

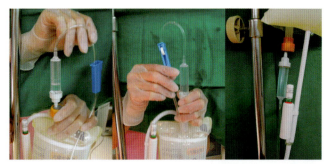

図13

ヘパリン生食に加えるヘパリンは意外に多い（1,000単位/100mL）.

接続部位・トランスデューサなどがないシンプルな灌流ラインのほうがミスが少ない.

脳血管内治療を始めるにあたって ― セットアップ | **序章**

ガイディングカテーテル

　ガイディングカテーテルにYコネクタまたはトリコネクタを接続して，システム全体をヘパリン生食でフラッシュする(図14)．目的血管へはインナーカテーテルとガイドワイヤーの同軸システムで誘導するので，適合するインナーカテーテルとガイドワイヤーで同軸システムを組む(図15)．ガイディングカテーテルの「外径－2Fr」が適合インナーカテーテルである（6Frなら4Frインナーカテーテル）．5Frガイディングカテーテルは4Frまたは3.6Frが使用できる．同軸システムはインナーカテーテルの先端と後

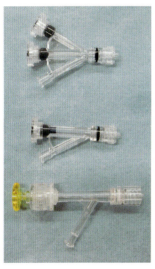

図14

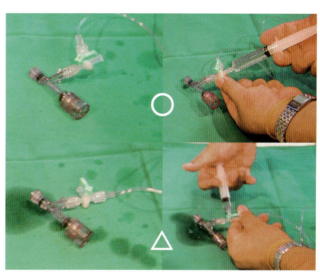

図16
Yコネクタと灌流ラインの接続は直角のほうが，シリンジを接続しやすい．

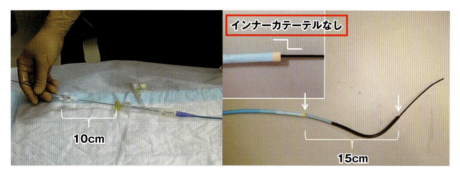

図15

　Yコネクタと灌流ラインが直線状になっていると，間違って灌流ラインが引っ張られたときに，ガイディングカテーテルがすぐに抜けやすい！

改訂2版「超」入門 脳血管内治療　15

端がバランスよく（先端 10 cm，後端 15 cm など），ガイディングカテーテルから出ている状態で固定する．ガイドワイヤーは 0.035 inch の 150 cm（または 180 cm）を用いる．

筆者らは，**Y コネクタと灌流ラインは直角となるように接続**して，造影剤注入がしやすい角度になるようにしている（図 16）．

バルーンガイディングカテーテル（Optimo, Cello など）

Preparation では，**ガイディングルーメンの生食フラッシュとバルーンルーメンのエア抜きを行う**（図 17）．ガイディングルーメンは使用予定器材により Y コネクタかトリコネクタを接続する．バルーンルーメンのエア抜きは PTA 用バルーンと同様であるが，必ず test inflation を行う．インナーカテーテルは「外径 − 3 Fr」が適合サイズである．

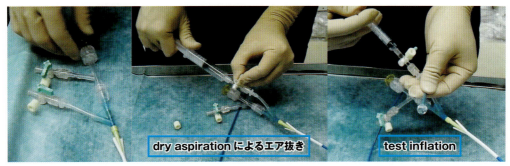

図 17
バルーン付きガイディングカテーテルの preparation．バルーンのエア抜きを dry aspiration にて行う．

 同軸システムを組むときに，インナーカテーテルの先端が長すぎても短すぎても，操作性が悪くなる．

 Y コネ or トリコネ？
Buddy wire や Parodi 法を行う可能性がある場合は，トリコネクタを接続する必要がある．あとから Y コネクタを追加する方法もあるが，角度が強くなりすぎて操作性が悪くなることがある．ガイドワイヤー誘導後に Y コネクタからトリコネクタに変更するのは面倒である．

マイクロカテーテル

ルーメンをヘパリン生食でフラッシュして，マイクロガイドワイヤーを挿入，先端が約3 cm 出るところでトルクデバイスを固定する（図18）．マイクロカテーテル先端が pre-shaped の場合は，挿入済みのマンドリンを使用直前まで抜去せず置いておく．ワイヤーを挿入した状態で放置すると，先端形状が緩くなるためである．

マイクロカテーテルの整形用のヒートガン

筆者らの施設では，電気ポットは使用せず，Bosch 製のスチームガンを使用している．150℃設定で15～120秒ほど熱する．熱するときは，温度が上がりやすいように，マイクロカテーテルのフラッシュは行わない．熱した後は，しばらく水につけてそのままにしておく．誘導直前にマンドレルを抜去して，初めて内部を生食でフラッシュする（図19）．

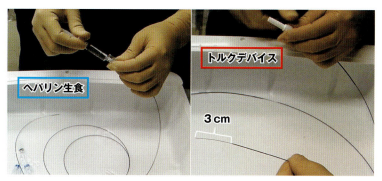

Tips
マイクロガイドワイヤーのトルクデバイスの位置は常に同じ位置で固定する（先端3 cm）．ワイヤー交換の際に無駄な透視を省ける．

図18
マイクロカテーテルはガイドワイヤー先端が約3 cm 出るところで常に固定する．

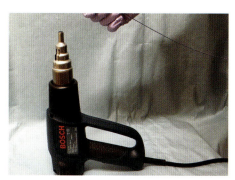

Check !
マイクロカテーテルの誘導の際は Y コネクタは必要ないが，留置後は Y コネクタを装着して灌流する．

図19　ヒートガン
Bosch 製ヒートガン．Excelsior SL-10 マイクロカテーテルの場合，150℃で1～2分加熱している．

バルーンカテーテル

ガイドワイヤールーメンの生食フラッシュと，バルーンルーメンのエア抜きおよび造影剤への置換を行う（図20）．ガイドワイヤールーメンはほとんどモノレールタイプ（ラピッドエクスチェンジタイプ）なので，バルーン先端をシリンジの中に挿入してフラッシュする．ニードルを挿してフラッシュする必要はない．バルーンルーメンのエア抜きは dry aspiration 法で行う．三方活栓を付けて 10 mL シリンジで陰圧をかけて三方活栓を閉じる．これを3回繰り返して十分な陰圧がかかった状態で，希釈造影剤の入ったシリンジを装着して三方活栓を開き，造影剤に置換する．最後にもう一度シリンジを下に向けて陰圧をかけてエア抜きを行う．

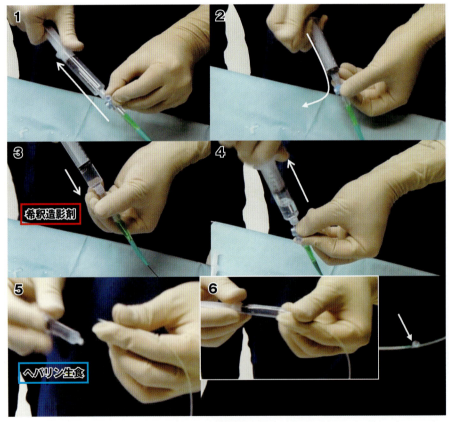

図20 バルーンカテーテルのエア抜き（dry aspiration）
1：三方活栓を接続して，10 mL シリンジで陰圧をかける．
2：引いた空気を三方活栓から追い出して，再び陰圧をかける．これを3回繰り返す．
3：希釈造影剤 2 mL を接続して三方活栓を開き，造影剤が吸い込まれるのを確認．
4：さらにシリンジを下にして陰圧をかけてエア抜きをする．
5，6：2.5 mL シリンジの中にバルーンカテーテル先端を挿入して，ガイドワイヤールーメンをフラッシュする．

 ステントがマウントされたバルーンカテーテルは体外でエア抜きをせずに，目的血管に到達後に行う．

抗血小板薬の使い方

　われわれの施設では，すべての脳動脈瘤治療の**術前 2 週間前**からアスピリン 100 mg とクロピドグレル 75 mg の投与を行っている．以前は 1 週間前からのプロトコールであったが，1 週間では十分にクロピドグレルが効いていない症例があるため，2 週間とした．治療でステントを使用せずに終了した場合は，治療後 1 カ月（初回外来時）に 1 剤を中止，3 カ月後にすべての抗血小板薬を中止している．ステントを使用した場合は，治療後 6 カ月で 1 剤を中止している．ステント使用時の抗血小板薬の完全中止は，フォローアップの DSA 結果や使用したステントにより異なるが，一般的に治療後 1〜2 年で中止している．治療前日の VerifyNow 検査でクロピドグレル不応と判断する場合（**PRU > 200** としている），ステント使用予定症例ではプラスグレルへ変更している（倫理委員会承認済）．治療日前日朝にプラスグレル 20 mg をローディング投与し，当日朝以降はプラスグレル 3.75 mg を継続している．

　脳動脈瘤破裂急性期の場合，術後翌日よりアスピリン 100 mg とシロスタゾール 200 mg の投与を開始している．シロスタゾールは術後 2 週間で終了し，アスピリンは 1〜3 カ月以内に終了している．破裂急性期にやむを得ずステントを使用する場合は，クロピドグレル 300 mg とアスピリン 200 mg のローディング投与を行っている．

投与開始 1 週間後ではクロピドグレルの効果がプラトーに達していないことが多く，poor-responder と判断した症例が，2 週間後には hyper-responder となっていることもある．

バルーンアシスト予定症例でも，術前の抗血小板薬投与は全例同じとしている．治療時にステントに変更することもあり得るからである．

1章 ● 脳血管内治療の基本手技

穿刺および止血とカテーテルの操作法

1st シースイントロデューサ留置　　解説

シース挿入

I先生　A先生，B先生，おはよう．今日は血管内治療の基本手技，シース挿入と止血デバイス，ガイディングカテーテルとマイクロカテーテルの誘導を学ぼう．

A医師　よろしくお願いします．血管内治療は何となく始めてもう3年経ちますが，しっかりと基本から勉強します．

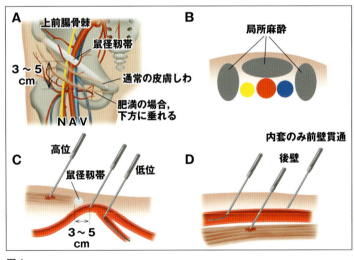

シース挿入はsingle punctureで後壁を貫かないように心掛け，浅大腿動脈ではなく大腿動脈に挿入する．

穿刺位置は，触診による鼠径靱帯の位置より下であること，透視で大腿骨頭中央付近であることを目安にする．

図1
A：鼠径靱帯（恥骨結合と上前腸骨棘の間）より3～5cm足側が最も浅く大腿動脈が触知しやすい．皮膚しわは肥満患者の場合，目印とならない．
B：局所麻酔は動脈上面と神経と静脈の外側面に行う．
C：高位穿刺は腹壁を損傷しやすく，低位穿刺は深大腿動脈にガイドワイヤーが進みやすい．
D：後壁穿刺をすると術後出血の原因となりうる．内套のみが前壁を貫通した状態ではガイドワイヤーは皮下に進む．

B医師 よろしくお願いします．僕は助手として見たことがあるだけで，術者の経験はゼロです．1からしっかりと勉強します．

I先生 では，まずシース挿入から始めよう（図1）．

B医師 先生，さすがにシースは診断カテーテルでも使うので，できます！

I先生 ダメ，ダメ，B先生．診断カテーテルと血管内治療では，シース挿入から違う．まず，血管内治療ではシース挿入後に全身ヘパリン化をするので，**できるだけsingle punctureで後壁を貫かないように心掛ける**．ヘパリン化すると，後壁から出血をきたすことがあるので要注意だ．もう1つは，**血管内治療ではシースサイズが大きいので，必ず大腿動脈に挿入する**．浅大腿動脈に大径シースを留置すると，血管径が小さいため，止血デバイスを用いると血管狭窄を起こす可能性がある．

シース挿入の注意点

A医師 浅大腿動脈穿刺とならないためにはどうしますか？

I先生 まず，患者の前上腸骨棘と恥骨結合を確認，両者を結ぶ鼠径靱帯を確認する．この鼠径靱帯の走行は，患者の大腿部つけねの皺と必ずしも一致しない．穿刺部は必ずこの鼠径靱帯の下でなければならない．

A医師 なるほど．太った患者さんの足の皺にはだまされることありますね．よく鼠径靱帯を触れることが大事ですね．

I先生 次に，**血管の穿刺点の目印として，透視下で骨頭中央ラインを目標とする**（図2）．皮膚の穿

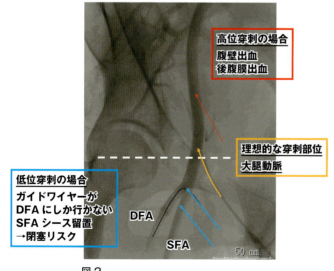

図2
大腿骨頭中間線が透視上のよい目印となる．
DFA：深大腿動脈，SFA：浅大腿動脈

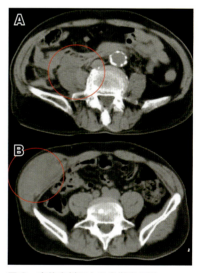

図3 高位穿刺による合併症の例
A：後腹膜出血．B：腹壁出血．

刺点ではなく血管の穿刺点であることに注意する．皮膚の穿刺点を骨頭中央にすると，高位穿刺となり腹壁筋肉を損傷する（図3）．

B医師 でも，大腿動脈の分岐点は個人差があるので，実際にシースを挿入するまでわからないこともありますよね？

I先生 そのとおり！　だから，まず **4 Fr シースを留置して大腿動脈撮影後に，ロングシースに交換**する（図4）．

A医師 もし，浅大腿動脈穿刺となっていたらどうしますか？

I先生 動脈硬化などがなければそのままシース留置することもあるが，血管径が細すぎる場合は，対側大腿動脈を穿刺し直す（図5）．もちろん，すでに一側に4 Fr シースが入っているので，対側大腿動脈を撮影してから穿刺可能だ．

A医師 ワーファリンを内服している場合や tPA 静注後の穿刺はどうしますか？

I先生 **小児用のマイクロパンクチャーキット**を使用するとよい．ガイドワイヤーが 0.025 inch と細径で穿刺針も細いので安心だ．

A医師 腸骨動脈が蛇行している場合はどうしますか？

I先生 ガイドワイヤー挿入で屈曲が伸ばせる場合は，そのままロングシースを留置すればよい．ガイドワイヤーで屈曲が伸びない場合は，**ロングシースは屈曲部手前で留置して，先にガイディングカテーテルを大動脈内まで進めて屈曲を伸ばして**から，ロングシースを進める（図6）．

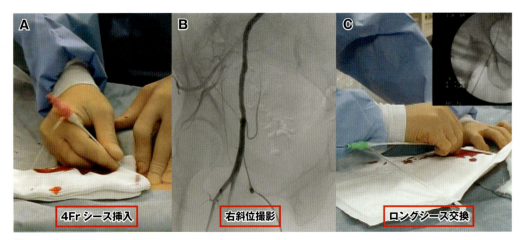

図4
A：まず 4 Fr ショートシースを留置．
B：右斜位（左穿刺の場合は左斜位）で穿刺位置を確認．
C：ロングシースに交換．

血管壁の穿刺点は，斜位撮影で観察する．

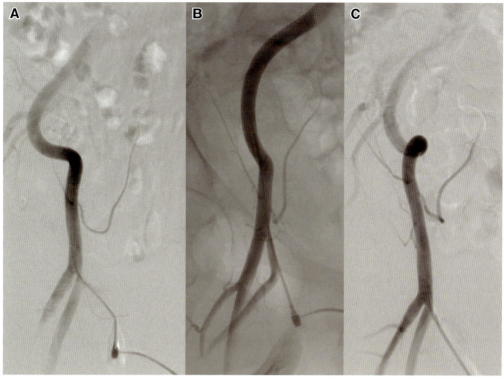

図5 対側穿刺を考慮すべき例
A：分岐部穿刺．9 Fr シース挿入予定であったため，対側を穿刺し直した．
B：分枝穿刺．8 Fr シースにより分枝閉塞の恐れがあるため，対側を穿刺し直した．
C：SFA穿刺．総腸骨動脈の蛇行も強いため，対側を穿刺し直した．

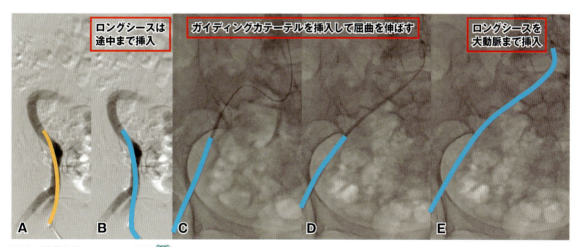

図6 屈曲血管へのシース留置 〔WEB〕
A：4 Fr シース挿入．
B：ロングシースに交換，屈曲部直前まで進める．
C，D：ガイディングカテーテルを誘導して，屈曲部を直線化する．
E：途中まで挿入した状態のロングシースを奥まで進める．

2nd ガイディングカテーテルの誘導

解説

3段同軸システム

I先生 次は、ガイディングカテーテルの誘導だ.

A医師 ガイディングカテーテルはインナーカテーテルを使って誘導しますね？

I先生 そのとおり. では, そのガイディングカテーテル／インナーカテーテル／ガイドワイヤーの3段同軸システムは何のために使う？

B医師 ガイディングカテーテルには先端形状がほとんどないので, そのままでは誘導できません.

I先生 もちろんそれも一つの理由だが, **最大の理由はガイディングカテーテル／ガイドワイヤーでは口径差が大きすぎて, 先端に段差が生じて血管壁を損傷したり, 血管攣縮を誘発したりするため**だ.

B医師 なるほど, たしかにすごい段差が生じますね.

I先生 では同軸システムを組んで, 誘導しよう. 通常のガイディングカテーテルは90 cm, Yコネクタが約10 cm, インナーカテーテルが125 cmなので, 約25 cmほど余る. インナーカテーテルは先端が10 cm, 手元に15 cm程度出る状態で組むと誘導しやすい（図7）.

B医師 では, アーチ（大動脈弓）内でインナーカテーテルで分枝を選択してガイドワイヤーを上げます. ガイドワイヤーが目的血管まで上がったら, まずインナーカテーテルを上げます. 続いて, ガイディングカテーテルを上げます.

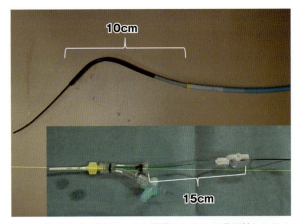

図7 ガイディングカテーテル誘導のための3段同軸システム
インナーカテーテルは先端10 cm, 手元15 cmほどの状態で誘導する.

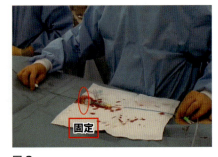

図8
Yコネクタでインナーカテーテルは固定した状態で, ガイディングカテーテル／インナーカテーテルを同時に上げる.

Tips ガイドワイヤーが誘導できたら, ガイディング／インナーカテーテルはYコネクタで固定したまま, 一緒に上げる.

I先生 いいだろう.ただし,**ガイドワイヤーが目的血管まで上がったら,ガイディングカテーテルとインナーカテーテルは一緒に上げればよい**(図8,9).ガイドワイヤーのみではサポート力が弱くて誘導できない場合は,B先生が言うように,まずインナーカテーテルを誘導して,続いてガイディングカテーテルを誘導する(図10).

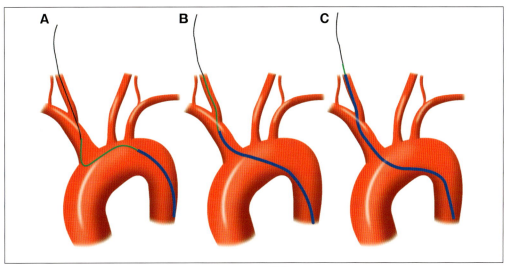

図9 同軸システムによるガイディングカテーテル誘導1
A:インナーカテーテルで分枝選択.
B:ガイディングカテーテル/インナーカテーテルを固定したまま一緒に上げる.
C:インナーカテーテル先端が目的部位に到達したら,インナーカテーテル/ガイドワイヤーを保持して,ガイディングカテーテルを進める.

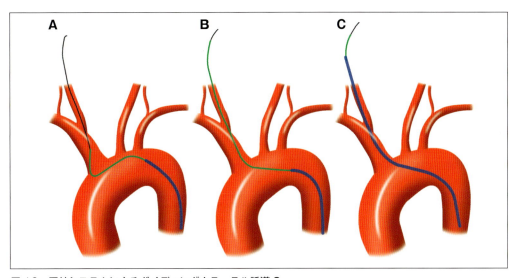

図10 同軸システムによるガイディングカテーテル誘導2
A:インナーカテーテルで分枝選択.
B:まずインナーカテーテルのみを目的部位に上げる.
C:ガイディングカテーテルのみを目的部位まで追従させる.

同軸システムの注意点

A医師 インナーカテーテルを上げても，サポート力が弱くてガイディングカテーテルが上に上がらない場合はどうしますか？

I先生 インナーカテーテルを上に上げた後にガイドワイヤーをスティッフタイプに交換してサポート力を上げればよい（図11）．

A医師 では，インナーカテーテル自体が上に上がらない場合やガイドワイヤーさえも上げられない場合はどうしますか？

I先生 まず，診断カテーテルを目的血管に誘導してから，エクスチェンジ法でガイディングカテーテルを誘導する（図12, 13）．診断カテーテルはSimmons typeなどがアーチ内でのサポート力が強いので，Simmons typeを目的血管まで誘導する．その後，260 cmガイドワイヤーを入れて，診断カテーテルを抜去する．十分に260 cmガイドワイヤーを生食で濡らした後にガイディングカテーテル／インナーカテーテルを誘導する．

B医師 Simmonsがアーチにかからない，Simmonsでもガイドワイヤーを上げることができない最悪の場合，どうしますか？ 直接穿刺ですか？

I先生 もちろん，直接穿刺という手もあるが，**NeuroEBU (Gadelius) という「アクセスの最終兵器」**をぜひ準備しておきたい（図14）．

A医師 どうやって使うものですか？

I先生 NeuroEBUは非常に硬いNewton形状の8Frガイディングカテーテルで，これ自体を3枝の遠位に上げることはできない．

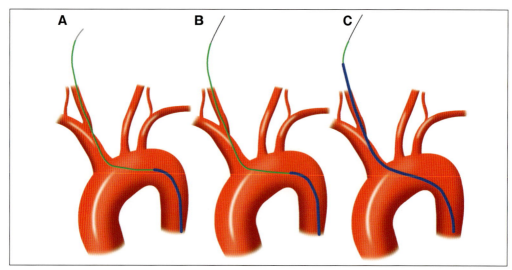

図11 同軸システムによるガイディングカテーテル誘導3
A：インナーカテーテルを目的部位まで上げる．
B：ガイドワイヤーをサポート力の強いスティッフタイプに交換．
C：ガイディングカテーテルを上げる．

脳血管内治療の基本手技 — 穿刺および止血とカテーテルの操作法 **1章**

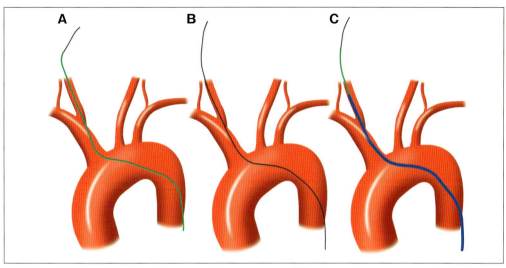

図12 エクスチェンジ法によるガイディングカテーテル誘導
A：診断カテーテルを目的血管に誘導.
B：260 cm ガイドワイヤーを残して，診断カテーテルを抜去.
C：ガイディングカテーテルを同軸システムで誘導.

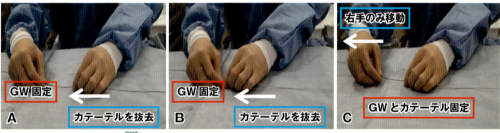

図13 エクスチェンジ法
A，B：右手でテーブル上にガイドワイヤー（GW）を固定して，左手でカテーテル抜去．
C：左手でカテーテルと GW をテーブル上に固定して，右手は後方へ移動する（繰り返す）．

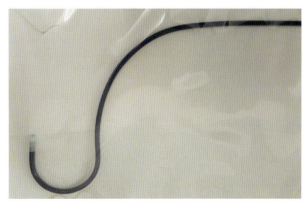

図14
8 Fr NeuroEBU．内腔 0.090 inch，先端柔軟長は 0.6 cm のみで有効長は 83 cm．

改訂2版「超」入門 脳血管内治療 **27**

B医師：ではどうやって？

I先生：これを **3枝起始部にかけることで，ガイドワイヤーを確実に遠位に上げる**ことができる（図15，16）．アーチの中での支持性がきわめて優れているため，このカテーテルをうまく3枝起始部にかければ，まずガイドワイヤーを上げることができる．

A医師：そのガイドワイヤーを上げた後に，NeuroEBUは抜去して他のガイディングカテーテルにエクスチェンジするということですね？

I先生：そのとおり．あるいは，そのままアーチの中に置いたままで，6Fr中間カテーテル〔Navien（Medtronic）など〕を遠位に上げて使用することも可能だ（図17，18）．僕はこのEBUを常備し始めて，頚動脈の直接穿刺は10年間経験したことがない．

B医師：まさに最終兵器ですね．

A医師：術者はモニターのどこに注意しますか？

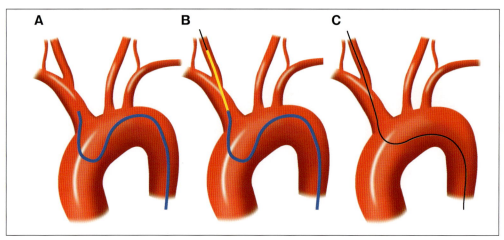

図15
A：目的の3枝に8Fr NeuroEBUをengageさせる．
B：通常の6Frインナーカテーテルと通常の0.035inchガイドワイヤーを外頚動脈末梢まで誘導する．
C：ガイドワイヤーをAmplatz extrastiff wireなどの極めて支持性の強い交換用ガイドワイヤーに交換して，8Fr NeuroEBU／6Frインナーカテーテルを体外に抜去する．この後，通常のガイディングカテーテルとインナーカテーテルの組み合わせを誘導する．

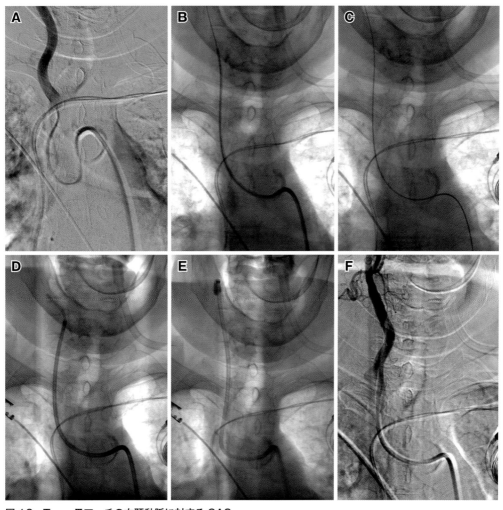

図 16 Type Ⅲアーチの右頚動脈に対する CAS

A：まず，8 Fr NeuroEBU を通常の 6 Fr インナーカテーテル／0.035 inch ガイドワイヤーの組み合わせで上行大動脈まで誘導した後に，インナーカテーテルを抜去すると先端の Simmons 形状が復元される．Simmons が形成されにくい場合は，3 枝のどの枝でも構わないので先端を引っかけた後に，NeuroEBU を押し込むと Simmons 形状が形成される．NeuroEBU の先端を右無名動脈に engage させる．

B：通常の 6 Fr インナーカテーテル／0.035 ガイドワイヤーで 6 Fr インナーカテーテルを外頚動脈のできるだけ末梢に誘導する．

C：Amplatz extrastiff wire 0.035 inch／300 cm に交換して，8 Fr NeuroEBU／6 Fr インナーカテーテルを抜去する．

D：使用するガイディングカテーテルをインナーカテーテルと組んで，病変近位まで誘導した後に，Amplatz superstiff wire を抜去する．

E：右総頚動脈に 9 Fr バルーン付きガイディングカテーテルが誘導された．

F：右総頚動脈撮影．この後，通常の CAS が施行された．

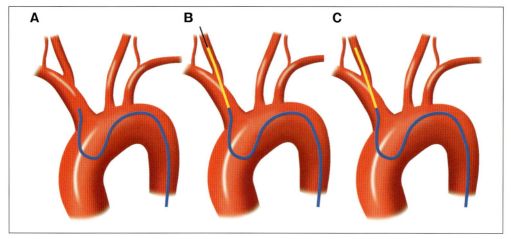

図 17
A：8 Fr NeuroEBU を目的の 3 枝に engage させる.
B：8 Fr NeuroEBU はそのまま大動脈に留置したまま，使用する中間カテーテルを頭蓋内まで誘導する.
C：8 Fr NeuroEBU と 6 Fr 中間カテーテルはそれぞれ灌流ラインを接続して，マイクロカテーテル誘導する. 造影は中間カテーテルより行う.

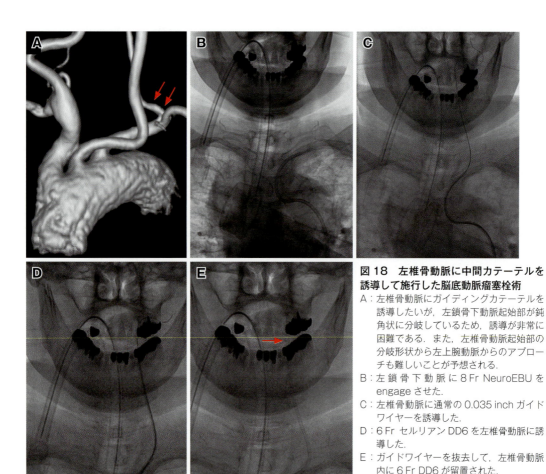

図 18　左椎骨動脈に中間カテーテルを誘導して施行した脳底動脈瘤塞栓術

A：左椎骨動脈にガイディングカテーテルを誘導したいが，左鎖骨下動脈起始部が鈍角状に分岐しているため，誘導が非常に困難である. また，左椎骨動脈起始部の分岐形状から左上腕動脈からのアプローチも難しいことが予想される.
B：左鎖骨下動脈に 8 Fr NeuroEBU を engage させた.
C：左椎骨動脈に通常の 0.035 inch ガイドワイヤーを誘導した.
D：6 Fr セルリアン DD6 を左椎骨動脈に誘導した.
E：ガイドワイヤーを抜去して，左椎骨動脈内に 6 Fr DD6 が留置された.

I先生 ガイドワイヤー先端が動かない，アーチ内でガイドワイヤーがたわまないように注意する．術者のみで両者が確認できなければ，助手にどちらかを任せる．

A医師 **Biplane を使って，ワイヤー先端とアーチ内の両方が見えるように**注意しておく必要がありますね（図 19）．

I先生 そうだね．エクスチェンジのときは患者の足上のテーブルが非常に大事だ．必ず自分のDSA装置に合わせたテーブルを作ってもらうようにしよう．

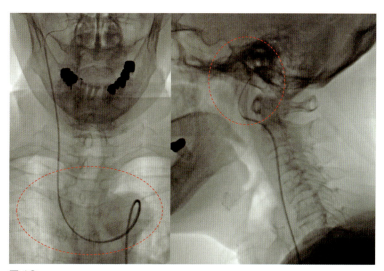

図 19
エクスチェンジ法のときは，正面パネルでアーチ部分，側面パネルでガイドワイヤー先端を観察する．

インナーカテーテルのサポート力が弱い場合，インナーカテーテルのみ上げて，スティッフワイヤーに交換してサポート力を上げる．

3rd マイクロカテーテル誘導　解説

マイクロガイドワイヤーの選択

I先生　次は，マイクロカテーテル誘導だ（図20）．基本的には診断カテーテルの誘導と同じで，ガイドワイヤーを先行誘導して，カテーテルを追従させる．

A医師　マイクロガイドワイヤーもたくさん種類がありますが，どのように選択しますか？

I先生　**ガイディングカテーテルと同様，できるだけ先端に段差ができないようにする**（Side Note ②　マイクロカテーテル選択　参照）．通常のマイクロカテーテルは 0.014 inch のマイクロガイドワイヤーを使用する．末梢血管や動脈瘤への誘導は，よりやわらかい 0.010 inch のガイドワイヤーを用いる．AVM などに用いるフローガイドカテーテルは，さらにやわらかい 0.008 inch がよい．原則として，小径のガイドワイヤーほど血管には優しいが，サポート力はなくなるのでマイクロカテーテルを追従させる力は弱くなる．

B医師　ガイディングカテーテルの誘導のときは必ず Y コネクタを接続しましたが，マイクロカテーテルは使いませんか？

I先生　マイクロカテーテルの誘導の際も Y コネクタを接続してもよい．ただ，ガイドワイヤーの操作性は低下するので，私は誘導の際は Y コネクタは付けていない．Y コネクタを付けない場合，エアを引き込みやすいので，ガイドワイヤー抜去の際は必ず生食を垂らしながら抜去する．

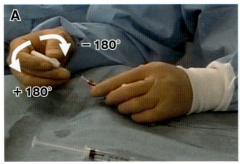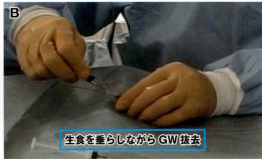

図20　マイクロカテーテル操作
A：トルクデバイスは時計方向，反時計方向 180°までで操作する．特殊な状況以外ではクルクル回さない．
B：誘導後は，生食を垂らしながらガイドワイヤー（GW）を抜去して，エアの引き込みを防止する．

 屈曲血管でトルク伝達が悪い場合などを除いて，ガイドワイヤーは，＋180°から－180°の間で操作する．

 マイクロカテーテル誘導の際はYコネクタを付けないほうが操作性に優れる．エアの引き込みに注意する．

Shapingのコツ

A医師 マイクロガイドワイヤーは自分でshapeして使用しますが，shapingのコツがありますか？

I先生 いい質問だ．ガイドワイヤーのshapeは，ガイドワイヤー先端の角度θと曲率半径rで決まる．

B医師 なんだか物理の授業みたいです．

I先生 **直径Rの血管から分枝を選択するとき，ガイドワイヤーの曲率半径rはRより少し大きいぐらいがよい**（図21）．

A医師 なるほど！！！ r＜Rの場合，ガイドワイヤーが血管のなかでクルクル回るだけで分枝を選択できません！ 逆に，r≫Rの場合，ワイヤー先端はすぐにJカーブとなって分枝ではなく本幹のほうへ進んでいきます．

I先生 さすがA先生．例えば，直径4 mm前後の内頸動脈で分枝を選択する場合，ガイドワイヤーの半径は5〜6 mm前後にする必要がある．

B医師 では，角度θはどうやって決めますか？

I先生 基本的には血管と分枝の交差角度で決めるが，もう1つの重要なポイントは，分枝の起始部より手前の血管のカーブだ．

B医師 ？？ よくわかりません．

I先生 親血管のカーブの方向に分枝が出る場合は，単純に交差角度でよい．しかし，カーブと逆方向に分枝が出る場合は，交差角度のみでは分枝と逆方向ばかりに向きやすい．S状のカーブを付けると，カーブと逆側の分枝に向きやすい（図22）．

A&B なるほど．考えたことありませんでした．

I先生 このようにガイドワイヤーの先端形状はきわめて重要だが，上述の理論に当てはまらない例外的なケースがいくつかある．一つは，急性期再開通のときのJワイヤー．閉塞遠位の情報が

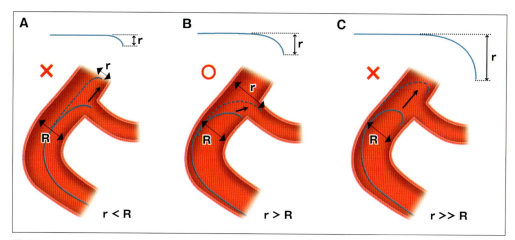

図21
A：ガイドワイヤーのrが小さいと，分枝に引っかからない．
B：rがRより少し大きい状態が，最も分枝を選択しやすい．
C：rがRより大きすぎると，Jカーブとなって本幹の方向に進みやすい．

基本的にないので，血管径よりも少し大きなJカーブを作って閉塞部を通過させる．遠位の穿通枝や小血管に迷入させずに，確実に主幹動脈を取るための方法だ（詳しくはp.293を参照）．もう一つは，大型動脈瘤の遠位血管へのアクセス．これも詳しくはp.153を見てほしい．

I先生 ガイドワイヤーが誘導できたら，**ガイドワイヤーがたるまないように右手でコントロールして左手でマイクロカテーテルを上げていく**．1人の術者で両手を使ってカテーテルを上げていく方法を two hands method と言う（図23）．

A医師 なるほど．僕とB先生のように，2人の4つの手で誘導する方法は four hands method ですね．どちらがいいんでしょうか．

I先生 基本的にはガイドワイヤーにかかる tension のコントロールとカテーテルの誘導は，同一人物が行ったほうがコントロールしやすい．ただ，初心者の助手に操作に慣れてもらう場合は，four hands がいいだろう．診断カテーテルを2人でやる人はいないよね？

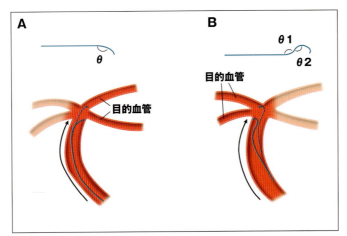
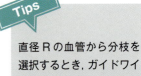

Tips: 直径Rの血管から分枝を選択するとき，ガイドワイヤーの曲率半径rはRよりも少し大きいぐらいがよい．

図22
A：親血管のカーブと同じ側から分岐する血管は順カーブのワイヤーがよい．
B：親血管のカーブと逆側から分岐する血管は逆カーブ（S型）のワイヤーがよい．

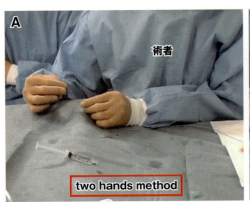
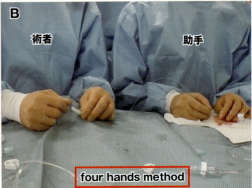

図23
A：術者がワイヤーとカテーテルを操作する．　B：術者がワイヤー，助手がカテーテルを操作する．

4th モノレールカテーテルのエクスチェンジ法

I 先生　モノレールバルーンカテーテルの操作方法は非常に重要だ（図24）．

A 医師　最近のバルーンカテーテルはほぼすべてモノレールタイプですからね．

I 先生　モノレールタイプは別名「ラピッドエクスチェンジ」と呼ばれるように，1人の術者で素早くエクスチェンジできるように設計されている．モノレールタイプのエクスチェンジに時間がかかるようでは素人だ．

B 医師　練習します！

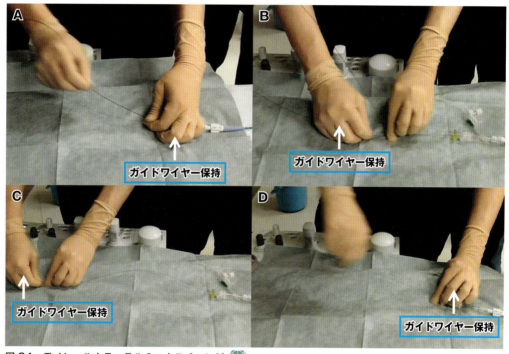

図24　モノレールカテーテルのエクスチェンジ
A：左手でガイドワイヤーを保持，右手でモノレールルーメンがYコネクタに来るまでカテーテルを抜去．
B，C：モノレールルーメンがYコネクタ内に入ったら手を持ち替えて，右手でガイドワイヤー，左手でカテーテルを抜去しながら，「尺取り虫」の要領でカテーテル抜去．
D：カテーテル先端がYコネクタから出たら，再び手を持ち替えて，左手でガイドワイヤー保持，右手でカテーテルを抜去する．

5th 止血デバイス　解説

- **I先生**: では，最後に止血について説明しよう．
- **A医師**: 血管内治療のときは止血デバイスを使えばよいのですね？
- **I先生**: **抗血小板薬を内服している場合や，術後に抗凝固療法を行う場合，8Fr以上の大径シースを用いている場合は，原則，止血デバイスを用いて止血する**．ただし，浅大腿動脈穿刺，分岐部穿刺，穿刺血管に強い動脈硬化が認められる場合，小児例などは用手圧迫にて止血する．
- **A医師**: シースは大腿動脈に留置されているので，Angiosealを使って止血します（図25）．
- **I先生**: まず，ガイドワイヤーを挿入して，シースを抜去しよう．
- **A医師**: しっかりと穿刺部を押さえておかないと，血腫ができますね．
- **I先生**: Angiosealのシースを挿入する．シースのサイドホールが血管内に入ると，勢いよく逆血してくる．逆血が弱いときは，何度もシース抜去，再挿入を繰り返して，勢いよく逆血するところを探す．

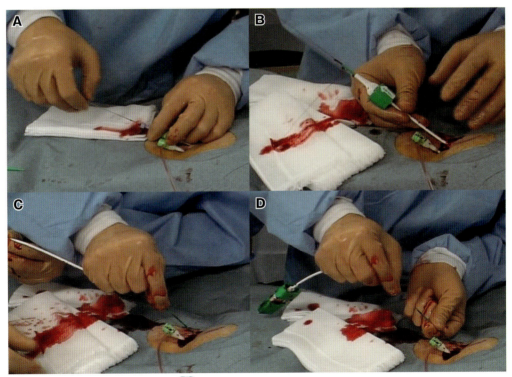

図25 止血デバイス（Angioseal）
A：ガイドワイヤー挿入してシース抜去．
B：Angiosealのシース挿入，勢いよく逆血するところを探す．
C：チューブでコラーゲンを押さえる．
D：チューブでコラーゲン塊を固める．

脳血管内治療の基本手技 — 穿刺および止血とカテーテルの操作法 **1章**

A医師 この時点でシース先端は 1.5 cm ほど血管内にあるわけですね.

I先生 Angioseal をゆっくりと挿入してレバーを固定したら，一気にシースを抜去して，タンパーチューブでコラーゲン塊が出てこないように固める．方向を変えながらコラーゲン塊を固めたら，糸を切って終了だ.

●チェックポイント

- ☐ 大腿動脈穿刺のベストポジションは？
- ☐ 皮膚上，透視下でのメルクマールは？
- ☐ 屈曲血管へのロングシース留置法
- ☐ ガイディングカテーテル誘導法 4 つ
- ☐ マイクロガイドワイヤーの shaping の方法
- ☐ Two hands method が基本
- ☐ モノレールカテーテルのエクスチェンジは透視なしでできるように練習

Side Note ①

ガイディングカテーテル・中間カテーテル・バルーン付きガイディングカテーテル・ガイディングシース選択

● ガイディングカテーテル

メーカー	商品名	ブレード	ブレード材質 / 構造
Medtronic	LAUNCHER	○	ステンレス / フラットワイヤーブレード
	LAUNCHER	○	ステンレス / フラットワイヤーブレード
	LAUNCHER	○	ステンレス / フラットワイヤーブレード
	LAUNCHER	○	ステンレス / フラットワイヤーブレード
Cardinal Health	Brite Tip（※）	○	ステンレス / ラウンド・フラットブレード
	Brite Tip（※）	○	ステンレス / ラウンド・フラットブレード
	Brite Tip（※）	○	ステンレス / ラウンド・フラットブレード
	Brite Tip（※）	○	ステンレス / ラウンド・フラットブレード
Gaderius	CX NeuroEBU	○	ステンレス / 平線編込み
Medikit	Slim Guide（6Fr）	○	ステンレス / フラットワイヤーブレード
	Slim Guide（7Fr）	○	ステンレス / フラットワイヤーブレード
	Slim Guide（8Fr）	○	ステンレス / フラットワイヤーブレード
Asahi Intecc	FUBUKI	○	ステンレス / 編み込みブレード
	FUBUKI	○	ステンレス / 編み込みブレード
	FUBUKI	○	ステンレス / 編み込みブレード
GOODMAN	ROADMASTER	○	ステンレス / フラットワイヤーブレード
	ROADMASTER	○	ステンレス / フラットワイヤーブレード
	ROADMASTER	○	ステンレス / フラットワイヤーブレード
J&J Codman	ENVOY	○	ステンレス / ラウンドブレード＋フラットブレード
	ENVOY	○	ステンレス / ラウンドブレード＋フラットブレード
	ENVOY	○	ステンレス / ラウンドブレード＋フラットブレード
	ENVOY　XB	○	ステンレス / ラウンドブレード＋フラットブレード
MicroVention/ Terumo	Chaperon	○	SUS 平板ブレード
	Chaperon	○	SUS 平板ブレード
Stryker	Guider Softip	○	ステンレス / メッシュ状ワイヤーブレード
	Guider Softip	○	ステンレス / メッシュ状ワイヤーブレード
	Guider Softip	○	ステンレス / メッシュ状ワイヤーブレード
	Guider Softip	○	ステンレス / メッシュ状ワイヤーブレード

脳血管内治療の基本手技 ― Side Note ① ガイディングカテーテル・中間カテーテル・バルーン付きガイディングカテーテル・ガイディングシース選択

1章

ガイディングカテーテルの選択

従来はガイディングカテーテル（またはガイディングシース）＋マイクロカテーテルというシステムが一般的だったが，近年，中間カテーテル（遠位アクセスカテーテル）の使用が急速に普及している．Navien が最も代表的な中間カテーテルであり，現時点では Pipeline 留置専用で承認されているが，今後，一般脳血管内治療向けに承認見込みである．他の中間カテーテルとは一線を画す遠位血管へのアクセスを劇的に向上させるデバイスであり，末梢病変の治療適応を大きく変化させると期待される．

外径 (Fr)	内径 (inch)	先端柔軟長 (cm)	カテーテル 有効長（cm）	先端形状	Remarks
5.0	0.058"	2	90/*100	Str/Angle	*Angle のみ
6.0	0.071"	2	90/100	Str/Angle	
7.0	0.081"	2	90/*100	Str/Angle	*Str のみ
8.0	0.090"	2	90	Str/Angle	
6.0	0.070"	2.5	90/*110/**120	STR/MPA/MPD	*JR4/**MPD のみ ※四肢末梢血管用
7.0	0.078"	2.5	90	Str/MPA/VT	※四肢末梢血管用
8.0	0.088"	2.5	*80/90	Str/MPA/MPC/MPD/VT	*STR のみ ※四肢末梢血管用
9.0	0.098"	22.5	90	Str/MPA	※四肢末梢血管用
8.0	0.090"	0.6	83	ニュートン形状	
6.1	0.072"	8	90/100	STA/VTA	
7.2	0.080"	7	90	STA/VTA	
8.1	0.089"	7	*78/90	STA/VTA	*STR のみ
6.0	0.071"	15	80/90/100/110	Str/Angle	
7.0	0.081"	15	80/90/100/110	Str/Angle	
8.0	0.090"	5	80/90/100/110	Str/Angle	
6.0	0.071"	5	90/100	Str/MPD	
7.0	0.080"	5	90	Str/MPD	
8.0	0.090"	5	80/90	Str	
5.0	0.056"	2.82	90/100	STR/MPC/MPD/ CBL/ Headhunter1	
6.0	0.070"	5.36	90/100	STR/MPC/MPD/CBL/ Headhunter1/Simmons2	
7.0	0.078"	5.36	90/100	STR/MPC/MPD	
6.0	0.070"	1.55	90/100	STR/MPC/MPD/CBL/ Headhunter1/Simmons2	
5.0	0.059"	7	95	STR/MP2	INNER, 4FJB2/117cm セット
6.0	0.071"	7	95	STR/MP1/*MP2	INNER, 5F JB2/ VTR（*MP2 のみ）/117cm セット
5.0	0.053"	7	100	Str/40° Angle	
6.0	0.064"	7	90/100	Str/40° Angle	
7.0	0.073"	7	90/100	Str/40° Angle	
8.0	0.086"	7	90/100	Str/40° Angle	

改訂2版「超」入門 脳血管内治療　39

● 中間カテーテル

メーカー	商品名	ブレード	ブレード材質 / 構造
Medikit	Cerulean DD6（6Fr）	○	ステンレス / フラットワイヤーブレード
	Cerulean DD6（4Fr）	○	ステンレス / フラットワイヤーブレード
	Cerulean（4Fr）	○	ステンレス / フラットワイヤーブレード
	Cerulean（5Fr）	○	ステンレス / フラットワイヤーブレード
Asahi Intecc	FUBUKI（4.2Fr）	○	ステンレス / 編み込みブレード
Stryker	DAC 057	○	ステンレス / パラレルラウンドワイヤーブレード
Medtronic	Navien 5F（※）	○	平角型ナイチノールブレード
	Navien 6F（※）	○	平角型ナイチノールブレード

● バルーン付きガイディングカテーテル

メーカー	商品名	ブレード	ブレード材質 / 構造
Tokai Medical Products	Optimo 6Fr	○	ステンレス / フラットワイヤーブレード
	Optimo 7Fr	○	ステンレス / フラットワイヤーブレード
	Optimo 8Fr	○	ステンレス / フラットワイヤーブレード
	Optimo 9Fr	○	ステンレス / フラットワイヤーブレード
Stryker	FlowGate[2]	○	ステンレス / フラットワイヤー＋パラレルラウンドワイヤーブレード
Fuji Systems	CELLO 5Fr	○	平角型ステンレスブレード / Dual Braided design
	CELLO 6Fr	○	平角型ステンレスブレード / Dual Braided design
	CELLO 7Fr	○	平角型ステンレスブレード / Dual Braided design
	CELLO 8F LB	○	平角型ステンレスブレード / Dual Braided design
	CELLO 9F LB	○	平角型ステンレスブレード / Dual Braided design

外径 （Fr）	内径 （inch）	先端柔軟長 （cm）	カテーテル 有効長（cm）	先端形状	Remarks
6.2	0.072"	25	113	STA	
4.2	0.040"	25	133	STA	
4.2	0.040"	25	113/118/123	STA	
5.1	0.050"	25	113/118/123	STA	
4.2	0.043"	105	120/125/130	Str	
5.2	0.057"	10	115	STR	
5.4	0.058"	8	115/125	*Str	
6.5	0.072"	8	115/125	Str / チップシェイプ 25	※高度屈曲対応型は，脳動脈瘤治療用フローダイバーターの留置を補助する目的で使用した場合に限り算定できる．*5Fr は Str のみ

外径 （Fr）	内径 （inch）	先端柔軟長 （cm）	カテーテル 有効長（cm）	先端形状	Remarks
6.0	0.051"	5	100	Str	
7.0	0.067"	5	100	Str	
8.0	0.083"	4	90	Str	
9.0	0.090"	4	90	Str	
8.0	0.084"	6	85/95	STR	
5.0	0.039"	31	105	Str	
*7.0	0.051"	7.5	102	Str	* 適合カテイントロデューサーが 7Fr
*8.0	0.067"	7.5	102	Str	* 適合カテイントロデューサーが 8Fr
8.0	0.080"	42	90/100	Str	
9.0	0.090"	42	90	Str	

◉ ガイディングシース

メーカー	商品名	ブレード	ブレード材質／構造
Cook	シャトルー SL フレクサー トーイボーストサイドアーム シースセット（4Fr）（※）	○	抗キンク性コイルブレード
	シャトルー SL フレクサー トーイボーストサイドアーム シースセット（5Fr）	○	抗キンク性コイルブレード
	シャトルー SL フレクサー トーイボーストサイドアーム シースセット（6Fr）	○	抗キンク性コイルブレード
	シャトルー SL フレクサー トーイボーストサイドアーム シースセット（7Fr）	○	抗キンク性コイルブレード
	シャトルーＳＬフレクサー トーイボーストサイドアーム シースセット（8Fr）	○	抗キンク性コイルブレード
Medikit	Axcelguide　4Fr キット	○	ステンレス／フラットワイヤーブレード
	Axcelguide　5Fr キット	○	ステンレス／フラットワイヤーブレード
	Axcelguide　6Fr キット	○	ステンレス／フラットワイヤーブレード
Asahi Intecc	FUBUKI　Dilator Kit（4Fr）	○	ステンレス
	FUBUKI　Dilator Kit（5Fr）	○	ステンレス
	FUBUKI　Dilator Kit（6Fr）	○	ステンレス
Terumo	Destination（5Fr）（※）	○	ステンレスコイル補強体
	Destination（6Fr）（※）	○	ステンレスコイル補強体

外径 (Fr)	内径 (inch)	先端柔軟長 （cm）	カテーテル 有効長（cm）	先端形状	Remarks
5.5	0.059"	3 ～ 7	90/110	Str	※四肢末梢血管用
6.9	0.074"	3 ～ 7	90	Str	
7.8	0.087"	3 ～ 7	80/90	Str	
9.3	0.100"	3 ～ 7	80/90	Str	
10.5	0.113"	3 ～ 7	90	Str	
6.1	0.065"	4 ～ 12	88	STA/VTA/SIM	
7.2	0.080"	4 ～ 12	88	STA/VTA/SIM	
8.1	0.088"	4 ～ 12	88	STA/VTA/SIM	
6.0	0.071"	15	80/90/100/110	Str/Angle	
7.0	0.081"	15	80/90/100/110	Str/Angle	
8.0	0.090"	5	80/90/100/110	Str/Angle	
_	0.066"	5	45/90	STR/MP	※四肢末梢血管用
_	0.079"	5	45/90	STR	※四肢末梢血管用

Side Note ②

マイクロカテーテル選択

メーカー	商品名	誘導	ブレード	ブレード材質
Stryker	Excelsior SL-10	wire-guided	○	ステンレススティール
	Excelsior XT-17	wire-guided	○	ステンレススティール
	Excelsior 1018	wire-guided	○	ステンレススティール
	Renegade-18	wire-guided	○	ファイバー
J&J Codman	Prowler Select LP-ES	wire-guided	○	柔軟部 / プラチナリボンコイル * シャフト部 / ステンレス
	Prowler Select Plus	wire-guided	○	柔軟部 / プラチナリボンコイル * シャフト部 / ステンレス
	Transit2	wire-guided	○	柔軟部 / プラチナリボンコイル * シャフト部 / ステンレス
Medtronic	Echelon 10	wire-guided	○	ナイチノール
	Echelon 14	wire-guided	○	ナイチノール
	Marksman	wire-guided	○	ステンレススティール
	Rebar	wire-guided	○	ステンレススティール
	Marathon	flow-guided	○	ナイチノール
MicroVention/ Terumo	Headway Duo	wire-guided	○	全長 SUS コイル＋基部側 SUS 平板ブレード
	Headway 17	wire-guided	○	SUS コイル
	Headway Plus 21	wire-guided	○	全長 SUS コイル＋基部側 SUS 平板ブレード
Balt	Magic 1.2	flow-guided	×	－
	Magic 1.5	flow-guided	×	－
	Magic 1.8	flow-guided	×	－
	Baltacci 1.2	flow-guided	×	－
	Baltacci 1.5	flow-guided	×	－
	Baltacci 1.8	flow-guided	×	－
Tokai Medical Products	Carnelian MARVEL Non Taper	wire-guided	○	タングステンブレード
	Carnelian HF-S	wire-guided	○	ステンレスブレード
Medico's Hirata	NEURODEO	wire-guided	○	ステンレスメッシュブレード
	RESTAR	wire-guided	○	ステンレスメッシュブレード
	PX SLIM	wire-guided	○	ナイチノールコイルブレード
Technocrat	TACTICS	wire-guided	○	ラウンドワイヤーツインメッシュ / ステンレス

脳血管内治療の基本手技 — Side Note ② マイクロカテーテル選択　**1章**

マイクロカテーテルの選択

　適切なマイクロカテーテルの選択は，血管内治療の成功の重要な因子である．マイクロカテーテルの性質を理解するために，生体内での挙動に影響を与えるスペックをまとめる．特に，ブレードの有無と先端柔軟長はカテーテルの softness，trackability に影響を与える．また，内径は使用するデバイスの選択に直結する．

マーカー	内径 (in.)	外径 (先端Fr)	外径 (近位Fr)	先端柔軟長 (cm)	カテーテル 有効長(cm)	先端形状	Onyx 対応	Remarks
*1/2/	0.0165	1.7	2.4	6	150	Str/45/90/ J/C/S	×	*Str のみ
2	0.017	1.7	2.4	7.5	150	Str/45/90	×	
2	0.019	2.0	2.6	6	150	Str/45/90/ J/C/S	×	*Str のみ
2	0.021	2.5	3.0	10/20	150	Str	×	
2	0.0165	1.9	2.3	5	150	Str/45/90/J	×	
*1/2/	0.021	2.3	2.8	5/15	150	Str/45/90/J	×	*Str のみ
1/2/	0.021	2.3	2.8	50	150	Str	×	
2	0.017	1.7	2.1	22	147	Str/45/90	×	
2	0.017	1.9	2.4	5	147	Str/45/90	×	
1	0.027	2.8	3.2	10	150	Str	×	
2	0.021	2.4	2.7	15	153	Str	×	
1	0.013	1.5	2.7	25	165	Str	○	
2	0.0165	1.6	2.1	*30	156	STR	×	* コイル補強体のみの部分
2	0.017	1.7	2.4	11	150	STR/45/90/J	×	
2	0.021	2.0	2.5	*6.5	156	STR	×	* コイル補強体のみの部分
1	0.007	1.2	2.7	3/12	165	Str	×	
1	0.011	1.5	2.7	15/20	155/165	Str	×	
1	0.013	1.8	2.7	10/20	155/165	Str	×	
1	0.007	1.2	2.7	8	165	Str	×	
1	0.01	1.5	2.7	10	165	Str	×	
1	0.011	1.8	2.7	10	165	Str	×	
2	0.017	1.9	1.9	1	160	Str	×	
1	0.027	2.6	2.8	2	125/135	Str	×	MARVEL Non Taper 挿入可能
2	0.0165	1.7	2.3	13	157	Str/45	×	
2	0.017	1.7	2.3	13	157	Str/45	×	
2	0.025	2.6	2.9	8	150/160	Str/45/90/ 130/*160	×	*Str のみ
1	0.035	3.2	3.4	30	120/130/ 150	Str	×	10 タイプマイクロカテーテル 挿入可

改訂2版「超」入門 脳血管内治療　45

2章 ● 急性期脳梗塞の血管内治療

再開通（機械的血栓回収術）

1st 中大脳動脈閉塞症

症例

機械的血栓回収術

I先生 さあ，今回は急性期脳梗塞．君らが主役の治療だね．

A医師 はい，とにかく時間勝負の治療なので，僕たち若手が中心でやっていく治療と自覚しています．

B医師 僕にもチャンスありますか？

I先生 もちろん！ そのためには最低限の基礎知識とデバイスの使用方法はマスターしておこう．現時点で確立されている再開通（機械的血栓回収術）の適応は？

B医師 前方循環の脳主幹動脈（内頚動脈と中大脳動脈水平部）の急性閉塞です．

A医師 「発症から6時間以内に治療を開始」でDWI-ASPECTS 6点以上，NIHSS 6点以上ですね？

I先生 そのとおり．2017年にDAWN trialの結果が公開され，AHAガイドライン2018では**6時間以上24時間以内の症例についてもclinical DWI mismatchがある（臨床症状と一致するDWI病変がない）**と判断されれば適応ありとなった．また，後方循環についてもまだRCTでは証明されてないが，自然歴が極めて悪いことがわかっているので，重症例については適応ありとしていいだろう．

A医師 M2以降やACA，PCAなどの末梢血管についてはどうでしょう？

I先生 この辺もまだ科学的証明がないが，症状次第だろうね．重要なのは「発症6時間以内の前方循環脳主幹動脈閉塞」では，機械的血栓回収術はt-PA静注療法と並ぶグレードAエビデンスを持つ「やらなくてはいけない治療」だということだ．治療ができない病院であれば，最優先で転送を考えなければいけない．

B医師 プレッシャーがかかりますね．

搬入から画像診断，t-PA静注療法まで

B医師 先生，さっそくホットラインです．82歳男性，意識障害と左片麻痺，発症から1時間です．

急性期脳梗塞の血管内治療 — 再開通（機械的血栓回収術） **2章**

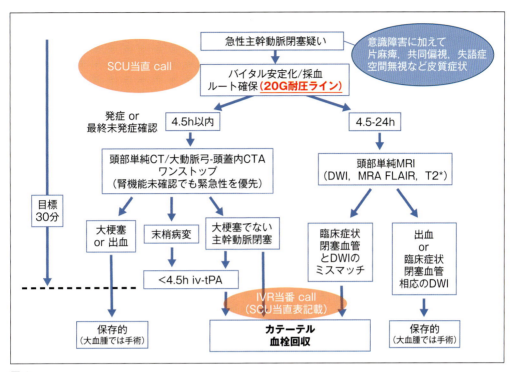

図1
脳卒中搬入時の院内プロトコール（京都大学医学部附属病院）

I先生 じゃあ，プロトコールどおり（図1），各部署にスクランブル要請してください．
A医師 了解．CT室に造影の準備とカテ室に連絡します．
B医師 搬入されました．では，僕が神経所見と頚部エコーを確認するので，A先生は家族からの同意取得をお願いします．
A医師 了解．では，看護師さんはいつもどおり**両上肢血圧・20Gルート確保・採血・心電図・体重記録（ベッド）**をお願いします．採血は迅速キット用（PT-INRと血小板数）と検査室の2つ必要です．
B医師 体重は65 kgなので，t-PAは3本溶解してください！
A医師 NIHSSは29点，左上下肢完全麻痺です．頚部エコーでは起始部は開通していて，総頚動脈には解離所見ありません．では，CT血管造影いきます．ルートは18Gですね？ t-PAもベッドに乗ってますね？

大動脈解離の鑑別は，胸部CTAで一発！

(CT 室へ移動)

B医師 技師さん，いつもどおり，造影は**頭部から大動脈弓まで撮影**して大動脈解離がないかどうか見てください．

(CT 撮影後)

B医師 I 先生，M1 閉塞で，造影 CT では大梗塞はなさそうです（図 2）．CT-ASPECTS は 10 点です．体重 65 kg で t-PA いきます！ カテ室へ直行します．

(カテ室)

B医師 A 先生，M1 閉塞です．デバイスはもうスタンバイですか？

A医師 もちろん．CTA（図 3）を見たから，いつもどおり，**9 Fr ロングシース，9 Fr バルーンガイディング，Marksman マイクロカテーテル（Medtronic），Traxcess（Terumo），Solitaire 2（Medtronic）6 × 30** が出てます．

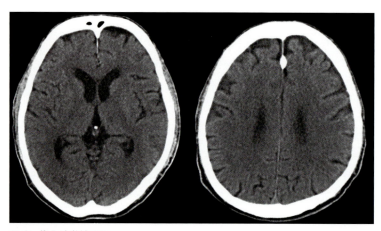

図 2 搬入時単純 CT
ASPECTS 10 点と診断した．

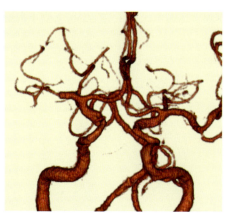

図 3 治療前 CTA
M1 mid での閉塞を認める．

Tips

閉塞部位別に使用デバイスをプロトコール化しておく．

急性期脳梗塞の血管内治療 — 再開通（機械的血栓回収術） **2章**

大腿動脈穿刺

I 先生：では，t-PA は中断して，大腿動脈穿刺しよう．急ぐから 4 Fr からの入れ替えはスキップしよう．

B 医師：はい，先生，できました．それではガイディングカテーテルを上げます．

A 医師：上がりました！ 撮影して確認します．CTA どおりの M1 閉塞です（図 4A）．

I 先生：では，Marksman と Traxcess で病変通過させよう．**完全閉塞なので，J 型にシェイプ**しよう．基本的には J ワイヤーを押していくだけだよ（図 4B）．

B 医師：少し血栓が硬いみたいで J ワイヤーが通過しません．

I 先生：それでは Marksman をできるだけ血栓近くまで上げて，Marksman と一緒にプッシュしてください．カテーテル先行にならないように注意してね．

B 医師：はい，先生，通過しました．カテーテルはどこまで誘導しましょうか？

I 先生：基本的には確実に血栓遠位側まで誘導することが基本なので M1 閉塞なら M2 までは誘導しよう．IC 閉塞なら M1 までだね．

B 医師：では，サンドイッチ造影を行います．

I 先生：うん，B 先生，サンドイッチ造影，つまり血栓近位のガイディングカテーテル造影と血栓遠位のマイクロカテーテル造影を同時に行うのは血栓の部位を正確に評価することを目的にしているけど，**マイクロカテーテル造影で十分に逆行性造影ができていない場合，血栓を過大評価して閉塞部位を遠位側に誤って評価する**傾向にある．

B 医師：やらないほうがよいということですか？

I 先生：やってもいいけど，過大評価する傾向であることを知っておいてほしい．僕は基本的にはマイ

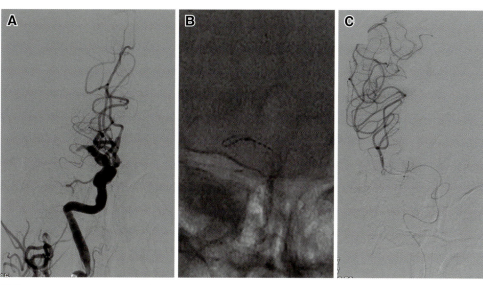

図 4
A：CTA と同じく，M1 mid での完全閉塞を認める．
B：Marksman/Traxcess-J で閉塞部を通過させた．
C：Marksman からの遠位造影で M2 にカテーテルが誘導できたことを確認した．サンドイッチ造影は行わない．

クロカテーテルが血栓の遠位に入っていることを確認するために，マイクロカテーテル造影しかやっていない．図5を見てごらん．マイクロカテーテルを少しずつ抜去しながら血栓位置を確認してみると，いかに最初の造影が過大評価しているか，よくわかるだろ？

A医師 では，先生は血栓の位置はガイディングカテーテル造影でのみ評価しているということですか？

I先生 そのとおり．**最も正確に血栓位置を評価できるのは，ステント留置直後の flow restoration** だよ．この撮影で正確な血栓位置を把握しておくことが，2 pass 目以降の戦略決定に重要だ．

B医師 なるほど，では Solitaire 2 6 × 30 を展開します．M1 は 6 × 30 でよいですね？

I先生 そう，1st device は閉塞部位で一律に決めておくことが重要，先に準備することができるからね．僕のチームでは，**1st device は，ICA-M1 では 6 × 30 または 6 × 40，M2 は 4 × 20，VA-BA は 6 × 40，PCA は 4 × 20** だね．

Solitaire の展開

B医師 展開時に注意することはありますか？

I先生 **Solitaire 遠位端は血栓把持能力があるが近位端には把持できないゾーンがある**ことに注意する．展開はアンシース手技でいいよ．

A医師 Trevo（Stryker）みたいに push & fluff というテクニックは必要ないですか？

I先生 必要ない．**Solitaire の長軸方向にスリットが入っているから，アンシース手技でも十分によ**

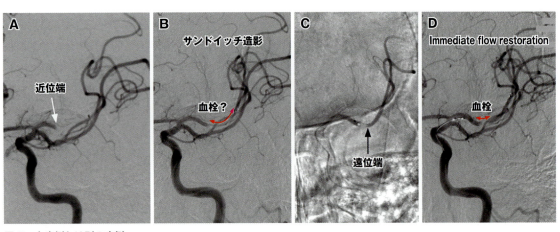

図5　本症例とは別の症例
A：順行性造影では血栓の近位端が描出される．
B：サンドイッチ造影（順行性およびマイクロカテーテル同時造影）では造影欠損部位を血栓と誤って評価しやすい．
C：マイクロカテーテルを抜去しながらの撮影で，実際の血栓は小さいことを示している．
D：Flow restoration 時の撮影では，ほぼ実際の血栓の大きさと同じ部位が造影欠損として描出される．

 血栓の位置を最も正確に評価可能なのは，サンドイッチ造影ではなくステント留置直後の撮影．

く開くよ．逆に Trevo や REVIVE（J & J）のような完全な closed stent はプッシュ操作を加えないと展開できないことがあることに注意が必要だね．

B医師 では展開します．

I先生 いいね，では撮影してみよう．Flow restoration だね．2 pass 目以降のために，**flow restoration のときに血栓の位置を確認**しておくことを忘れないように．血栓の長さはそれほど長くないね（図6A）．

B医師 この後，どれくらい待って引いたらよいですか？

I先生 うん，いい質問だね．in vitro の試験では Solitaire は展開後1分くらいは拡張し続けるが，それ以降はほとんど変化はないので，**1分くらいが妥当**だと思うよ．

A医師 では，展開して一度撮影して，ゆっくり画像を確認して一呼吸おくくらいで十分ですね．

I先生 では，引いてください．

B医師 ここで迷うのはどれくらいの速度で引けば一番よいかということなんですが……．

I先生 うん，これもいい質問だね．in vitro 試験では，**4 mm/sec が最も血栓を取りこぼしなく回収して，血管の stretch 現象も少なかった**．4 mm/sec というのは予想以上にゆっくりだよ．4 cm の頚動脈ステント内を IVUS するときに10秒くらいかかるイメージだよ．

B医師 では，ゆっくり引いていきます．

I先生 おいおい，バルーンガイド！

A医師 忘れてました．バルーンガイディングを拡張して血液吸引の準備をします．

B医師 では，引きます．

I先生 **M1 から IC に入るところ**は，特に注意して．ここで血管径が大きくなるので，同じ力で引い

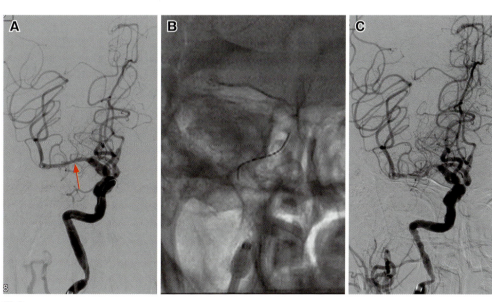

図6
A：Solitaire 留置直後．いわゆる immediate flow restoration が得られた状態で，血栓量は非常に少ないことがわかる．
B：バルーンガイディングによる近位遮断下に Solitaire を回収している．
C：完全再開通が得られた．

ていると，一気に速度が上がって取りこぼすことがあるよ．
A医師 ENT（embolization-to-new territory）ですね．IC topで一番起きやすいんですね．
I先生 そう，ICAに入ったらガイディングからの血液吸引も助手に指示してください．
B医師 回収できました．では，撮影してみます！あ，完全再開通 TICI 3 です！
I先生 B先生，よくやったね！ P2R（puncture to recanalization）は10分20秒だ！
A医師 Solitaireに血栓が付いています（図7）．
B医師 Solitaireの手技はなんかあっけないほど簡単ですね．
I先生 それが最大のポイントなんだ．Solitaireは展開操作も簡単だから，**術者が注意するのは展開位置と回収速度**くらい，シンプルな手技だから，3回くらい助手をすれば誰でもできそうだろ？
B医師 あとはマイクロカテーテルの誘導操作ですかね．
I先生 うん，それもJワイヤーの作り方をマスターすれば，ほとんど**盲目的にカテーテルは誘導できる**んだ．**Jの直径は必ずICの直径よりも大きくなければならない**．つまり5〜6mm以上のRが必要ということ．これより小さいRだと，誘導中にJが崩れてしまうよ（図8）．

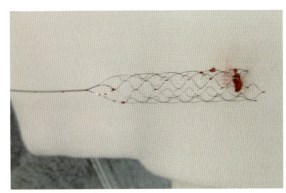

図7　回収された血栓

使用デバイス
9 Fr ロングシース
9 Fr バルーンガイディングカテーテル
Marksman マイクロカテーテル
Traxcess
Solitaire 2.6 × 30 mm

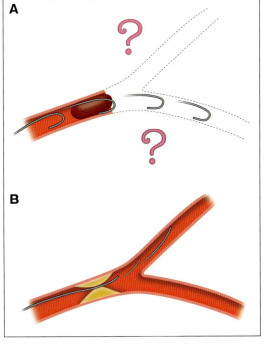

図8　「見えない敵」と「見えている敵」（p.293 参照）
A：閉塞病変は「見えない敵」．Jワイヤーで通過する．
B：狭窄病変は「見えている敵」．ワイヤー先端で通過する．

2nd 発症時間不明の内頸動脈閉塞症

右内頸動脈閉塞症例

A医師 先生，起床時に左片麻痺で発見された脳卒中が搬入されました！

I先生 最終健常確認時刻は？

A医師 前日の23時頃です．

I先生 ということは，最大9時間半経過しているということだね．t-PA適応外だね．では，発症時間不明のプロトコールどおりに行こう．CTはスキップしてすぐにMRIだ．

（MRI撮影）

B医師 DWIでは虚血性脳卒中，MRAで右内頸動脈閉塞です（図9A）．T2*でも出血はありません．

I先生 ASPECTSはいくつですか？

B医師 はい，島回とレンズ核と放線冠に高信号ありで，8/11点です（図9B）．

I先生 じゃあ，大部分の皮質はまだ温存されていて，少なくとも左片麻痺に関しては，clinical DWI mismatchありだね．じゃあ，血栓回収に行こう！IC topはどうだい？

B医師 どういう意味ですか？

I先生 **内頸動脈閉塞の場合，IC終末部が開通していて対側からのcross flowが生きている場合がある**だろ？ この場合，**時間的には余裕があるので，とにかく遠位に飛ばさないように慎重にやる必要がある**．一方，**IC終末部も閉塞している場合，基本的には側副血行がない**ので，時間的には余裕がない．とにかく早く再開通しないといけない．

B医師 なるほど．IC topも閉塞していてcross flowはないようです．

I先生 じゃあ，いつもどおりだね．A先生，先に道具の準備しといて．

A医師 わかりました．

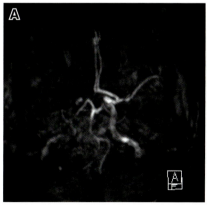 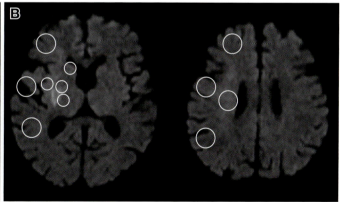

図9
A：搬入時 MRA．右内頸動脈は完全閉塞しており，左側からの側副血行も描出されない．
B：搬入時 MRI 拡散強調画像，島回とレンズ核，放線冠の高信号で，ASPECTSは8/11点とした．

血栓の近位端の描出

（カテ室）

A医師　いつもどおり，9 Fr ロングシース，9 Fr バルーンガイディングカテーテル，Marksman と Solitaire 2 6 × 30 mm を準備しています．

B医師　では，穿刺します．

A医師　バルーンガイディングを誘導します．はい，MRI どおりの ICA 終末部の閉塞です（図 10）．

I先生　うん，この症例の場合，血栓の近位端もきれいに描出されているね．

B医師　どういう意味ですか？

I先生　**内頚動脈閉塞の場合，血栓の近位端の近位側に分枝がない区間が長いと，そこに二次的に血栓が形成されて，血栓の近位端がはっきりと描出されないことも多い**んだ．この場合，非常に血栓量が多い．症例によっては頭蓋内から頸部の頸動脈分岐部まで血栓ができていることもある．このような場合，まず**ガイディングカテーテルからの血栓吸引が有効**だ．

A医師　では，この症例の場合は，いつもどおりステントレトリーバーでよいですね．

I先生　はい，では，いつもどおり，Marksman を誘導してください．

血栓回収の実際

B医師　では，ワイヤーは J カーブで閉塞部を通過します（図 11）．カテーテルはどこまで誘導しましょうか？

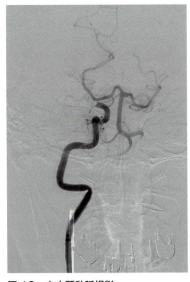 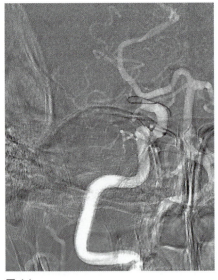

図 10　右内頚動脈撮影
内頚動脈は C1 部で閉塞しており，血栓の近位端が明瞭に描出されている．

図 11
ガイドワイヤー先端を J カーブにした状態で血栓を通過している様子．血栓が硬くて通過しにくい場合は，マイクロカテーテルを直近まで持ってくる．

2章 急性期脳梗塞の血管内治療 ― 再開通（機械的血栓回収術）

I先生　M2のシルビウス裂を上行するところまでステントを展開すると，引くときに血管を stretch しやすいので，できればM1遠位だね（図12）．

B医師　ではこの辺でマイクロ撮影してみます（図13）．血栓の遠位ですが，M2かもしれませんね．

I先生　うん，でも，ほぼM1-2が直線状なのでこのままM2起始部からICAにかけて展開しよう．Solitaire 6×30だね．もし，Platinumが準備できれば，Solitaire Platinum 6×40がいいだろう．このときも，**あまり遠位に行き過ぎにならないように注意すること**だ．**かならずしもステントの真ん中に血栓を持ってくる必要はない**からね．

B医師　はい，では展開できたので撮影してみます．Immediate flow restoration で血栓の位置はよくわかります（図14）．

I先生　どうやら，M1遠位まで血栓があって，M2が1本しか描出されてないから，M2のもう1本の入り口は閉塞しているようだね．

B医師　どうしましょう．展開し直したほうがよいですか？

I先生　いやいや，この immediate flow restoration で血栓の位置を確認するのは，あくまでも **2nd pass のため**．1回目はこのまま引きましょう．

B医師　では，1分経過したので，バルーンを拡張して，ゆっくり引いてきます．引く速度のイメージは 4 mm/sec ですね．難しいですが．

I先生　M1からICAに入るところは特に意識してゆっくり引いてください．ICAに入ったら，ガイディングカテーテルからの吸引もしっかりやってください．

B医師　では，回収したので，撮影してみます．あっ，完全再開通です！（図15，16）

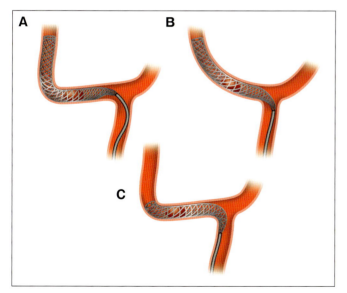

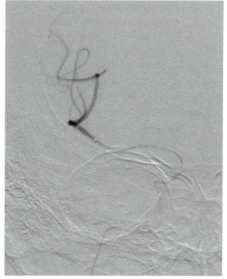

図12
A：SolitaireをM2に長く留置した場合．
B：Solitaire回収時にM1-2が直線化して，穿通枝の引き抜け損傷を起こしやすい．
C：SolitaireをM1内に限局して留置した場合，血栓はステントの遠位側での捕捉となるが，回収時のM1-2の直線化は起こりにくい．

図13
マイクロカテーテル造影で，M2に誘導されたことを確認した．

A医師 ステントに血栓が付いてました！
B医師 もしこれで再開通しなかった場合，2回目はどうしたらよいですか？
I先生 **デバイスの変更を検討する前に，まずステントの位置を調整**してみよう．先ほどの immediate flow restoration の画像が最大のヒントになるよ．Inferior trunk が出ていないので，inferior trunk のほうにカテーテルを誘導してもいいだろう．この場合，Jワイヤーだと superior trunk のほうに行くだろうから，**通常のカーブに戻して，意識的に inferior trunk を狙いにいかないといけない**ね．

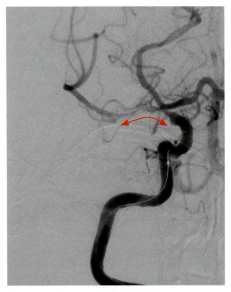

図14 Solitaire 留置直後の造影
血栓は比較的長いことがわかる．

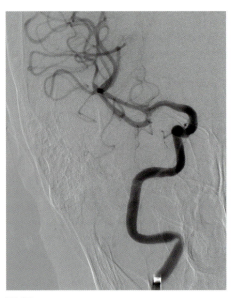

図15
1pass にて再開通した．Immediate flow restoration では描出されていない inferior trunk も描出されている．

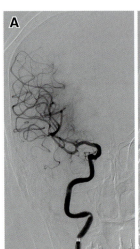

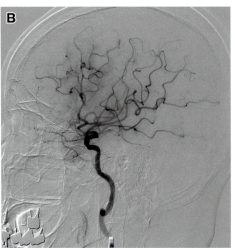

図16
TICI 3 の完全再開通を確認した．

Check！

2nd pass をトライする場合，1st pass の flow restoration 撮影を参考に展開位置を調整する．

使用デバイス
9 Fr ロングシース
9 Fr バルーンガイディングカテーテル
Marksman マイクロカテーテル
Solitaire 2 6 × 30 mm

3rd 発症時刻不明の椎骨脳底動脈閉塞症

小脳，左後頭葉の脳梗塞症例

I 先生　またもや，発症時間不明の脳卒中だね．MRI の結果はどうだい？
A 医師　最終健常確認は前日 23 時頃で，意識障害で発見時が正午ですので，すでに 13 時間は経過しています．MRI では，小脳と左後頭葉に脳梗塞があって，椎骨脳底動脈の描出がありません（図 17）．
I 先生　NIHSS は？
A 医師　意識障害があって NIHSS 30 点の重症です．
I 先生　脳幹や視床は梗塞になってないから，mismatch はありそうだね．再開通行こう！
A 医師　そうだと思ってました．すでにカテ室は準備を始めています．

適切な GC は？

（カテ室）
B 医師　後方循環と聞いたので，ガイディングカテーテルのサイズを迷うんですが．
I 先生　そうだね，椎骨動脈は左右差があるから，血管径に個人差があるからね．**椎骨脳底動脈の場合，ほとんどの場合は両側椎骨動脈があるので，バルーンガイディングを誘導しても完全な血流遮断ができない場合が多い**．通常は，**6 Fr バルーンなしガイディングカテーテルを準備**しておけばいいよ．ただし，シースはいつもどおり，9 Fr を入れておこう（表 1）．
A 医師　先生，左右の椎骨動脈起始部を撮影しました（図 18）．左椎骨動脈はありますが，低形成みたいですね．でも，右もそれほど太くはなさそうです．
I 先生　うん，そうだね．じゃあ，準備していた 6 Fr を上げよう．もし，**椎骨動脈が十分発達していれば，7 Fr バルーンガイディングでもいいよ**．

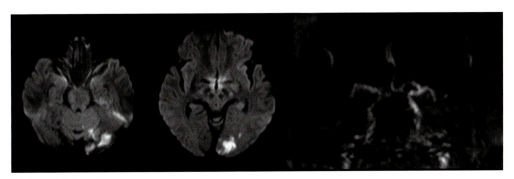

図 17　搬入時 MRI
A，B：拡散強調画像にて左後頭葉に脳梗塞を認めるが，脳幹は温存されている．
C：椎骨脳底動脈が全く描出されていない．

A医師 先生，右椎骨動脈を撮影しましたが，PICA以遠の描出はないですね(図19)．病変はV4でしょうか？ 脳底動脈でしょうか？

I先生 うん，これだけではわからないね．**脳底動脈塞栓でも二次的に椎骨動脈遠位も血栓化してくることがある**からね．こういう病変が正確によくわからないときは，Solitaire Platinum 6 × 40 mmはいいね．

B医師 長いステントで「絨毯爆撃」ですね！

表1　デバイスプロトコール（京都大学）

	ICA, M1p	M1d	M2, PCA	VA-BA
シース	9 Fr	9 Fr	9 Fr	9 Fr
GC	Optimo 9 Fr	Optimo 9 Fr	Optimo 9 Fr	6 Fr GC 7 Fr Optimo
DAC	なし	なし	なし	なし
MC	Marksman (Rebar18)	Marksman (Rebar18)	Marksman (Rebar18)	Marksman (Rebar18)
MGW	Traxcess-J	Traxcess-J	Traxcess-J	Traxcess-J
device	Solitaire 2 6×40	Solitaire 2 6×40/4×20	Solitaire 2 4×20	Solitaire 2 6×40

シースは常に9 Frを使用すること，1st passはDACは一切使用しないこととしている．

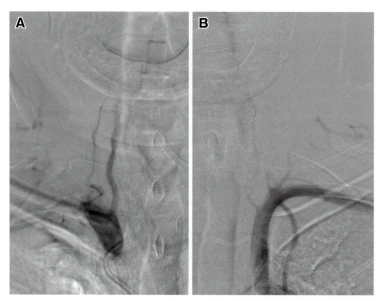

図18
右椎骨動脈のみが描出されて，左椎骨動脈は起始部より描出されない．

急性期脳梗塞の血管内治療 — 再開通（機械的血栓回収術） **2章**

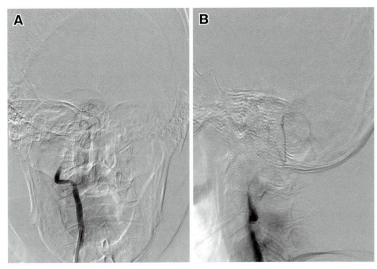

図19
右椎骨動脈撮影では，頭蓋外で完全閉塞の所見である．血栓の近位端は描出されず，病変の正確な位置は推定できない．

血栓回収の実際

A医師 では，とりあえずMarksmanを誘導します．どこが病変かわからないので，Jカーブで脳底動脈遠位まで上げてみます（図20）．

B医師 脳底動脈は細い穿通枝がたくさんありますから，Jカーブで主幹動脈を確実に進んでいくのはとても大事ですね．

I先生 うん，繰り返しになるが，閉塞血管という「見えない敵」をワイヤーで通そうとしてはいけない．Jで貫通するんだよ．

A医師 先生，この椎骨動脈の閉塞部位が硬いみたいでJが進みません．戻ってきます．

I先生 なるほど，硬い血栓か？ それとも動脈硬化性病変か？ 大事なヒントだよ．とりあえず**マイクロカテーテルを近くまで持ってきて，サポート力を使いながら，カテーテルとJワイヤーを一緒に押す**といいよ．**必ずJワイヤーは先行させておく**ことが大事だよ．カテーテル先行にならないように注意して．

B医師 うーーーーん，あっ，進みました．どうやら脳底動脈に進みました．

I先生 では，マイクロカテーテル撮影してみよう（図21）．

B医師 はい，脳底動脈ですね．血栓部分は通過しているようですね．

I先生 では，Solitaire platinum 6×40 mmを留置してみよう．長さは十分あるから脳底動脈から椎骨動脈にかけて留置していいよ．**途中にマーカーが付いているので，このマーカーの開き具合も大事なヒントになる**よ．

B医師 展開しました！ どうも一番手前のマーカーが開いていないように見えますね（図22）．

I先生 うん，どうやら，さっきのワイヤーが進まなかった部分が病変みたいだね．

A医師　撮影してみます．そうですね，一番近位のマーカー部分が病変みたいですね（図23）．
I先生　そうだね．もし 1st pass で開通しなかったら，2nd pass はもう少しステントは近位側でいいね．では，1分経ったら引いてみよう．4 mm/sec だよ．
B医師　はい，ゆっくり引いてきます．

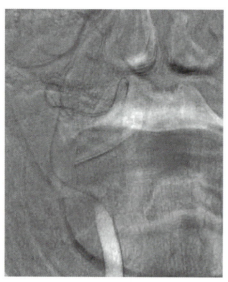

図20
Traxcess J ワイヤーを誘導中．

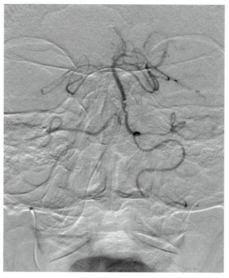

図21
マイクロカテーテル造影．先端が脳底動脈に位置することを確認した．

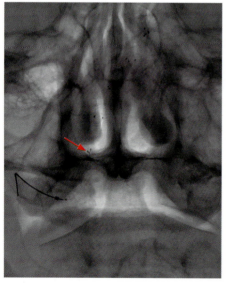

図22
Solitaire platinum 6 × 40 は 5 カ所のマーカーがあるが，最も近位側のマーカー（矢印）が十分開いていないことがわかる．

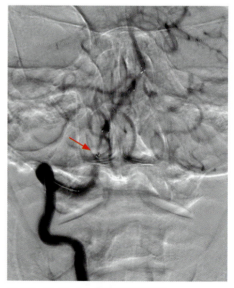

図23　Solitaire 展開直後の造影
近位側マーカー部分でわずかに造影欠損を認め，病変がこの付近であることを示唆する．

急性期脳梗塞の血管内治療 — 再開通（機械的血栓回収術） **2章**

A医師 再開通しました！ でも，少しさっきの部分に狭窄が残ってますか？（図24）
I先生 そうだね，この**造影欠損が残存血栓，あるいは動脈硬化狭窄なのかを判断**しなければいけない．少しこのまま待って撮影してみよう．もちろん，もう一度，Solitaireを引いてみるのもいいよ．

（10分後）
A医師 どうやら狭窄のようですね（図25）．病変はほとんど変化ありません．遠位の血管は完全に再開通しています．
I先生 どうする？ バルーンで開いてみる？ ステント留置する？
A医師 ここは迷うんですが，それほど高度狭窄ではないし，病変もとりあえず安定しているので，このまま終了しようと思いますが．
I先生 うん，OK．**バルーンやステントで拡張する場合は，抗血小板薬をローディング**しないといけないからね．特に，ステントを置く場合は絶対必要だよね．もし，**高度狭窄が残存して，再閉塞する場合や血栓がまた出てくる場合は，PTA**に行こう．拡張が不十分な場合や解離を起こす場合は，迷わずステント留置だね．
B医師 ステント留置する場合，抗血小板薬のローディングが必要ですが，何を入れますか？
I先生 **クロピドグレル300 mgとアスピリン200 mgの胃管投与**だよ．

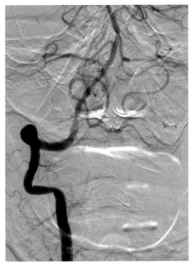

図24　Solitaire回収直後の撮影
病変は完全再開通したが，椎骨動脈に残存狭窄を認める．

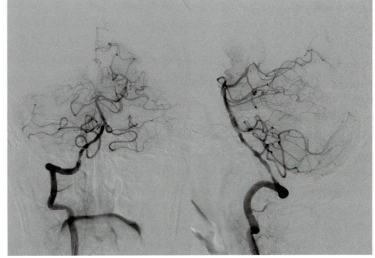

図25
残存狭窄は動脈硬化病変と診断した．ステント留置または血管形成術を施行するかを議論したが，病変が安定しており再閉塞しないことから，このまま抗血小板薬投与を開始して様子をみることとした．

使用デバイス
9 Fr ロングシース
6 Fr Envoy
Marksman マイクロカテーテル
Solitaire Platinum 6 × 40 mm

4th 発症時刻不明の頭蓋底部内頸動脈閉塞症

症例

某神戸市内の病院にて

I先生　師匠，お久しぶりです．
S先生　おう，久しぶり．今日は，何の用？
I先生　以前からお願いしていた症例の写真をもらいに来ました．
S先生　そうだったね，用意してあるよ．実は，さっき救急で入ってきた症例をどうするか，アンギオ室で議論中らしいんで，一緒に行ってくれる？
I先生　喜んで！

治療前ディスカッション

（カテ室で議論中に割り込む）
S先生　どうしたん？
IM先生　こんな症例です．66歳の男性です．昨夜11時に就寝するまで元気だったそうです．いつもは朝6時に散歩に行くそうですが，起きてこないので同居している娘さんが7時に起こしにいったら，左半身麻痺で起き上がれない状態だったそうです．救急車で来院したのが9時半です．見当識が少し悪いですが，オーダーは入ります．左上下肢は動かなくて，半側空間無視と構語障害もあって，NIHSSは11点でした．CTを撮って，MRIに行きました（図26）．ちなみに，病院嫌いで高血圧はほったらかし，薬は何ものんでいません．不整脈はモニター上なくて，腎機能もクレアチニンキットで問題ありませんでした．
IM先生　もちろん，アルテプラーゼ静注の適応はありません．再開通にいってよいですか？

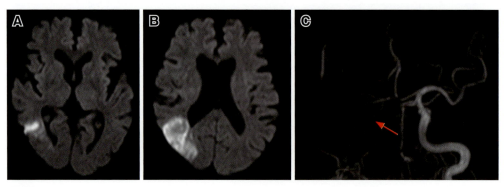

図26
A，B：MCAとPCAの分水嶺に脳梗塞を認める．
C：右内頸動脈は閉塞しているが，C2部分から遠位はわずかに描出が見られ，IC topは閉塞していない．

急性期脳梗塞の血管内治療 — 再開通（機械的血栓回収術）　**2章**

S先生　I 先生ならどうする？

I先生　当然，いくべきです！

S先生　そうやね．もう DAWN trial の結果が出たもんね．神戸ではずっと前から「時間無制限」を公言してきたので，この結果は我が意を得たりで，本当に大歓迎やったね．

I先生　いよいよ，**時間だけで適応を決めてきた時代から，画像をもとに適応を判断する時代**がおとずれたということになりますね．

IM先生　そうは言っても，「Faster is better」を忘れないように若者に言ってください．

I先生　当然！

セッティングは？

S先生　ところで頚部内頚動脈の閉塞やけど，B 先生，この MRI と MRA で何を読み取った？

B医師　Diffusion で分水嶺に高信号があって，MRA で頚から内頚動脈が詰まっています．

S先生　それから？

B医師　？？？

S先生　**コラテラルが良くて，頭蓋内に問題ない**ことを読み取らんとあかんがな．コラテはどこからやろな．Acom はなさそうやけど，Pcom か眼動脈か？

B医師　……すみません．

I先生　画像診断は MRI だけですか？

IM先生　内科の先生に頚部超音波やってもらいました．

I先生　所見は？

IM先生　頚部頚動脈の動脈硬化病変じゃなさそうだという話でした．

I先生　じゃあ，どんなセッティングでいく？

IM先生　S 先生の言うように，頭蓋内に問題なさそうなので，**バルーン付きガイディングカテーテルを内頚動脈に誘導して，まずガイディングから吸引**します．その後，**バルーンを膨らましたまま，マイクロカテーテルを慎重に中大脳動脈まで誘導**します．誘導したら，**吸引してから，バルーンを解除して，造影**します．

I先生　徹底的に血栓を飛ばさないように，という意識やね．僕は **IC top が通っている場合は，対側から 1 本撮影して再確認してから病変側にいく**けどね．もし，対側撮影で ICA top が閉塞していれば，血栓が既に移動していることもあるから．この場合，飛ばさないことよりも早く開通するほうが優先やろ？　逆に，IC top が開通しているのを確認した場合は，病変にガイディングを誘導するときもマイクロカテーテルを誘導するときも造影しない．ステント留置してはじめて造影している．IC top が通っているかどうかで，術者の急ぎ具合も変わるよね．この症例は cross flow が効いてるわけではなさそうだから，対側撮影はあまり意味なさそうやね．外頚から来てるかもね．

IM先生　なるほど．

改訂 2 版「超」入門 脳血管内治療　**63**

> [S先生] じゃあ，始めて．

ガイディングカテーテル誘導 －アクセス困難－

> [IM先生] まず，**正面でアーチからの誘導を，側面で総頚動脈から内頚動脈の走行をみておきます**．
> [I先生] いつもこうしてんの？
> [IM先生] いつもやらせるようにしてます．
> [I先生] これは大事やね．急いでてもこのほうがかえって早いわ．
> [IM先生] あれ，これ誘導難しいかも？（図27）
> [I先生] あー，なるほど．これ難しいわ．もう最終兵器出すわ，僕やったら．
> [S先生] さすがI先生，見切りが早いな！
> [IM先生] じゃあ，NeuroEBU出しますね．うん，EBUを起始部にかけるのは簡単です（図28）．
> [I先生] さすがに使い慣れてるから早いな．
> [IM先生] では，いつもどおり，EBUから通常の6 Frインナーカテーテルと Radifocus を上げますね．
> [I先生] うんうん，一緒一緒．
> [IM先生] んで，6 Frが上がったら，Amplatz Extra-Stiff に交換します．んで，9 Fr Optimo を上げます．
> [I先生] さすがに EBU 使うと早いね．この間，BSNET で EBU のことを話したら，使ったことがない先生がものすごくたくさんいてびっくりしたよ．だいたいガイディングを上げにくいときは，

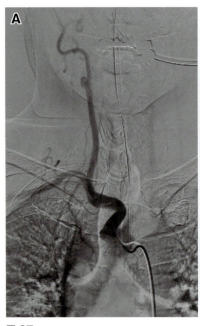
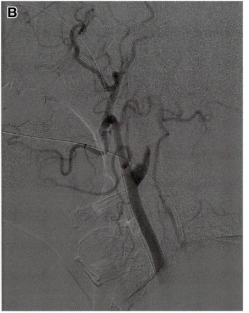

図27
A：インナーカテーテルを無名動脈にかけて撮影．無名動脈の蛇行が強く，アクセス困難が予想される．
B：側面像では右内頚動脈起始部で閉塞している．

急性期脳梗塞の血管内治療 — 再開通(機械的血栓回収術) 2章

どういう順番でやってる？

IM先生 インナーカテーテルが持てば，ガイドワイヤーをハーフスティッフ，スティッフ，アンプラッツとどんどん硬くしていきます．インナーカテーテルが持ちこたえられないときは，**シモンズ**

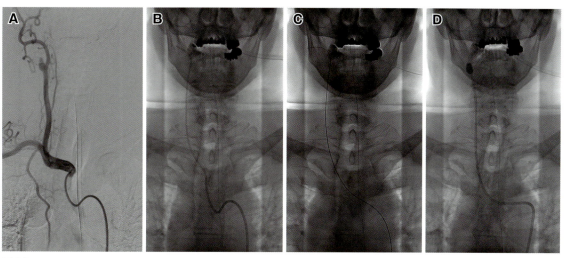

図28
A：NeuroEBU を無名動脈にかけて撮影．
B：6Fr インナーカテーテルと Radifocus 035/150cm を外頸動脈に誘導．
C：Amplatz Extra-Stiff 260cm に交換．
D 9Fr Optimo を誘導して，ただちに内頸動脈を遮断した．

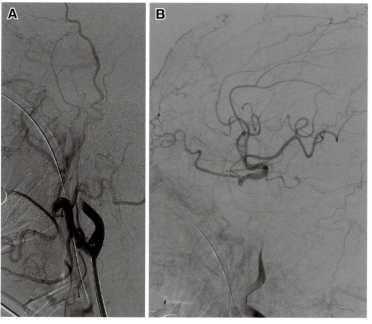

図29
A：9Fr Optimo から吸引するが，閉塞は変わらず．
B：外頸動脈からの側副血行が発達しており，C2 以遠に閉塞はない．

時間的余裕のない再開通療法では，アクセス困難時の最終兵器 NeuroEBU を必ず常備しておく．

カテーテルや最終兵器の NeuroEBU を使って硬いロングワイヤーを使ってのエクスチェンジ法です．

I 先生　再開通療法は時間勝負なので，どうするかやり方と道具を把握しておくのと，見切りを早くするのが大事やね．

IM 先生　うちでも若い先生に同じことを言ってます．

I 先生　ガイディングが上がったけど，まだ撮影しないやろ？

IM 先生　はい，もちろんです．IC top があいてる場合，この最初の撮影で飛ばしますからね．まず血流遮断してガイディングから吸引をかけますが，内頚動脈からは何も引けません．ゆっくり造影します．

I 先生　あーなるほど，外頚から眼動脈を介して，頭蓋内に入ってるね（図29）．

IM 先生　そうですね．血栓は眼動脈より近位ってことですね．

ステントレトリーバー誘導

S 先生　どうする？

IM 先生　予定どおり，マイクロカテーテルを上げます．

I 先生　何を使う？

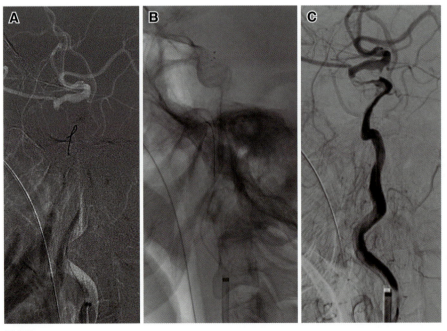

Check !
すべての Solitaire は Rebar18 でも誘導可能．

図30
A：Rebar18 と Traxcess-J で閉塞部を通過．
B：Solitaire 6×30 を眼動脈遠位から留置した．
C：flow restoration が得られたが，C4 部で造影欠損を認める．

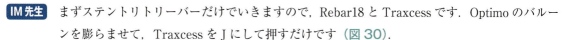

IM先生 まずステントリトリーバーだけでいきますので，Rebar18 と Traxcess です．Optimo のバルーンを膨らませて，Traxcess を J にして押すだけです（図30）．

I先生 DAC は使わない？

IM先生 はい，使いません．稀に Penumbra をあらかじめ仕込んでおくこともありますが，少なくとも 1st pass はステントで回収してみます．

I先生 一緒やな．僕らはマイクロカテーテルは基本，Marksman 使ってます．6 × 30 mm がときどき硬いことがあるので．

IM先生 では，Rebar18 を遠位に上げますね．

I先生 感触は？

IM先生 C4 で少し抵抗を感じましたが，引っかかる感じはなくスムーズでした．バルーンはいったん解除して，Solitaire を眼動脈の直上から展開します．

I先生 Solitaire 6 × 30？

IM先生 そうですね．Platinum 6 × 40 があれば，6 × 40 を使いますね．

（Solitaire 展開後）

I先生 とりあえず flow restoration だね．

IM先生 ええ．でも，ちょっと変なんですよね．

I先生 ああ，なるほど．なんだか中途半端な restoration やね．

S先生 もう，お前らもうすうす感じてるんやろ？

IM先生 ええ，もしかしたら ATBI（atherothrombotic brain infarction）かもしれないです．最初から外頚のコラテラルがすごい良かったので，怪しいとは感じてたんですが．

I先生 そうですね，狭窄っぽいのが残っているし，さっきのガイドワイヤーの挙動も通りにくそうでしたしね．動脈硬化としても，ステントリトリーバーでええよね．

IM先生 はい，予定どおり，Solitaire を引いて血栓回収します．

I先生 抵抗なし？

IM先生 引っかかる感じは全然ありません．スムーズでした．

I先生 頭の中に飛ばしてないみたいやけど，どうする？ さっきの C4 のところ，少し造影欠損が残ってるね（図31A，矢印）．あまりたいした狭窄は残らんかったね．

IM先生 血栓ならすぐにもう 1 回ステントを引くんですが，これ，やっぱり動脈硬化じゃないかっていう気がするんですよね．

I先生 なら，ちょっと待ってみる？

IM先生 ええ，待ちます．

ATBI を見極めることは容易でないが，1）閉塞血管のわりに症状がよい，2）側副血行が発達している，3）閉塞部で J が通過しにくい，4）ステント回収後に狭窄様病変が残る，などがヒントとなる．

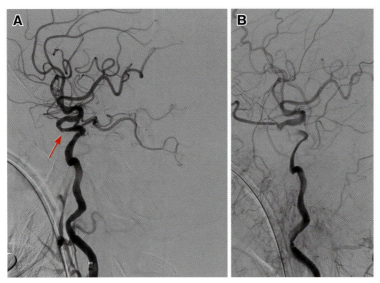

図31
A：Solitaire 回収後，内頚動脈は再開通したが，C4 部に造影欠損を認める．
B　5 分後，再閉塞した．

（5 分後）

IM先生 あぁ，やっぱりまた詰まりそうですね（図31B）．
S先生 間違いないな，ここ，なんか病変あるんやろ．どうする？ ステントか？ ステントなら隣から持ってくるぞ．
IM先生 PTA だけではだめですか？
S先生 もうステントでええんちゃうか．持ってくるで．
IM先生 1 回だけ，PTA でやらしてもらえますか．うまく PTA で逃げ切れば，すぐに DAPT のローディングをしなくてもすむし．
I先生 でも，ATBI ならどっちみち抗血小板薬は入れるやろ．
IM先生 まぁ，でも発症時間不明だし，出血してないかどうかもわかりませんし．1 回 PTA してだめだったら，ステントにします．

病変部の PTA

I先生 バルーンは Gateway だよね．Lesion cross や protection をどうするか決めてる？
IM先生 **ステントリトリーバーで血栓回収したら，true lumen を Guardwire で確保していませんので，PTA 時に lesion cross する**必要があります．Cross 時にガイディングカテーテルのバルーンを膨らませます．
I先生 Cross するときは，rapid-exchange の Gateway と 14 のワイヤー？
IM先生 **Recoil して stent 留置になる可能性があるので，マイクロカテーテルで cross して，14 のロングワイヤーに換えます**．

I先生	ガイドワイヤーの形は？
IM先生	Crossするときのワイヤーは高度狭窄なら形を工夫する必要がありますが，通りそうなら小さいJのほうがよいです．**ロングワイヤーの先は絶対に小さいJ**でなければダメです．
I先生	そうそう．**閉塞部を通過するための「大きいJ」とロングワイヤーの「小さいJ」**をきちんと区別しないとね．うちの大学でも，AISやないけど痛い目にあったことがあるから，若者にきつく言ってます．
IM先生	うちでも数回，痛い目にあっています．
S先生	2017年のJSNETの調査で頭蓋内動脈の穿孔事例を調査して発表していましたが，5年間で260件以上起こっていて，10％ぐらいが死亡につながってる．指導する立場の先生でも起こしてるから，本当に気をつけてほしいんや．
I先生	ロングワイヤーを渡したら，あとはGatewayはover-the-wireでもRapidでもどっちでもいいよね？
IM先生	はい，そうです．
I先生	径や長さ決めてる？
IM先生	径は参照径，たいがいは**遠位径の80％**，長さは血管の屈曲具合にもよりますが，病変部のちょうどの長さにしています．この症例では遠位ICAが2.9 mmなので2.5 × 12 mmです．
I先生	圧と時間は？
IM先生	ゆっくりnominalの6気圧まで上げます．時間は30秒です．
I先生	プロテクションは？
IM先生	**頭蓋底の内頚動脈狭窄ならガイディングカテーテルのバルーンを膨らませて，バルーンをデフ**

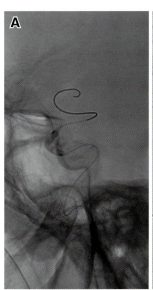
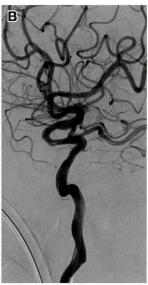

閉塞部を通過するJカーブと交換用のロングワイヤーのJカーブは大きさが違う！

図32
A：Gateway 2.5 × 12mmでC3-4を拡張．
B：病変は完全再開通した．

レするときにガイディングカテーテルから吸引しますが，必要かどうか，効果があるかわかりません．まぁ，気休めみたいなもんです．

S先生 そろそろやろか？

IM先生 はい，じゃあ，nominal 6 気圧で拡張します（図32）．

S先生 B先生，デフレするときにガイディングから血液吸引してな．

B医師 はい．

I先生 おぉ，きれいに改善してるね．どうする？

IM先生 この所見なら5分待って，もう1回造影します．

I先生 PTAだけで止めることもある？

IM先生 あります．狭窄部のrecoilはモヤモヤした所見がなければ，急性期に異物を残すよりよいかなと．

I先生 心配ならステントを置く？

IM先生 はい，躊躇しません．

S先生 ぼくは積極的にステント留置派やけどね．

（5分後）

I先生 おー，きれいやね（図33）．

IM先生 このままいけそうですよ，ステント置かずに．

S先生 そうか？ もう置いたほうがいいんちゃうか？

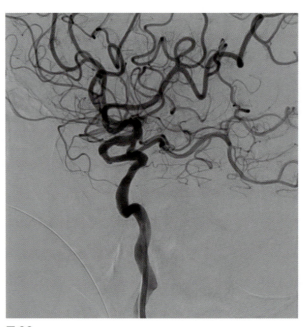

図33
病変の造影欠損は消失して，C3-4部の壁不整のみ残存する状態で終了した．

急性期脳梗塞の血管内治療 — 再開通（機械的血栓回収術） **2章**

IM先生 ほんとにステント好きですね，先生は．

I先生 S 先生，使うならステントは何ですか？

S先生 頭蓋底の内頚動脈は balloon expandable の冠動脈用が基本やね．

IM先生 硬膜内でも屈曲がない M1 までは冠動脈用が内腔を確保しておすすめです．曲がってたら self ですね．

I先生 Self は何が良い？

IM先生 Wingspan でも，Enterprise や Neuroform でも良いですが，Wingspan を除くと true を一度失うので，注意が必要です．

I先生 この症例は冠動脈用が良いね．

IM先生 はい，Integrity です．今は 2.5 mm もありますが，もう少ししたら bare metal の Integrity は縮小されて，2.5 mm は DES の Resolute Onyx だけになるそうです．

I先生 何と言っても，誘導できなければ治療できないし，無理するのは危ないから，頭蓋内専用のデバイスがほしいところだね．

I先生 術後の抗血栓療法は？

IM先生 術後 CT で出血とかなければ，すぐに抗血小板薬 2 剤をローディングします．ATBI でしたからね．ヘパリンは自然テーパーです．

S先生 ご苦労さま．I 先生，感想をどうぞ．

I先生 急性期再開通は一刻を争う治療で，チーム力が結果に直結しますが，神戸では見事にチームできちんと分業して「時短」を目指しているのがよくわかりました！

使用デバイス

バルーン付きガイディングカテーテル
NeuroEBU
6 Fr インナーカテーテル
Radifocus 035/150cm
Amplatz Extra-Stiff 260cm
9 Fr Optimo
Rebar18
Traxcess
Solitaire 6 × 30

◇PTA
Gateway 2.5 × 12 mm
Solitaire Platinum 6 × 40 mm

改訂 2 版「超」入門 脳血管内治療 71

1 「時短」のために

補講

1. 採血の簡易診断機器

t-PA 前に採血結果の確認は必須だが，PT-INR は検査室で時間がかかることが多い．救急室での迅速診断機器導入により約 20 分時短可能．

2. CTA

MRI は救急室より離れた場所にある場合，かなりの時間をロスする．CTA による閉塞血管診断により当院では約 50 分時短が可能であった．ただし，発症時間不明例や 4.5 時間以上経過例は DWI は必須としている．ただし，クレアチニン値が必要となるため，クレアチニン値なしでも撮影可能と院内規定を整備するか，血清クレアチニン値の迅速キットを整備する．

3. 頸動脈エコーのスキップ

頸動脈エコーは頸動脈狭窄症や総頸動脈の解離の発見にきわめて有用であるが，慣れない脳神経外科医にとっては時間がかかる．総頸動脈解離は大動脈弓 CTA で一発で診断可能であり，約 10 分時短可能．

4. ファーストデバイスのプロトコール化

CTA で閉塞血管は診断できているので，ファーストデバイスをプロトコール化すれば，先にカテ室で道具の準備が可能．約 5 分時短可能．

5. 人集め

候補症例の搬入時点でできるだけたくさんの人手が救急室に集中することが望ましい．スマホを利用して人集めに時間を取られないようにする．

6. 院内プロトコール作成

脳卒中搬入時の院内プロトコールを策定する．また，各ステップへの到達時間目標を設定して，振り返り（反省）のカンファレンスを設ける．

急性期脳梗塞の血管内治療 ― 再開通（機械的血栓回収術） 2章

2 ステントレトリーバーの違い　　補講

　現在，Solitaire（Medtronic），Trevo（Stryker），REVIVE（J & J）の3種が販売されている．基本的な使用方法は同じであるが，Solitaire のみが長軸方向にスリットが入った semi-closed cell stent で，他の2つは完全な closed-cell stent である．このため，Solitaire は単純なアンシース手技で簡単に展開可能であるが，他の2つは展開時に push & fluff というプッシュ操作を意図的に加える必要がある．ビギナーには展開が可能な Solitaire をファーストデバイスとして推奨している．なお，AHA ガイドライン2018では，ステントレトリーバーの使用をレベルⅠで推奨している（吸引カテーテルはレベルⅡb）．

3 Penumbra カテーテルの使用法　　補講

　Penumbra は現在，ACE68 という大口径カテーテルが使用可能である．きわめて誘導性能が高く，9 Fr バルーンガイディングを使用する際の中間カテーテル（DAC）として使用することも可能である．血栓近位に wedge させて吸引ポンプで吸着して回収するという ADAPT 手技は短時間での再開通が可能である．一方，ACE68 を M1 に誘導する手技は必ずしも容易でない．当然ながら，マイクロカテーテルを M1 に誘導するほうがはるかに容易である．ACE68 を誘導することに固執して時間をロスしてはいけない．なお，「AHA ガイドライン2018」では ASTER 試験の結果を受けて，吸引カテーテルによる血栓回収をレベルⅡbで採用した（ステントレトリーバーはレベルⅠ）．

3章 ● 脳動脈瘤の血管内治療

①脳動脈瘤コイル塞栓術の基本

1st BA-SCA 未破裂脳動脈瘤　症例

はじめに

I先生　これから4回にわたって，脳動脈瘤のコイル塞栓術を学ぼう．
A医師　やっぱり動脈瘤は血管内治療の花形，しっかりマスターしたいです．
B医師　マスターしたいけど，一番難しそうです．
I先生　難しい面はたくさんあるが，コイル塞栓術は血管内治療の大きな柱の一つだ．一つひとつ丁寧に症例をやっていこう．

セットアップ

I先生　1例目は脳底動脈－上小脳動脈（BA-SCA）の未破裂脳動脈瘤だ（図1）．ネックはそれほど広くない．どういうセットアップでやろうか？
A医師　6 Frのガイディングカテーテルを左椎骨動脈に留置すれば，バルーンアシスト用のバルーンとコイル塞栓用のマイクロカテーテルが同時に入ります．
I先生　たしかに，カタログスペック上は6 Frで2本同時に可能だが（Side Note ⑤ ガイディングカテーテル・マイクロカテーテルプロファイル表 参照），椎骨動脈のような蛇行の強い血管の場合，必ずしもカタログスペックどおりにいくとは限らない．**椎骨動脈は蛇行部分**でkinkingを生じやすく造影ができなくなることがあるので，対側の椎骨動脈を使用できるようにしておく．特に，**頸部椎骨動脈の蛇行が強い場合は両側椎骨動脈アクセスは必須**だ．今回の症例では，メインアクセスとして左椎骨動脈を使用し，造影ができなくなる場合を考えて右椎骨動脈を使用できるように右上腕動脈にも4 Frシースを留置しておく．頸部椎骨動脈の蛇行が強い場合は（図2），ガイディングカテーテル留置時の疼痛も強いので，全身麻酔が必須だよ．
B医師　ネックがそれほど広くないので，最初からバルーンカテーテルを使用しないという方針ではダメですか？

| I先生 | いわゆる「シンプルテクニック」だね．**カテーテルが1本のみなのでセットアップが単純であり，血栓塞栓症のリスクが少ない．**その反面，動脈瘤の破裂時は血流のコントロールができない．どうしてもバルーンを誘導できない場合を除いて，一応，バルーンカテーテルは親血管に留置しておくほうが安心だ．万が一の破裂の際に親血管の一時閉塞ができるからね．バルーンカテーテルを留置だけしておいて，コイル挿入時にはバルーンカテーテルを使用しないという治療戦略も広義の「シンプルテクニック」だ．これに対して，バルーンやステントを併用してコイル挿入を行うことを「アシストテクニック」と言う．|

バルーンカテーテル→マイクロカテーテルの誘導

A医師	では，左椎骨動脈に6 Fr Envoy（Codman）を留置しました．造影も問題ありません．
B医師	それでは，コイル塞栓用のマイクロカテーテルを誘導します．
I先生	B先生，ストップ！　まず先にバルーンカテーテルを誘導したほうがいい．なぜだかわかる？
B医師	どちらを先に誘導してもよいと思ってました．なぜですか？
I先生	2本のカテーテルを1本のガイディングカテーテル内で誘導するとき，2本のカテーテルのガイ

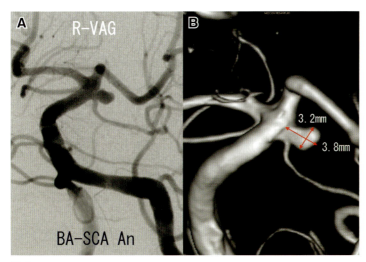

図1

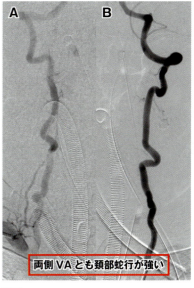

両側VAとも頸部蛇行が強い

図2

全身麻酔を考慮すべき場合
- 破裂急性期
- アクセスルート（特に頸部）の蛇行が強い
- バルーンアシストでintoleranceが予想される
- 患者の無動が維持できない
- 頸部を屈曲 or 伸展しないとworking angleが取れない
- 術者が初心者

ディング内での相互干渉により，2本目のカテーテル操作で1本目のカテーテルが動いてしまうことがある（図3）．先にマイクロカテーテルを誘導してしまうと，次にバルーンカテーテルを誘導するときに，マイクロカテーテルを動かしてしまい危険だ．**少々移動しても問題ないバルーンカテーテルを先に留置した後に，よりデリケートな操作を必要とするマイクロカテーテルを瘤内に誘導する**．

A医師 今までなんとなくバルーンを先に誘導してましたが，理由がよくわかりました．

B医師 では，HyperForm 4 × 7 mm（ev3）を脳底動脈に誘導します．

I先生 よろしい．バルーンのガイドワイヤーは後大脳動脈P2-3まで上げておいてください．ガイドワイヤーを遠位まで上げたほうが，バルーンは血管内で安定する．

マイクロカテーテルの誘導：ガイドワイヤー先行が基本

A医師 続いて，マイクロカテーテルを瘤内に誘導します．

B医師 マイクロカテーテルの誘導は，ガイドワイヤー先行とカテーテル先行の2種類があると聞いたことがありますが，先生はどうしますか？

I先生 基本的には，**ガイドワイヤーを瘤内に先行させてマイクロカテーテルを追従させる「ガイドワイヤー先行」が安全だ**（図4）．現在のマイクロガイドワイヤーによる動脈瘤の破裂はきわめて少ない．ガイドワイヤー先行でマイクロカテーテルを追従させるときに最も注意するのは，手元の操作がカテーテル先端に100％伝わっているかどうか，だ．蛇行の強い血管では，手元操

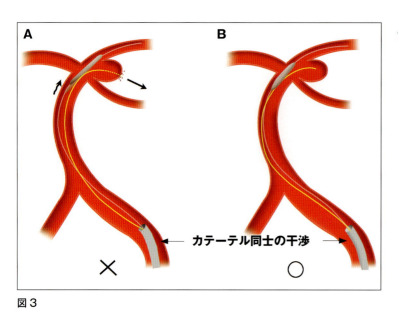

> **Tips**
>
> バルーンカテーテルを血管内でスリップさせずに安定させる方法
>
> - ガイドワイヤーはできるだけ遠位に上げる
> - 誘導後にカテーテルのたわみをとる（外壁経由→内壁経由）
> - 長いバルーン長（15 or 20mm）を選択する

図3
A：マイクロカテーテルを瘤内に留置後にバルーンカテーテルを誘導すると，カテーテル同士の干渉でマイクロカテーテルが移動して危険．
B：先にバルーンカテーテルを誘導して，マイクロカテーテルを瘤内へ誘導すると，リスクが少ない．

作が先端に伝わりにくくなる．そのような状況での，マイクロカテーテル誘導はきわめて危険だ．

ガイドワイヤーの shaping

A医師 それでは，ガイドワイヤー先行でまず瘤内にガイドワイヤーを慎重に入れます．ガイドワイヤーはどのように shaping すればよいですか？

I先生 ガイドワイヤーは2段階に shaping する（図4）．つまり，**親血管から動脈瘤を選択するためのカーブとその遠位（ガイドワイヤー先端部）に動脈瘤壁に当たっても穿孔しないように小さいカーブを付ける**．

B医師 マイクロカテーテルはどのような shape を選択しますか？

I先生 マイクロカテーテルが瘤内に入る際に，親血管のどの部分を経由するかをイメージする．動脈瘤からできるだけ近いところで親血管内で支点ができるとマイクロカテーテルは抜けにくく安定する．この症例の場合，J型はどうだろう．

A&B Jですか？？？　この正面像を見ると，45°か90°ぐらいかと思いましたが……．

I先生 たしかに正面だけを見ていると，そう思うかもしれない．側面像を見てごらん．動脈瘤はかなり後方に向いている（図5）．正面像だけを見ていると，動脈瘤と脳底動脈は同一平面上に位置しているような錯覚に陥るが，実際は後方に倒れている．J型をカテーテル先行で誘導してみよう．

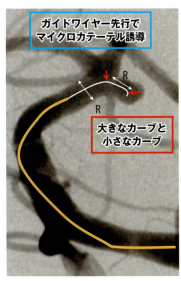

図4
ガイドワイヤー先端は動脈瘤を穿通しないようにごく小さなカーブを作り，親血管から動脈瘤を選択するために，根元に親動脈よりわずかに大きなカーブを整形する．

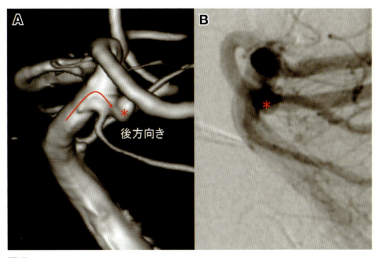

図5
側面像で確認すると，動脈瘤（＊）は脳底動脈から後方向きに発生している．

 Tips ガイドワイヤーは親動脈の直径の大カーブと瘤を穿通しないための小カーブをつける．

マイクロカテーテルの挿入

A医師 ガイドワイヤーは瘤の奥に入りすぎないように注意して，マイクロカテーテルを追従させます．ワイヤー先端の小さいカーブのおかげで少し瘤内で進んでしまっても，穿孔しそうにありません．マイクロカテーテルが瘤内に入ります．手元の操作が1：1対応で先端に伝わっているので安全です．瘤の中央に入りました！　あれ，造影しても映りません！？（図6A）

I先生 カテーテルが2本入ったことで，左椎骨動脈は予想どおりkinkingで描出不良になったね．それでは，右椎骨動脈に造影用のカテーテルを留置して，造影しよう．はい，右椎骨動脈からはきちんと造影できる（図6B）．では，側面像を見てごらん，脳底動脈の前壁に支点（図7B，矢印）を作って瘤内に入っているだろう（図7B）？　正面像ではいかにも脳底動脈からまっすぐに瘤に入っているように見えるが（図7A），実際はしっかりと脳底動脈の動脈瘤から近い部分で支点を作っているので，非常に安定した位置にある．

1本目のコイル挿入

A医師 それでは，コイルを挿入します．

I先生 コイル塞栓では，1本目のコイルでframeというバスケットを作り，2本目以降のコイルでバスケット内を充填（filling）する．このframeがしっかりと形成されると，SCAや脳底動脈にコイルが逸脱しにくくなる．

A医師 どのようにコイルを選択すればよいですか？

I先生 Framingではできるだけ頑丈なコイルを使おう．原則として，**コイルの径の選択は動脈瘤の長径と短径の中間が基準**となる．大きなコイルは，瘤壁にしっかりと密着して安定したframe

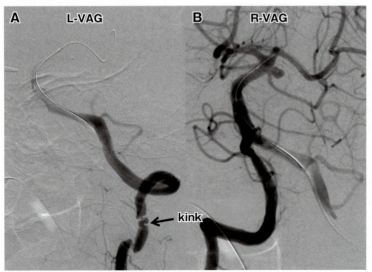

> **Tips**
> マイクロカテーテルのshapingは1方向からだけでなく2方向から見て考える！

図6
A：バルーンカテーテルとマイクロカテーテルを左椎骨動脈から誘導すると，V3部分でkinkを生じて，遠位が描出されなくなった．
B：右椎骨動脈に診断カテーテルを留置して，右側から撮影．

を作るが，同時に親血管にも逸脱しやすく，瘤壁にはストレスもかかる．一方，小さいコイルは瘤壁に与えるストレスは少ないが，瘤壁に密着せずに巻いてしまい，安定したframeとなりにくい．長いコイルほど安定した頑丈なframeが形成されるが，全体を入れるのが難しい．逆に，短いコイルほど瘤内に入れるのは容易だが，frameは安定性を失う．この「適切な」大きさと長さのコイルを選択しないといけない．

B医師 経験を積むしかありませんね．

A医師 長径が3.8 mm，短径が3.2 mmなので，3 mmを選択します．Target 360 soft 3 mm × 6 cm（Stryker）を挿入します（図8A）．親血管とSCAに逸脱しないframeができたので，離脱します．

I先生 離脱前にマイクロカテーテル先端の位置を確認して，離脱しよう．

2本目のコイル選択と挿入

A医師 2本目は何を選択しましょうか？

I先生 ここからはframeの中をfillingするのに適したコイルを選択する．Frameを崩さないようにやわらかく，マイクロカテーテルを逸脱させにくいコイルがよい．マイクロカテーテルが親血管のほうに逸脱する原因はいくつかあるが，最も多いのは，**コイル尾部の硬い部分でカテーテルを押し出してしまう，いわゆる「キックバック」現象**だ．ここではキックバック現象が非常に少ないTarget coil（Stryker）を使用しよう．Target helical ultra 2.5 × 3を挿入してください（図8C）．

A医師 まったく抵抗なく3 cm入りました．では，サイズを少し下げて，Target helical ultra 2 × 3を入れます．

I先生 いいだろう．これも問題なく入ったが，ほとんどコイルマス（塊）は真っ黒の状態だ．ここからは，finishingの段階になる．短めのコイルで最後の仕上げをしよう．Target helical ultra 2 × 1を入れてください．

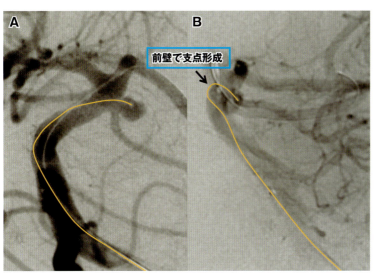

Tips
マイクロカテーテルの支点を動脈瘤と反対側の親動脈壁で作るようにshaping．支点と動脈瘤が近いほどカテーテルは安定する．

図7
A：正面像では親動脈からほぼ直線状に動脈瘤にマイクロカテーテルが入っているように見える．
B：側面像で確認すると，脳底動脈の前壁でマイクロカテーテルが支点（矢印）を形成している．

A医師　入りました，もう1本 Target helical ultra 2×1 を入れます（図8D）．
I先生　いいだろう，瘤は完全閉塞したようだ（図8E）．
A医師　では，カテーテルを抜去して終了します（図9）．
B医師　いろいろなコツがあってやはり難しそうです．
I先生　この症例で覚えてほしいのは，①安全なカテーテルの誘導，②マイクロカテーテルの shaping と positioning だ．特に，②の positioning は塞栓術後半に非常に生きてくる．**安定したマイクロカテーテル位置はどんなアシストテクニックよりも重要**だ．

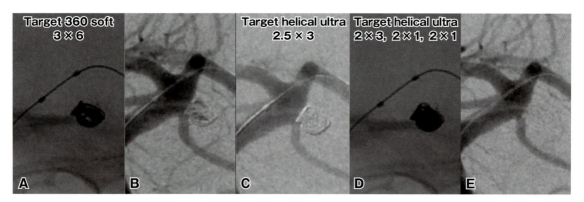

図8
A：framing，B：瘤全体をカバーし SCA は温存されている，C：filling 前半，D：filling 後半から finishing，E：完全閉塞．

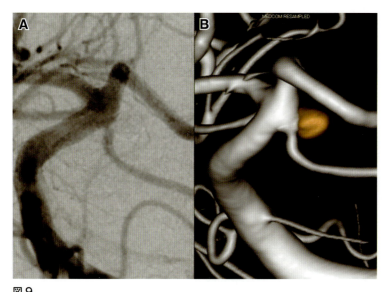

図9
A，B：動脈瘤は完全閉塞しており，SCA は良好に描出されている．

> **Tips**
>
> **離脱前のカテーテル位置確認**
>
> 離脱前にコイル数 mm を出し入れして，カテーテル先端の位置を確認する．撮影だけではカテーテル位置はわかりづらい．
>
> **離脱前のカテーテル位置修正**
>
> コイルを数 mm 抜去して，コイルをワイヤー代わりにしてカテーテルを少し進める．

使用デバイス

6Fr Envoy，HyperForm 4×7，Excelsior SL-10-J，ASAHI CHIKAI 14
Target 360 soft 3×6，
Target helical ultra 2.5×3，2×3，2×1×2本

2nd VA-PICA 未破裂脳動脈瘤

Working angle の設定

I 先生：2 例目は椎骨動脈−後下小脳動脈（VA-PICA）の未破裂動脈瘤だ（図 10）．

B 医師：特に難しくなさそうですが．

I 先生：では，working angle をとってください．A 先生，良い working angle の条件を言ってください．

A 医師：①動脈瘤とネックが分離できる，②動脈瘤と分枝が分離できる，③動脈瘤が最も大きく見える，の 3 条件です．

I 先生：素晴らしい！ その他には，④動脈瘤（特にネック部分）に他の血管が重ならない，⑤ガイディングカテーテル先端からすべてのデバイスが視野内に収まる，などの条件があり，一方向ですべての条件を満たすことはできないので，biplane system を活用して，2 方向ですべての条件を満たすようにしよう．

A 医師：この症例では，角度 A で条件①〜④は満たすので，角度 B で拡大率を下げてガイディングカテー

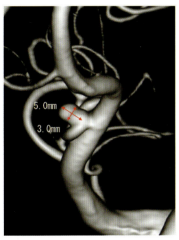

図 10

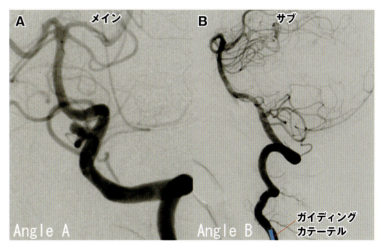

図 11 working angle
Angle A は動脈瘤を中心に拡大したメイン画面．Angle B はガイディングカテーテル先端が視野内に収まるように拡大率を下げたサブ画面とした．

Working angle の条件
- 親血管とネックが分離
- 動脈瘤と分枝が分離
- 動脈瘤が大きく見える
- ネックと他の血管が重ならない
- ガイディングカテーテルを含むすべてのデバイスが視野内

｝2 方向ですべての条件を満たす

テル先端を見えるように設定します．

I先生 いいだろう．通常，メインの角度のほうを拡大率を上げて動脈瘤内をよく見えるように設定し，もう一つの角度をサブとして，拡大率を下げて，ガイディングカテーテル先端からすべてのデバイス（例えば，バルーンのワイヤー先端まで）が視野内に収まるように設定する（図 11）．

シンプルテクニック

A医師 では，この症例はバルーンを使わず，シンプルテクニックでやってみます．マイクロカテーテルの形状はスチームシェイプに挑戦してみます．

I先生 スチームシェイプをしてカテーテル形状を作るときは，親血管の中での走行をよくイメージしよう．**マイクロカテーテルを誘導していくときは，必ず血管の外側の壁を経由しながら走行する．逆に，マイクロカテーテルを抜去するときは，血管の内側の壁を経由した走行になる**．この大原則を念頭に置いて，親血管のどの部分を経由して瘤内に入れるか，をイメージして，形状を作ろう．

A医師 こんなコースでしょうか？（図 12A）

I先生 いいだろう．親血管の壁を経由するポイントが動脈瘤と近いほど（図 12A，矢印），マイクロカテーテルは安定し，瘤から逸脱しにくくなる．では，マンドリンをマイクロカテーテル先端に入れて，イメージした親血管内のコースを 3 次元的にカテーテルにシェイプしてみよう（図 13）．シェイプできたら，各々の角度を強めに矯正して，蒸気で 2 分間加熱して水で冷却する．

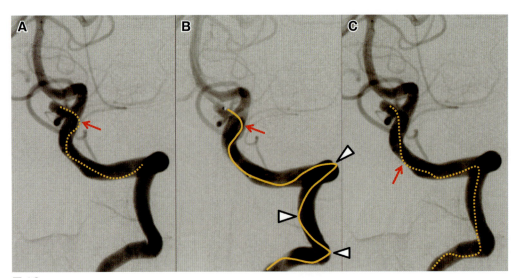

図 12
A：親血管から動脈瘤内にカテーテルが入る経路をイメージする．動脈瘤からできるだけ近い部分で親血管に支点を作ること，マイクロカテーテルは常に血管の外側の壁を走行することに注意する．
B：実際に留置されたマイクロカテーテルの経路．動脈瘤近傍の椎骨動脈（矢印）で支点を形成しており，マイクロカテーテルは血管の外側の壁（矢頭）を経由している．
C：親動脈内の支点（矢印）が動脈瘤から遠い場合，マイクロカテーテルの安定性は著しく低下する．

A医師 では，ガイドワイヤー先行で誘導します．

I先生 カテーテルが瘤内に入って安定している場合，ガイドワイヤーを抜去したあともマイクロカテーテル位置は変化しないが，安定していない場合はワイヤーを抜去すると，カテーテル位置が変化する．誘導直後は必ずマイクロカテーテルは血管の外側−外側を通る走行をしているはずだが，内側−内側を走行している場合はマイクロカテーテルは安定しておらず，逸脱しやすい（図12B，C）．また図12Cのように，親血管の壁を経由するポイントと動脈瘤が遠いほど，マイクロカテーテルは逸脱しやすい．

B医師 マイクロカテーテルが逸脱しない安定した位置を保つことが大事なんですね．

A医師 ガイドワイヤーを慎重に抜去しましたが，マイクロカテーテルは安定しています（図12B）．イメージどおりのコースで瘤内に入っています．

コイル選択

I先生 いいだろう．では，コイル塞栓を始めよう．瘤の長径は5.0 mm，短径は3.0 mmだ．

A医師 Target 360 soft 4×8を選択しようと思います．

I先生 たしかに，長径と短径の中間値は4 mmだから，4 mmのコイルを選択するのは間違いではないが，ここでコイルの3D形状について説明しておこう（Side Note③ コイル 参照）．各種コイルはさまざまな形状記憶が付けられている．形状記憶のタイプは製品によってさまざまだが，大きく分類すると，外向き型と内向き型に分けることができる．文字どおり，外向き型はループが外側へ開こうとする傾向が強く，内向き型はループが内側に入ってくる傾向が強い．外向き型コイルには，Terumo Complex，GDC-360，Target 360，Axium，Galaxyなどがある．一方，内向き型コイルにはPresidioがある．外向きループと内向きループが混在するのが，

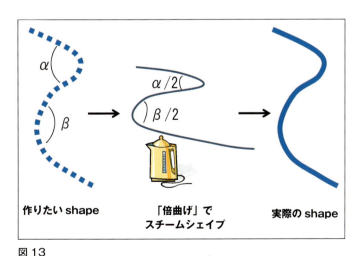

図13
整形したい形状をマンドリンで作り，スチームシェイプするときは角度を半分程度にして1～2分加熱すると，イメージに近い角度に仕上がる．

Tips

コイルの形状記憶による長所・短所

＜外向き型＞
長所：瘤の壁にへばりつくようにループが留置されやすい．
短所：広がろうとするので親血管にも逸脱しやすい．

＜内向き型＞
長所：親血管に逸脱せずに，瘤の中にバスケットを作りやすい．
短所：バスケットと動脈瘤壁の間にスペースができやすい．

Terumo Cosmos だ．

A医師 なるほど．外向き型は瘤の壁にへばりつくようにループが留置されやすい反面，広がろうとするので親血管にも逸脱しやすいですね．逆に，内向き型は親血管に逸脱せずに，瘤の中にバスケットをつくりやすいが，バスケットと動脈瘤壁の間にスペースができやすい．

I先生 そのとおり．Target 360 は代表的な外向き型なので，カタログスペック上の4 mmよりも大きく広がりやすい．あまり広がるとPICA起始部にかかるし，今回はシンプルテクニックなので，360 を使用するのであれば，少し小さめでもよいだろう．Target 360 soft 3×6 を入れてみてください．

コイルの挿入：マイクロカテーテル位置のコントロール

A医師 先生が言われるように，たしかに3 mmでも外に広がっていくので，PICA起始部にかかってしまいます（図14）．

I先生 では，A先生，現在，マイクロカテーテルは瘤中央部よりも少し奥側に位置しているが，少し手前側（浅め）にして，同じコイルを巻いてみてください．

A医師 あれ？　同じコイルですが，今度はPICA起始部にかからずに巻けました（図15）．マイクロカテーテル先端の位置でコイルの巻き方が変わりました！

I先生 シンプルテクニックでは，コイルの巻き方を変えるためには，コイル選択を変える，または，

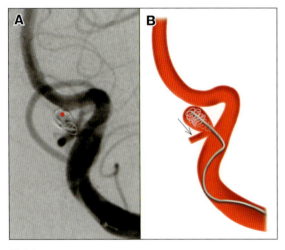

図14
マイクロカテーテル先端（赤丸）がドーム奥にある場合，シンプルテクニックではコイルはドーム底部で跳ね返ってネックに出てきやすい．

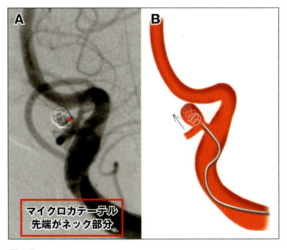

図15
マイクロカテーテル先端位置をネック近傍にコントロールしてコイルを留置すると，ドーム側だけで巻きやすい．

シンプルテクニックでは，カテーテル位置修正でコイルの巻き方を変える！

マイクロカテーテル先端の位置を変えるしか方法がない．なかでも**マイクロカテーテル先端の位置修正は最も簡単にコイルの巻き方を変える方法**だ．**先端がドーム奥側に近ければ（カテーテル位置深め），ループはドーム先端で跳ね返って親血管まで出てきやすいが，先端がネック側に近ければ（カテーテル位置浅め），ループはカテーテル先端よりも奥側だけで巻きやすい**（図 14B，15B）．

A医師 なるほど，カテーテル位置のコントロールが非常に大事なんですね．

I先生 同じコイルの前半と後半でも，カテ位置を意図的に変更して，コイルを巻くこともある．このようなカテーテルコントロールを行うためには，手前の操作が100％先端に伝わる環境を作る必要がある．

2本目以降の挿入

A医師 PICA 起始部にかからない frame ができたので，離脱します．2本目はキックバックの少ない Target helical ultra 2×3 を挿入します（図 16B）．

I先生 最初に作った frame からはみ出さないように，2本目以降を挿入してください．

A医師 続いて，3本目 Target helical ultra 2×2 を挿入します（図 16C）．問題なく入りました．ま

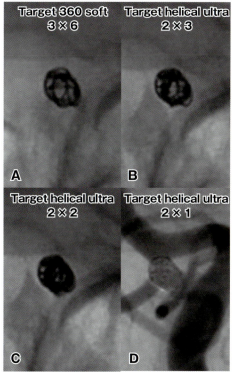

図 16

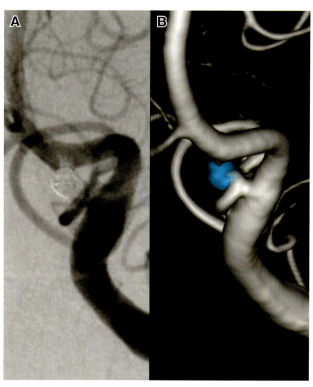

図 17
最終撮影で動脈瘤は完全閉塞している．

だカテーテルは動脈瘤内にありますが，次はどうしましょうか．

Ｉ先生 そろそろマイクロカテーテルは親血管に逸脱してくるかもしれないね．短めの Target helical ultra 2 × 1 を入れてみよう（図 16D）．やはり，マイクロカテーテルは親血管に出てきたので，終了です．最終造影をしてください．

Ａ医師 完全閉塞です（図 17）．

Ｂ医師 コイル塞栓の終了のタイミングはどうやって決めていますか？

Ｉ先生 難しい問題だが，基本的にはマイクロカテーテルが瘤内から親血管へ逸脱してしまうまで継続する．ただし，造影を行い，完全閉塞の状態であれば，意図的にカテーテルを抜去して終了することもある．術中に体積塞栓率（VER）を計算して 25 ～ 30％程度を目安にすることもあるが，現実的には球形でない動脈瘤の VER は当てにならないことも多い．

Ａ＆**Ｂ** よくわかりました．

使用デバイス

6Fr Envoy
Excelsior SL-10-STR（Steam-shaped）
ASAHI CHIKAI 10
Target 360 soft 3 × 6
Target helical ultra 2 × 3，2 × 2，2 × 1

●チェックポイント

- □ 良いワーキングアングルの 5 条件
- □ 安全な動脈瘤アクセスのためのマイクロガイドワイヤーの shaping
- □ バルーン→マイクロカテーテル誘導する理由は？
- □ 安定したマイクロカテーテル位置を維持するための支点形成を意識する
- □ シンプルテクニックの際のマイクロカテーテル位置
- □ 親血管と動脈瘤の位置関係は 2 方向観察が必須

Side Note ③

コイル

コイルの特性

1. 一次コイル径 (primary coil diameter)

　一次コイル径が大きいほどコイル体積が大きくなり，充填効果は大きい．一方，一般的に一次コイル径が大きいほどコイル自体が硬くなる．一次コイル径はおおまかに，「10タイプ」「14タイプ」「18タイプ」と3種類に分けられるが，これは一次コイル径が0.010inchというわけではなく，推奨カテーテルが10サイズ，14サイズ，18サイズということである（Side Note ②マイクロカテーテル選択 参照）．

2. 二次コイル径 (secondary coil diameter)

　二次コイル径はコイルのループの径である．ほとんどのコイルで1stループのみ，二次コイル径よりも若干小さくしている．

3. 二次コイルの形状記憶とその強さ (shaping memory)

　各メーカーの特徴が最も出るところである．おおまかに，ヘリカルタイプ，2Dタイプ，3Dタイプに分けられる．2Dタイプは，同じ二次コイル径のループが単純に平面的に繰り返される（ただし，1stループは二次コイル径よりも小さく作られている場合が多い）．3Dタイプは各ループ間に角度が付けてあり，3次元的にバスケットを作るようにできている．この3Dタイプは，各メーカーによってさまざまな形状が付けられている．おおまかに，ループ形状が外に広がろうとする外向き型とループが広がらずに球状に巻こうとする内向き型に区別している．

4. やわらかさ (softness)

　コイル自体のやわらかさ（硬さ）は，コイルの特性のなかで最も重要な因子の1つである．硬いコイルほど瘤内で安定するため，framing coilに適している．一方，やわらかいコイルほど入れやすいため，fillingに適している．各社コイルのやわらかさを示す共通の指標はないため，主観的な判断となりやすい．

改訂2版「超」入門 脳血管内治療　87

5. Stretch Resistance（SR）機構の有無

　一次コイルが伸びきって壊れる（アンラベル）ことを防止する機構である．一次コイル内部にポリプロピレンやポリグリコール酸（PGA）の糸を入れてアンラベルしにくくしている．いずれも完全にアンラベルを予防するものではない．

6. キックバック現象の強さ

　キックバック現象とは，コイルを瘤内に入れていくとマイクロカテーテルを瘤外に押し出そうとする動きである．おもに，コイルの尾部（近位部），離脱部分，デリバリーワイヤー遠位端の硬さのバランスによって規定される．単純にやわらかいコイルがキックバックしにくいわけではない．キックバックのしやすさも，各社共通の指標がないため，術者の主観的な判断となりやすい．

7. 表面加工の有無（surface modification）

　ほとんどのコイルは platinum 合金製である．HydroCoil は hydrogel（ポリアクリル酸架橋体）が接着してある．表面加工の有無は，瘤内でのコイル同士の干渉（摩擦）にかかわり，コイルの挙動に大きく影響する．いずれの表面加工共に bare platinum 同士よりも大きな干渉効果があるため，挿入時の抵抗が若干強くなる．

8. 離脱機構（detachment system）

　電気離脱式（アースが必要なモノポーラ方式と不要なバイポーラ方式），水圧離脱式，機械式がある．GDC 以外はほぼ瞬間的（遅くとも数秒）に離脱される．

9. デリバリーワイヤー（delivery wire）

　ステンレスコアワイヤータイプと，中が空洞になったハイポチューブタイプがある．

脳動脈瘤の血管内治療 — Side Note ③ コイル **3章**

● コイルスペック表

○可／△条件付き可／×不可

メーカー	コイル名	2次コイル径 (mm)	1次コイル径 (inch)	素線径 (inch)	SL-10 挿入可否	1018 挿入可否	SR機構 有無
Stryker	Target 360 Standard	4,5	0.0100	0.00200	○	○	○
	Target 360 Standard	6	0.0110	0.00250	○	○	○
	Target 360 Soft	3-5	0.0095	0.00175	○	○	○
	Target 360 Soft	6-8	0.0100	0.00200	○	○	○
	Target 360 Ultra	2-5	0.0100	0.00150	○	○	○
	Target Helical Ultra	2-4	0.0100	0.00150	○	○	○
	Target 360 Nano	1-3	0.0100	0.00125	○	○	○
	Target Helical Nano	1-2	0.0100	0.00125	○	○	○
	Target XL 360 Standard	9,10	0.0140	0.00250	○	○	○
	Target XL 360 Standard	12-16	0.0140	0.00300	○	○	○
	Target XL 360 Soft	2-5	0.0140	0.00175	○	○	○
	Target XL 360 Soft	6-10	0.0140	0.00200	○	○	○
	Target XL Helical Soft	5-10	0.0140	0.00200	○	○	○
	Target XXL 360	10-24	0.0170	0.00300	×	○	○
	Target 3D Shape	3-6	0.0100	0.00200	O	○	○
	GDC18 VortX	2	0.0120	0.00300	×	○	×
Medtronic (Covidien/ev3)	Axium-Helical	1.5-3	0.0115	0.00150	○	○	○
	Axium-Helical	4-6	0.0125	0.00200	○	○	○
	Axium-Helical	7-10	0.0135	0.00225	○	○	○
	Axium-Helical	12-20	0.0145	0.00275	○	○	○
	Prime-Helical	1-3	0.0108	0.00130	○	○	○
	Prime-Helical	4-6	0.0115	0.00150	○	○	○
	Axium-3D	2-3.5	0.0115	0.00150	○	○	○
	Axium-3D	4-6	0.0125	0.00200	○	○	○
	Axium-3D	7-10	0.0135	0.00225	○	○	○
	Axium-3D	12-25	0.0145	0.00275	○	○	○
	Prime-3D	1-3.5	0.0108	0.00130	○	○	○
	Prime-3D	4-6	0.0115	0.00150	○	○	○
	Prime Frame-3D	3-3.5	0.0115	0.00150	○	○	○
	Prime Frame-3D	4-6	0.0125	0.00200	○	○	○
	Prime Frame-3D	7-10	0.0135	0.00250	○	○	○
	Prime Frame-3D	12-25	0.0145	0.00300	○	○	○

改訂2版「超」入門 脳血管内治療 **89**

○可／△条件付き可／×不可

メーカー	コイル名	2次コイル径 (mm)	1次コイル径 (inch)	素線径 (inch)	SL-10 挿入可否	1018 挿入可否	SR機構 有無
MicroVention TERUMO	HydroFrame10	3-4	0.0120	0.00200	○	○	○
	HydroFrame10	5-6	0.0125	0.00250	○	○	○
	HydroFrame10	7-8	0.0125	0.00275	○	○	○
	HydroFrame18	6-8	0.0140	0.00275	○	○	○
	HydroFrame18	9-10	0.0145	0.00300	○	○	○
	HydroFrame18	12-14	0.01475	0.00325	○	○	○
	HydroFrame18	16	0.0145	0.00350	○	○	○
	HydroFrame18	18-20	0.0150	0.00400	○	○	○
	HydroSoft	1.5-4	0.0120	0.00200	○	○	○
	HydroSoft	5-6	0.01225	0.00225	○	○	○
	HydroFill	2-4	0.0013	0.004* 0.002 *平線Wire	○	○	○
	HydroFill	5-12	0.0015	0.004* 0.002 *平線Wire	○	○	○
	HydroSoft3D	1-3	0.0120	0.00150	○	○	○
	HydroSoft3D	4	0.0130	0.00180	○	○	○
	HydroSoft3D	5-6	0.0135	0.00200	○	○	○
	HydroSoft3D	7-8	0.0135	0.00230	○	○	○
	HyperSoft	1.5-3	0.0100	0.00125	○	○	○
	HyperSoft3D	1-5	0.0100	0.00125	○	○	○
	VFC	3-6	0.0110	0.00150	○	○	○
	VFC	6-10	0.0120	0.00200	○	○	○
	VFC	10-15	0.0140	0.00300	○	○	○
J&J CERENOVUS	Orbit GALAXY FILL	2-9	0.0120	0.00200	○	○	○
	Orbit GALAXY xtrasoft	2-4	0.0120	0.00150	○	○	○
	DELTAXSFT (CERECYTE)	1.5-3	0.0096	0.00135	○	△	○
	DELTAFILL 10 (CERECYTE)	3-5	0.0105	0.00150	○	△	○
	DELTAFILL 18 (CERECYTE)	3-10	0.0150	0.00225	○	○	○
	DELTAFILL 18 (CERECYTE)	12-24	0.0150	0.00250	○	○	○
	MICRUSFRAME S 10 (CERECYTE)	3-4	0.0098	0.00175	○	△	○
	MICRUSFRAME S 10 (CERECYTE)	5-6	0.0105	0.00200	○	△	○
	MICRUSFRAME S 18 (CERECYTE)	8-20	0.0150	0.00300	○	○	○
	MICRUSFRAME C 14 (CERECYTE)	3-4	0.0135	0.00175	○	○	○
	MICRUSFRAME C 14 (CERECYTE)	5-10	0.0135	0.00225	○	○	○

脳動脈瘤の血管内治療 ― Side Note ③ コイル **3章**

○可／△条件付き可／×不可

メーカー	コイル名	2次コイル径 (mm)	1次コイル径 (inch)	素線径 (inch)	SL-10 挿入可否	1018 挿入可否	SR機構 有無
Kaneka	ED-10 Extra Soft RS	1.5-4	0.0100	0.00140	○	○	○
	ED-∞ Extra Soft RS	16	0.0100	0.00140	○	○	○
	ED-∞ Soft RS	16	0.0100	0.00180	○	○	○
	ED-10 Complex RS	3-6	0.0100	0.00160	○	○	○
	ED-11 Complex RS	6-10	0.0110	0.00200	○	○	○
	ED-14 Standard RS	2-6	0.0140	0.00240	○	○	×
	ED-14 Standard RS	7-12	0.0140	0.00280	○	○	×
BLOCKADE Balt USA	Barricade 10 COMPLEX FINISHIG	1-2.5	0.0100	0.00125	○	○	○
	Barricade 10 COMPLEX FINISHIG	3-5	0.0100	0.0015	○	○	○
	Barricade 10 COMPLEX FRAMING	2-4	0.0110	0.0015	○	○	○
	Barricade 10 COMPLEX FRAMING	5-10	0.0120	0.002	○	○	○
	Barricade 10 HELICAL FINISHIG	1-2.5	0.0100	0.00125	○	○	○
	Barricade 10 HELICAL FINISHIG	3-6	0.0100	0.0015	○	○	○
	Barricade 10 HELICAL FILLING	3-6	0.0120	0.002	○	○	○
	Barricade 10 HELICAL FILLING	7-10	0.0120	0.00225	○	○	○
Penumbra (MEDICO'S HIRATA)	SMART Extra Soft	1-4	0.0105	0.00100	○	○	○
	SMART Wave Extra Soft	1-2.5	0.0105	0.00100	○	○	○
	SMART Soft	3-8	0.0125	0.00125	○	○	○
	SMART Standard	4-8	0.0125	0.00150	○	○	○
	SMART PLUS Standard	9-18	0.0135	0.00150	○	○	○
	PenumbraCoil400 Complex ExtraSoft	2-4	0.0200	0.00125	×	×	○
	PenumbraCoil400 Curve ExtraSoft	2-4	0.0200	0.00125	×	×	○
	PenumbraCoil400 J Soft	150/250	0.0200	0.00150	×	×	○
	PenumbraCoil400 ComplexSoft	3-10	0.0200	0.00150	×	×	○
	PenumbraCoil400 ComplexStandard	3-32	0.0200	0.00150	×	×	○
	POD Occlusion Device	4-8	0.0200	0.00150	×	×	○

改訂2版「超」入門 脳血管内治療　91

3章 脳動脈瘤の血管内治療

②バルーンアシストテクニック

1st Paraclinoid ICA 未破裂脳動脈瘤（ワイドネック） 症例

バルーンの使い分け

I 先生 今回は，バルーンアシストテクニックを使ったコイル塞栓術を学ぼう．1例目は内頚動脈傍鞍部のワイドネック瘤の症例だ（図1）．扁平な形状の不整形瘤だ．ワイドネック瘤でシンプルテクニックでは難しそうなので，バルーンアシストテクニックを使ってやろう．

B 医師 バルーンアシストで使用するバルーンは，HyperForm と HyperGlide（ev3）の2種類がありますが，どう使い分けますか？

A 医師 テルモなら，Scepter C と Scepter XC がありますね．

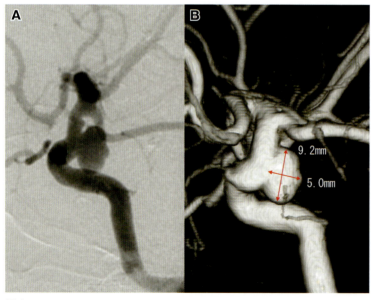

Check！

バルーンのシリンジは 1 mL？ 2.5 mL？

どちらでも使用可能だが，1 mL シリンジはシリンジ断面積が小さいので，非常に小さな力で簡単に拡張してしまう．過拡張をしないため，必要最小限の造影剤のみ吸っておく．筆者らは 1 mL シリンジを使用せず，2.5 mL シリンジを使用している．

図1
A：内頚動脈傍鞍部動脈瘤．
B：長径 9.2 mm，短径 5.0 mm のワイドネック瘤を認める．

I先生: HyperGlide はコンプライアントバルーン，HyperForm はスーパーコンプライアントバルーンと呼ばれるとおり，**HyperForm や Scepter XC は HyperGlide や Scepter C よりもやわらかく，より血管の形状にあわせて膨らむ**（図2）．HyperGlide はほぼ棒状・俵状に膨らむが，HyperForm は血管形状にあわせて三角形に膨らんだり，瘤内に一部が飛び出す形で膨らむ．

A医師: この症例では，内頸動脈のみを保護すればよいので，HyperGlide や Scepter C でよいですね．

I先生: HyperGlide はバルーン長が3種類（10 mm，15 mm，20 mm）あるが，内頸動脈では 15 mm を使用することが多い．短いバルーンは拡張時に血流で流されてスリップしやすく，長めのほうが使いやすいからだ．Scepter バルーンはバルーンの安定性が非常に高いので，短めの長さでも問題ない．ガイドワイヤーも Hyper バルーンほど遠位に上げる必要はない．

バルーンカテーテルの誘導

B医師: では，HyperGlide 4 × 15 mm を内頸動脈に誘導します．ガイドワイヤーはどこまで上げておけばよいですか？

I先生: 内頸動脈のバルーンアシストであれば，M2 までガイドワイヤーが上がっていれば十分だ．拡張時にバルーンがスリップする場合は，ガイドワイヤーをより遠位まで上げておく．**ガイドワイヤーは小さな血管や穿通枝に迷入しないように，先端を J カーブに整形しておこう**．Working angle のいずれかでガイドワイヤー先端が見えるようにすることも忘れないように．Angle B がメイン，Angle A をサブにしてガイディングカテーテル先端からワイヤー先端まで全体が見えるように設定しよう（図3）．

B医師: バルーンが誘導できたので，続いて動脈瘤内にマイクロカテーテルを誘導します．

A医師: 動脈瘤の中央でよいでしょうか？

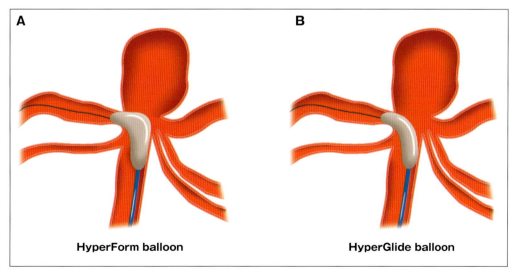

図2 HyperForm と HyperGlide の膨らみ方の違い
HyperForm のほうがよりやわらかく，血管形状にあわせて膨らむ．

|I先生| いいだろう．内頚動脈のサイホン前壁部分でしっかりと支点ができており（図3B 矢印），マイクロカテーテルは安定しているようだ．

バルーンの test occlusion

|I先生| では，バルーンの test occlusion をしよう．

|I先生| **拡張前にバルーンカテーテルのたわみを取っておく**．たわみがあると拡張時にスリップしやすい．
|B医師| 「たわみ」は見えないので，あるのかないのかよくわかりません．
|I先生| 血管内でのコースを見ればわかる．外壁から外壁のコース（out-to-out）を取っているときは，まだたわみがある．内壁から内壁のコース（in-to-in）であれば，たわみはない（図4）．
|B医師| なるほど．Test occlusion してもほとんど動きません．
|I先生| ではバルーンの撮影をしよう．**バルーン拡張のままで DSA 撮影を行い，撮影中にバルーンを解除，そのまま造影剤を注入すると，拡張時のバルーンの形状が影として DSA 写真に残る**（図5）．
|A&B| なるほど．

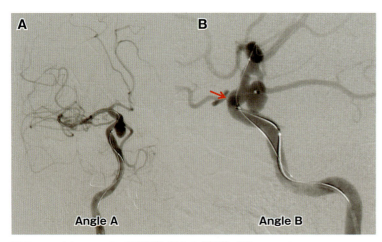

Working angle のいずれかでバルーンのガイドワイヤー先端が見えるようにする．

図3 working angle の正面像（A）と側面像（B）
A はガイディングカテーテル先端からガイドワイヤー先端までを視野内に収め，おもに術野全体を見渡すサブ画面とした．B は動脈瘤を中心に拡大したメイン画面とした．

バルーンの誘導，ガイドワイヤー操作が長くなると，バルーン先端部分から多少の血液が逆流するため，視認性が著しく低下する．もちろん，ガイドワイヤー操作の際に，ガイドワイヤーをバルーン内まで引いてしまうと，血液が引き込まれてバルーンは視認できなくなる．

Test occlusion でバルーンが見えない！
バルーン内に血液が混入している可能性，造影剤が希釈されすぎている可能性，バルーン破裂などの可能性がある．迷わず，いったん抜去して，体外で再度 preparation をやり直す．老朽化した DSA 装置では，「希釈造影剤」にこだわる必要はまったくなく，原液造影剤でもよい．

コイルの選択

B医師 コイルは何を選択しますか？

I先生 この動脈瘤は「不整形瘤」，つまり扁平な形をしたいびつな瘤だ．このような**いびつな形をした動脈瘤を隙間なく frame でカバーするためには，外向き型のコイルがよい**．Terumo Complex や GDC-360 がいいだろう．

B医師 Galaxy や Axium も外向きですが，だめでしょうか．

I先生 Galaxy，Axium も外向き型コイルだが，Terumo や GDC と比較するとコイルの形状記憶がやや弱い．ワイドネック瘤でよりしっかりとした頑丈な frame がほしい場合は，Complex や GDC-360 のほうが優れている．

A医師 長径 9.2 mm 短径 5.0 mm なので，平均値は 7.1 mm です．Terumo Complex は外向きに広がる傾向が強いので，Complex 18 6 × 15 を選択します．最も外向き力が強いコイルというだけあって，ネックから親血管に出ていこうとします．

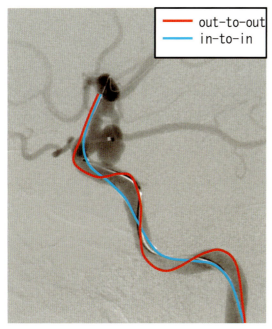

図4　血管内のカテーテルの走行経路の例
たわみがある状態では各カーブの外側経由で走行する．たわみがなくなると内側経由で走行する．瘤内のマイクロカテーテルは外側経由（out-to-out）で走行するが，バルーンカテーテルは内側経由（in-to-in）で走行していることに注意する．

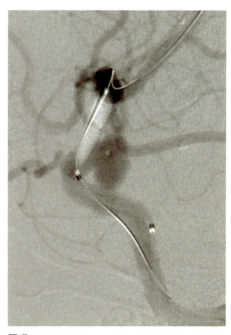

図5
バルーンを拡張した状態で DSA マスク画像を撮り，DSA 撮影中にバルーン解除した後に造影剤を注入する．拡張したバルーンと血管走行がよくわかる．

バルーン拡張して DSA 撮影開始，DSA 中にバルーン解除→造影剤注入．

I先生 バルーンアシストが必要そうだね．内頚動脈をバルーンで保護してから，同じコイルを巻いてください．

A医師 たしかに内頚動脈をバルーンで保護すると，瘤内だけで巻けました（図6A）．しかも，瘤全体をまんべんなくカバーする，よいframeができました．バルーンアシストを解除して，frameが変化しないかどうかを確認します（図6B）．大丈夫なので離脱して，2本目にいきます．

B医師 2本目のコイル選択もいつも迷います．

I先生 2本目は**サイズを下げたほうがframeからはみ出さずに巻きやすいが，サイズを下げすぎると「compartment」形成の原因となる**．Compartmentとは，コイルが最後まで充填されず残ってしまったスペースのことで，コイルではなく血栓で充填されるため，再開通の原因となることがある．ここは1mmだけサイズを落として，Terumo Complex 18 5×12を挿入してみよう．

2本目のバルーンアシスト

I先生 バルーンアシストの長所は親血管を確実に保護できることだが，同時に欠点として，**マイクロカテーテル先端の自由な動きを制限する**（図7）．マイクロカテーテル先端はコイルが瘤内に

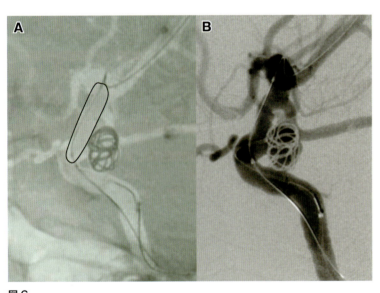

不整形瘤のframingは外向き型コイルがよい．

早すぎるコイルのサイズダウンは，compartment形成の原因となり得る．

図6
A：バルーンアシスト下でComplex 18 6×15を挿入．
B：バルーン解除後もコイルのループの親血管への逸脱は認めない．

コイル径の選択
外向き型コイル，長いコイル長は表記コイル径よりも大きめに膨らむ．
内向き型コイル，短いコイル長は表記コイル径よりも小さくまとまる．

3章 脳動脈瘤の血管内治療 — ②バルーンアシストテクニック

巻かれる際に左右に首振り運動をして（いわゆる painting 運動），コイルが偏りなく均等に分布するのが理想だ．

A医師 1本目のコイルのときは，バルーンアシストにもかかわらず，マイクロカテーテル先端は painting 運動をしていましたね．

I先生 さすが A 先生．バルーンの位置がやや遠位にあるため，マイクロカテーテルの運動をあまり妨げていないようだ．おそらくこの位置のバルーンであれば，マイクロカテーテルの動きを制限しないので，2本目以降もバルーンアシストで巻いてみよう．

B医師 2本目のコイルも，マイクロカテーテルは painting 運動をして上下均等に分布しています（図8A）．続いて，3本目も同じ Terumo Complex 18 5×12 を挿入します．1ループ親血管側に少しだけ飛び出しました（図8B）．

I先生 コイルの最初のほうで1ループ出た場合は巻き直すことが容易だが，後半，特に最後の部分で1ループ出てきた場合は巻き直さずにそのまま離脱したほうがよい．**コイルの巻き直しは，す**

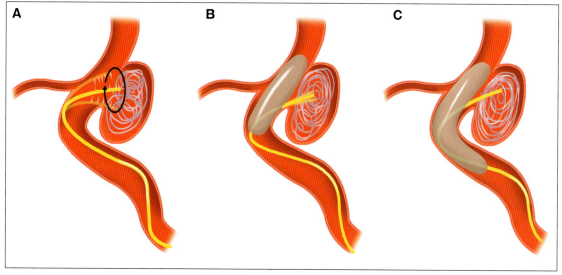

図7
A：マイクロカテーテル先端が自由に動ける場合は，コイル留置によりマイクロカテーテル先端の painting 動作が認められる．
B：バルーンカテーテルでカテーテル先端を固定すると，painting 動作が制限され，留置されるコイルに偏りが生じることがある．
C：バルーンカテーテルをさらに近位で拡張すると，マイクロカテーテルはさらに固定され，瘤内より逸脱しにくくなるが，painting 動作はさらに制限される．

 バルーンアシストの欠点は，マイクロカテーテル先端の動きを制限すること．

 バルーンアシストはコイル1個留置するたびに解除する必要はない．後半は数本入れるたびにバルーン解除して確認すればよい．

改訂2版「超」入門 脳血管内治療　97

でに離脱しているコイルを引き出したり，コイルが伸びきってしまうアンラベル現象のリスクを常に伴う．

A医師 では，3本目の5×12はぎりぎり入った印象だったので，サイズダウンします．2サイズ下げて，Terumo Complex 10 3×7を挿入します．なんとかバルーンアシストを使いながら，ループを出さずに巻きましたが，カテーテル先端はだいぶ浅くなっています（図8C）．

マイクロカテーテルをバルーンで固定

I先生 ここからはマイクロカテーテルを瘤内から逸脱させずにどこまで粘ることができるかだ．バルーンを少し近位に引いてサイホンの中で拡張しよう（図8C）．

A医師 マイクロカテーテルを逸脱させないようにバルーンで固定するのですね？

I先生 そう．**バルーンアシストの欠点として，マイクロカテーテルの動きを制限すると説明したが，これを逆手に取って，マイクロカテーテルが抜けてしまわないようにバルーンで固定することができる．**マイクロカテーテルがバルーンと血管壁の間にはさまれる距離ができるだけ長くなるように，バルーンを近位に移動して拡張してください（図7C）．

A医師 バルーンで固定してコイルを挿入したら，ドームの下のほうにコイルが分布し始めました．

I先生 さあ，これからはいよいよ仕上げの段階（finishing）だ．よりキックバックの少ないコイルですき間を埋めていく．今回はTerumo HyperSoftを使おう．**Finishingの段階に入ったら短めのコイルで刻んでいく．**

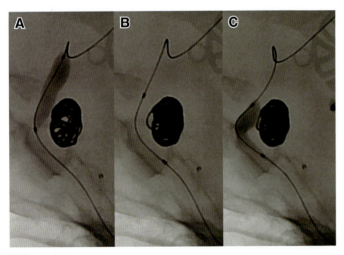

図8
A：動脈瘤から動脈瘤遠位でバルーンアシストし，2本目のComplex 18 5×12を挿入した．
B：3本目のComplex 18 5×12を挿入してバルーンを解除すると，1ループのみ親血管に逸脱したが，このまま離脱した．
C：バルーンカテーテルを近位に戻してマイクロカテーテルをさらに固定，HyperSoftでコイル塞栓を継続した．

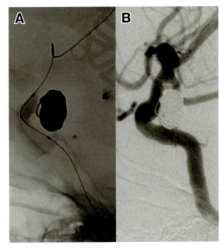

図9
A：さらにHyperSoftを挿入して，完全閉塞した．
B：動脈瘤は完全閉塞している．

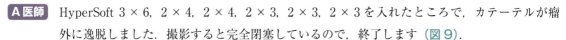

A医師 HyperSoft 3×6, 2×4, 2×4, 2×3, 2×3, 2×3を入れたところで, カテーテルが瘤外に逸脱しました. 撮影すると完全閉塞しているので, 終了します (図9).

B医師 今回はバルーンアシストの有無で, カテーテルの動きが変化することがよくわかりました.

マイクロカテーテルをバルーン固定して, 安定性を得る！

使用デバイス
7Fr RoadMaster, Excelsior 1018-STR (steam-shaped),
ASAHI CHIKAI 14, HyperGlide 4×15
Terumo Complex 18 6×15, 5×12×2本
Terumo Complex 10 3×7
Terumo HyperSoft 3×6, 2×4×2本, 2×3×3本

1 バルーンカテーテルの trouble shooting　補講

　多少経験のある血管内治療医であれば, 動脈瘤用のバルーンカテーテルの便利さとともに怖さを必ず知っている.

　Preparation がうまくされていないバルーンは頭蓋内まで誘導して test occlusion すると「まったく見えない！！！」ということがよくある. バルーンが見えない場合, ほとんどの場合は preparation のミスである. 最も多いのは, 造影剤でフラッシュする前に, 生食でフラッシュしたために, Yコネクタ部分に残った生食で造影剤が徐々に薄まっていく, というケースである. 筆者のチームでは, 生食でのフラッシュは禁止しており, 必ず造影剤のみでYコネクタ, バルーンカテーテルのフラッシュを行う.

　次に多いのは, 頭蓋内への誘導に手間取り, ガイドワイヤー操作の際にバルーン内にワイヤーを引き込み, 血液を逆流させているケースである. ワイヤーを完全に引き込まずとも, 多少の操作で血液は逆流する. 誘導に手間取ってしまった場合は一度体外で再度造影剤をフラッシュして血液を排出する. 体内でガイドワイヤーのみを抜去して造影剤をフラッシュする, というのは簡便だが大きなリスクも伴う. ガイドワイヤーを抜去した際に, 先端のホールがオープンしているという保証はないためである. 先端が血管壁に当たっている, カテーテル内の血栓がホールにウェッジするなどの場合, 造影剤をフラッシュしたつもりが「バルーンが拡張してしまう！」という恐ろしい事態になり得る.

　同様にバルーンカテーテルのエクスチェンジ手技もエキスパートのみがやるべきリスクの高い手技である.

2nd 症例 IC terminal 未破裂脳動脈瘤

Terminal type の動脈瘤

I 先生 2例目は内頚動脈終末部（IC terminal）の未破裂脳動脈瘤です（図10）．長径6.4 mm，短径4.2 mm，ネック3.9 mm とややワイドネックです．シンプルテクニックでは難しそうなので，バルーンアシストテクニックでやりましょう．

A 医師 IC terminal や脳底動脈分岐部（BA bif）はいわゆる「terminal type」の動脈瘤で，ネックが両方の血管に騎乗していることが多いので，HyperForm のほうがいいですね．

I 先生 そのとおり．IC paraclinoid, IC-Pcom などの「side-wall type」の動脈瘤でも，ネックラインを押し上げるために，HyperForm を選択することがある．Balloon herniation と呼ばれる方法だ（図11）．

B 医師 では，HyperForm 4×7 を IC terminal に誘導します．動脈瘤は M1 と A1 の中間に位置しているので，ガイドワイヤーは上げやすい M1-2 に誘導します．

I 先生 HyperForm は HyperGlide よりも血管内でスリップしやすいので，ガイドワイヤーは少し遠位まで上げるように．M2-3 に留置していれば問題ないだろう．**留置後はバルーンカテーテル**

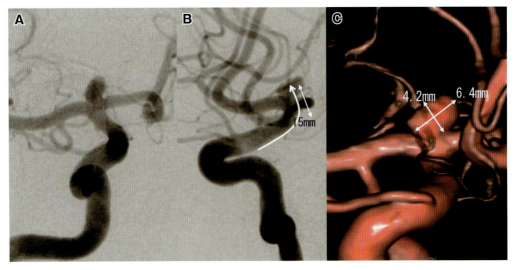

図10
A：内頚動脈終末部脳動脈瘤．
B：側面像ではC1-2から動脈瘤はゆるやかに90°の走行をしている．
C：長径6.4 mm，短径4.2 mm．

 バルーン拡張前にたわみを取るとスリップしない．ただし，安定性の高い Scepter バルーンはたわみを取る必要はない．

が血管内の最短コースを走行するようにたわみを取る（図12）．留置後は working angle のどちらかでワイヤー先端を入れておくこと，ワイヤー先端は小さいカーブをつけておくことを忘れないように．

マイクロカテーテルの誘導

B医師 マイクロカテーテルは直線型でいいですね？ IC からほぼまっすぐですから．

I先生 Terminal type は直線でいいことも多いが，側面像を見ると必ずしも直線ではないことも多い．特に内頸動脈終末部は必ず C1-2 で大きなカーブがある（図10B）．

A医師 たしかに側面像を見ると，まったく直線ではないですね（図10B）．90°ぐらい曲がっているほうが C1-2 でマイクロカテーテルが支点を作るでしょうか？

I先生 そうだね．ただし pre-shaped では少し 90°の半径が小さいので，スチームシェイプをしよう．図のように瘤内に入るとして，だいたい 15 mm ぐらいの半径で 90°を作ってください（図10B）．スチームのときは倍曲げだよ．

A医師 できました．では瘤内に誘導してみます．狙いどおり C1 で支点を作って，カテーテルは瘤内に入りました（図13B）．それではまずバルーンアシストなしで Axium 3D 5 × 15 を巻いてみます．マイクロカテーテル位置がやや深いためか，1 ループ目から瘤外に出てきます（図14A）．少しマイクロカテーテルを抜いて，位置を浅めにすると……，抜けてしまいました．

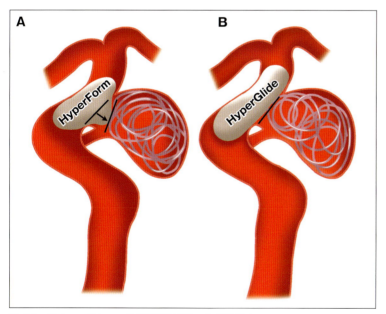

Pre-shaped のマイクロカテーテルは非常に便利である．特に，S 型や C 型はなかなか自分では作れないため重宝する．しかし，すべての形状は 5〜6 mm の動脈瘤の塞栓を前提にしている．小さい動脈瘤ではカテーテル位置が深くなりすぎ，大きな動脈瘤ではカテーテル位置が浅くなる傾向となる．

図11　Sidewall type の動脈瘤のバルーンアシスト
A：HyperForm で瘤内にバルーンを意図的に突出させ（herniation），ネックラインを押し上げて分枝を保護する方法．
B：HyperGlide で親血管に壁を作って，分枝にかからない frame を作りやすくする方法．

I 先生 IC terminal は，terminal type の動脈瘤のなかでは最もマイクロカテーテルの安定を得るのが難しいことが多い．BA bif と違って，親動脈の C1-2 が大きくカーブするからだ．では，バルーンアシストで入れてみてください．

A 医師 今度はマイクロカテーテルが安定しており，バルーンアシストのおかげでコイルも IC に出ずに巻けました (図 14B)．バルーンを解除しましたが，特に変化ありません (図 14C)．安定しているようです．

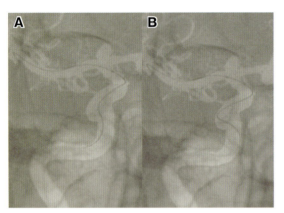

図 12
A：バルーンカテーテルにたわみがない状態．血管内の内側を経由している．
B：たわみがある状態．外側の壁を経由して走行している．この状態でバルーンを拡張すると，遠位にスリップしやすい．

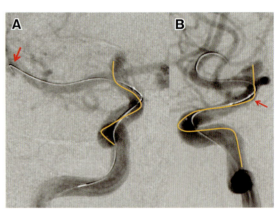

図 13　working angle 2 方向
正面像 (A) では内頚動脈から直線状に瘤内にマイクロカテーテルは入っているように見えるが，側面像 (B) では C1 で支点 (矢印) を形成して瘤内に入っているのがわかる．A ではバルーンカテーテルのワイヤー先端 (矢印) も視野に収めていることに注意．

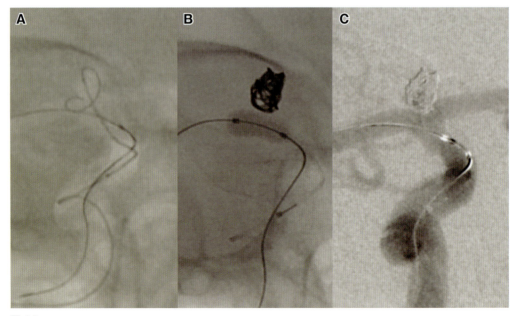

図 14
A：バルーンアシストなしで Axium 3D 5 × 15 を挿入．親血管にループが逸脱している．
B：HyperForm 4 × 7 でバルーンアシストして同コイルを挿入．
C：バルーン解除後も親血管への逸脱は認めない．

脳動脈瘤の血管内治療 — ②バルーンアシストテクニック　3章

I先生　では，2本目以降を入れていこう．

A医師　2本目以降は短めを選択します．Axium 3D 3×4を入れてみます．あれ，カテーテルが逸脱して親血管に出てしまいました（図15A）．

I先生　バルーンアシスト下でマイクロカテーテルを固定したほうがよかったかもしれないね．では，もう一度マイクロカテーテルをコイル内に再挿入しよう．

マイクロカテーテルの repositioning（再挿入）

B医師　コイル内への再挿入は初めてですが，どこに気をつけたらよいでしょうか？

I先生　まずはガイドワイヤーの選択だ．Traxcess（Terumo）を使用しよう．親水性コーティングがされているため，留置されているコイルと干渉しにくい．また，先端視認部分が3 cmで，マイクロカテーテルのマーカー間と同距離なので，マイクロカテーテル先端がどの辺りにあるかを把握しやすい．セカンドマーカーとワイヤー視認部分近位部の距離がカテーテル先端から出ているワイヤーの距離と同じになる．マイクロカテーテルを進めすぎて，破裂をきたさないように慎重に誘導する．

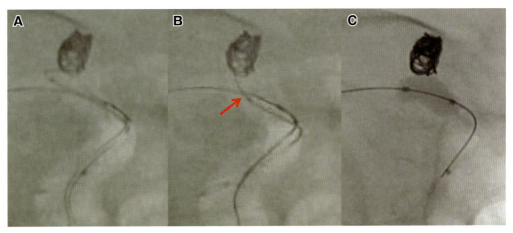

図15
A：2本目にAxium 3D 3×4をバルーンアシストなしで挿入すると，マイクロカテーテルが逸脱した．
B：Traxcessガイドワイヤーでマイクロカテーテル先端（矢印）を瘤内に再誘導した．
C：バルーンアシストでAxium 3D 3×4を挿入した．

カテーテルの再挿入（repositioning）の方法

①離脱前のコイルを引きながら，ガイドワイヤー代わりにする．
②ガイドワイヤーをコイル内に進めて挿入．

塞栓術後半でのマイクロカテーテルの再挿入は，破裂・離脱コイルの引き出しなどのリスクが高くなる．

B医師 再挿入はリスクが高そうですね．

I先生 特に，塞栓術後半でのマイクロカテーテルの再挿入は破裂などのリスクが高くなる．

A医師 Traxcess をコイル内に少しだけ入れて，なんとかマイクロカテーテルを再挿入できました(図 15B)．

バルーンアシスト

I先生 では，2本目以降のコイルは，バルーンアシストでマイクロカテーテルを固定しながら入れていこう．

A医師 Axium 3D 3×4 をアシスト下で挿入します（図 15C）．アシストを解除せず，3本続けて入りました（図 16A）．

I先生 そろそろコイルマスのすき間もなくなってきたので，一度バルーン解除して造影してみよう（図 16B）．もう少しコイルは入りそうだ．

B医師 バルーンアシストでコイルを入れたときは，1本1本バルーンを解除しなくてもよいのでしょうか？

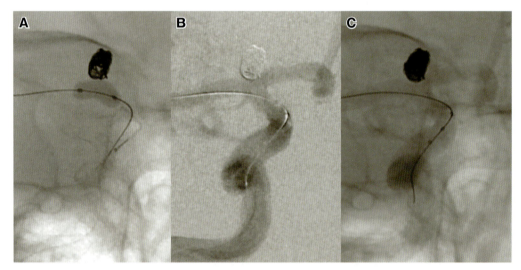

図 16
A：バルーンを解除せずに，Axium 3D 3×4 を3本続けて挿入した．
B：3本挿入後にバルーンを解除して，親血管へ逸脱しないことを確認した．
C：さらに DeltaPlush コイルを3本挿入して終了した．

必ずしも，コイル留置のたびにバルーンアシスト解除する必要はない．

離脱コイルの親血管への逸脱

バルーンを拡張すると瘤内に戻る程度の逸脱であれば，拡張したまま次のコイルを挿入して，逸脱したループを瘤内で固定する．1ループ程度の逸脱はまったく問題ないが，コイルが遠位に migration するリスクがある場合，血栓が形成される場合などは，ステントの留置が最良の解決法である（3章-③ 補講③ 参照）．離脱コイルのほぼ全体が親血管に出ている場合は，スネアワイヤーで回収を試みる．

脳動脈瘤の血管内治療 — ②バルーンアシストテクニック　**3章**

I先生　バルーンを解除するとループが親血管に出てくることがあるので，できれば1本1本確認をしたほうがいいが，**カテーテルの固定を重視する場合は1本1本確認せずに数本連続で入れたほうがいい場合がある**．

A医師　そろそろ最終段階ですので，コイルを変更します．DeltaPlush 2×2 を入れます．アシストなしで問題なく入りました．DeltaPlush 2×2，DeltaPlush 2×1 を入れて，マイクロカテーテルが出てきました（図16C）．

I先生　最終造影ではほぼ完全閉塞しているようだ．終了しよう（図17）．

バルーンアシストテクニックの目的

B医師　バルーンアシストテクニックの目的は，**①コイルを親血管に逸脱させないようにする　②マイクロカテーテルを固定して瘤外へ逸脱させないようにする**，ということがよくわかりました．

I先生　その他にも，**③コイル塞栓中の破裂時の一時遮断**という目的もある．図18は，1本目のコイルで破裂をきたしたため，すぐにバルーンで椎骨動脈を一時遮断してヘパリンを中和，バルーンを解除せずにコイル塞栓を続けて乗り切った症例だ．

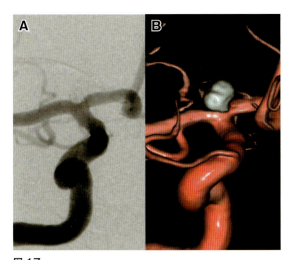

図17
A，B：動脈瘤は完全閉塞している．

使用デバイス
HyperForm 4×7
Axium 3D 5×15，3×4
Traxcess
Axium 3D 3×4×3本
DeltaPlush 2×2×2本，2×1

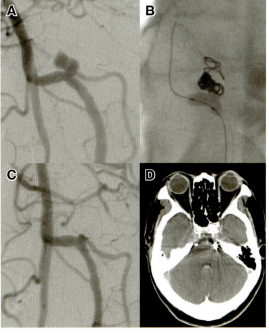

図18
A：椎骨動脈後下小脳動脈分岐部脳動脈瘤．
B：2本目のコイルで動脈瘤が破裂したため，HyperForm 4×7バルーンで椎骨動脈を遮断して，コイル塞栓を継続した．
C：動脈瘤を完全閉塞してから，バルーンを解除した．
D：術後CTにて少量のくも膜下出血を認めた．

改訂2版「超」入門 脳血管内治療　105

2　そのほかのアシストテクニック　　補講

　バルーンアシストテクニック以外にも，ダブルバルーンアシストテクニック（図19，20），ダブルカテーテルテクニック（図19，21），ステントアシストテクニックなどがある．ダブルバルーンアシストテクニックはterminal typeの動脈瘤で両方の分枝を同時保護する方法で，またダブルカテーテルテクニックは2本のカテーテルから2本のコイルを絡めながらコイルを挿入していく方法である．いずれの方法も，ステントアシストテクニックが一般的になってからは使用頻度が減っている．
　ステントアシストテクニックについては，次項で詳述する．

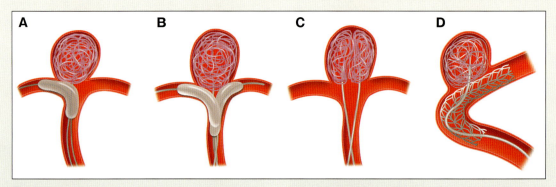

図19
A：バルーンアシストテクニック，B：ダブルバルーンアシストテクニック，C：ダブルカテーテルテクニック，D：ステントアシストテクニック．

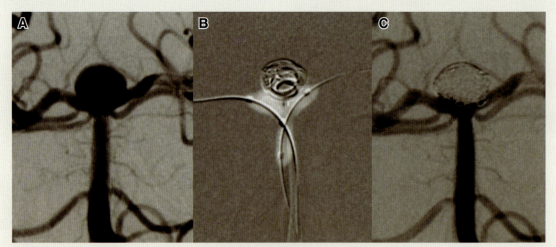

図20　ダブルバルーンアシストテクニックで塞栓した脳底動脈瘤
A：動脈瘤は両側P1に騎乗している．
B：ダブルバルーンアシスト（右P1にHyperForm 4×7，左P1にHyperGlide 4×10）にてframing coilを挿入．
C：両側P1を温存して終了した．

脳動脈瘤の血管内治療 — ②バルーンアシストテクニック 3章

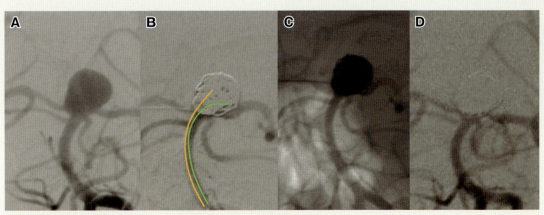

図21 ダブルカテーテルテクニックで塞栓した大型脳底動脈瘤
A：脳底動脈大型動脈瘤．
B，C：ダブルカテーテル（Excelsior SL-10 直線型と45°）でGDC 18-2D 7×30 2本を用いてframingを行った．
D：両側P1を温存して終了した．

> ● チェックポイント
>
> □ HyperFormとHyperGlideの使い分け
> □ 外向き型コイルと内向き型コイルの使い分け
> □ Side-wall瘤のバルーンアシストの方法
> □ 見えないバルーンのリカバリー方法
> □ カテーテルの再挿入の方法

3 HyperバルーンからScepter，TransFormへ

　HyperForm/HyperGlideの時代から，Scepter，TransFormが主流の時代となった．
　Scepter（Terumo）は完全なダブルルーメンを実現しており，バルーンを拡張した状態で造影したり塞栓物質を注入することが可能である．また，バルーンの安定性が非常に強く，従来のようにガイドワイヤーを遠位まで上げておかなくてもバルーン拡張時にバルーンがスリップすることがない．また，14ガイドワイヤーで誘導できるため，誘導性能も非常に優れている．
　TransForm（Stryker）は，シングルルーメンであるが，HyperバルーンよりもHyperバルーンよりも非常にやわらかく誘導性能が向上している．14ガイドワイヤーで誘導可能である．

Side Note ④

ガイディングカテーテル・マイクロカテーテルプロファイル表

デバイス 名称（外径）	ガイディングカテーテル 最大外径	4Fr FUBUKI Dilator Kit ID:0.071	5Fr Envoy ID:0.056	5Fr Launcher ID:0.058	5Fr Chaperon ID:0.059	5Fr Shuttle Sheath ID:0.074
HeadwayDuo（1.6-**2.1Fr**）	**2.1Fr**	+3.2Fr	+2.1Fr	+2.2Fr	+2.3Fr	+3.4Fr
Excelsior SL-10（1.7-**2.4Fr**）	**2.4Fr**	+2.9Fr	+1.8Fr	+1.9Fr	+2.0Fr	+3.1Fr
Echelon 10（1.7-**2.1Fr**）	**2.1Fr**	+3.2Fr	+2.1Fr	+2.2Fr	+2.3Fr	+3.4Fr
Echelon 14（1.9-**2.4Fr**）	**2.4Fr**	+2.9Fr	+1.8Fr	+1.9Fr	+2.0Fr	+3.1Fr
Headway 17（1.7-**2.4Fr**）	**2.4Fr**	+2.9Fr	+1.8Fr	+1.9Fr	+2.0Fr	+3.1Fr
Tracker Excel-14（1.9-**2.4Fr**）	**2.4Fr**	+2.9Fr	+1.8Fr	+1.9Fr	+2.0Fr	+3.1Fr
Prowler SELECT・LP（1.9-**2.3Fr**）	**2.3Fr**	+3.0Fr	+1.9Fr	+2.0Fr	+2.1Fr	+3.2Fr
Excelsior 1018（2.0-**2.6Fr**）	**2.6Fr**	+2.7Fr	+1.6Fr	+1.7Fr	+1.8Fr	+2.9Fr
HeadwayPlus 21（2.0-**2.5Fr**）	**2.5Fr**	+2.8Fr	+1.7Fr	+1.8Fr	+1.9Fr	+3.0Fr
Rebar（2.4-**2.7Fr**）	**2.7Fr**	+2.6Fr	+1.5Fr	+1.6Fr	+1.7Fr	+2.8Fr
RapidTransit（2.3-**2.8Fr**）	**2.8Fr**	+2.5Fr	+1.4Fr	+1.5Fr	+1.6Fr	+2.7Fr
Prowler SELECT Plus（2.3-**2.8Fr**）	**2.8Fr**	+2.5Fr	+1.4Fr	+1.5Fr	+1.6Fr	+2.7Fr
Renegade 18（2.5-**3.0Fr**）	**3.0Fr**	+2.3Fr	+1.2Fr	+1.3Fr	+1.4Fr	+2.5Fr
Marksman（2.8-**3.2Fr**）	**3.2Fr**	+2.1Fr	+1.0Fr	+1.1Fr	+1.2Fr	+2.3Fr
TACTICS（3.2-**3.4Fr**）	**3.4Fr**	+1.9Fr	+0.8Fr	+0.9Fr	+1.0Fr	+2.1Fr
Marathon（1.5-**2.7Fr**）	**2.7Fr**	+2.6Fr	+1.5Fr	+1.6Fr	+1.7Fr	+2.8Fr
Magic（1.2/1.5/1.8-**2.7Fr**）	**2.7Fr**	+2.6Fr	+1.5Fr	+1.6Fr	+1.7Fr	+2.8Fr
Baltacci（1.2/1.5/1.8-**2.7Fr**）	**2.7Fr**	+2.6Fr	+1.5Fr	+1.6Fr	+1.7Fr	+2.8Fr
Cerulean G（4Fr）（**4.2Fr**）	**4.2Fr**	+1.1Fr	-0.0Fr	+0.1Fr	+0.2Fr	+1.3Fr
Cerulean DD6（6Fr）（**6.19Fr**）	**6.19Fr**	-0.9Fr	-2.0Fr	-1.9Fr	-1.8Fr	-0.7Fr
HyperGlide（2.2-**2.8Fr**）	**2.8Fr**	+2.5Fr	+1.4Fr	+1.5Fr	+1.6Fr	+2.7Fr
HyperForm 4×7（2.5-**2.8Fr**）	**2.8Fr**	+2.5Fr	+1.4Fr	+1.5Fr	+1.6Fr	+2.7Fr
HyperForm 7×7（3.5/**3.0**/2.8Fr）（先行挿入）	**3.0Fr**	+2.3Fr	+1.2Fr	+1.3Fr	+1.4Fr	+2.5Fr
Scepter C（2.1-**2.8Fr**）	**2.8Fr**	+2.5Fr	+1.4Fr	+1.5Fr	+1.6Fr	+2.7Fr
Scepter XC（2.6-**2.8Fr**）	**2.8Fr**	+2.5Fr	+1.4Fr	+1.5Fr	+1.6Fr	+2.7Fr
TransForm C 4×10（2.7-**2.8Fr**）	**2.8Fr**	+2.5Fr	+1.4Fr	+1.5Fr	+1.6Fr	+2.7Fr
TransForm SC 4×7（2.7-**2.8Fr**）	**2.8Fr**	+2.5Fr	+1.4Fr	+1.5Fr	+1.6Fr	+2.7Fr
SHOURYU SR（2.2-**2.7Fr**）	**2.7Fr**	+2.6Fr	+1.5Fr	+1.6Fr	+1.7Fr	+2.8Fr
SHOURYU HR（2.2-**2.7Fr**）	**2.7Fr**	+2.6Fr	+1.5Fr	+1.6Fr	+1.7Fr	+2.8Fr
Integrity（2.7/**2.7**/2.1Fr）	**2.7Fr**	+2.6Fr	+1.5Fr	+1.6Fr	+1.7Fr	+2.8Fr
Aviator Plus（4〜6mm）（**4.0Fr**）	**4.0Fr**	+1.3Fr	+0.2Fr	+0.3Fr	+0.4Fr	+1.5Fr
Aviator Plus（7mm）（**5.0Fr**）	**5.0Fr**	+0.3Fr	-0.8Fr	-0.7Fr	-0.6Fr	+0.5Fr
SHUDEN EX（2〜3.5mm）（**2.6Fr**）	**2.6Fr**	+2.7Fr	+1.6Fr	+1.7Fr	+1.8Fr	+2.9Fr
Sterling Monorail（3〜8mm/2/3/4cm）（**4.0Fr**）	**4.0Fr**	+1.3Fr	+0.2Fr	+0.3Fr	+0.4Fr	+1.5Fr
Gateway Monorail（2〜4mm）（**2.6Fr**）	**2.6Fr**	+2.7Fr	+1.6Fr	+1.7Fr	+1.8Fr	+2.9Fr
PowerFlex PRO OTW（4〜10mm）（5.0-**6.0Fr**）	**6.0Fr**	-0.7Fr	-1.8Fr	-1.7Fr	-1.6Fr	-0.5Fr
Carotid WALLSTENT（8mm）（**5.0Fr**）	**5.0Fr**	+0.3Fr	-0.8Fr	-0.7Fr	-0.6Fr	+0.5Fr
Carotid WALLSTENT（10mm）（**5.9Fr**）	**5.9Fr**	-0.6Fr	-1.7Fr	-1.6Fr	-1.5Fr	-0.4Fr
PRECISE PRO RX（6〜8mm）（**5.0Fr**）	**5.0Fr**	+0.3Fr	-0.8Fr	-0.7Fr	-0.6Fr	+0.5Fr
PRECISE PRO RX（9〜10mm）（**6.0Fr**）	**6.0Fr**	-0.7Fr	-1.8Fr	-1.7Fr	-1.6Fr	-0.5Fr
PALMAZ Genesis（4〜6mm）（**5.0Fr**）	**5.0Fr**	+0.3Fr	-0.8Fr	-0.7Fr	-0.6Fr	+0.5Fr
SMART Control（6〜10mm）（**-6.0Fr**）	**6.0Fr**	-0.7Fr	-1.8Fr	-1.7Fr	-1.6Fr	-0.5Fr
再灌流カテーテル 5MAX ACE（5.4-**6.0Fr**）	**6.0Fr**	-0.7Fr	-1.8Fr	-1.7Fr	-1.6Fr	-0.5Fr
GUARDWIRE（0.014（**1.08Fr**）-0.036）（先行挿入）	**1.08Fr**	+4.2Fr	+3.1Fr	+3.2Fr	+3.3Fr	+4.5Fr

脳動脈瘤の血管内治療 — Side Note ④ ガイディングカテーテル・マイクロカテーテルプロファイル表　3章

〈凡例〉

例えば、6FrのEnvoyでProwler SELECT・LPを用いた場合、最大2.9Fr分、余裕があることになり、これより小さいデバイスを追加で挿入できる。この場合、Prowler SELECT・LPを挿入すると、2.9Frの余裕があるので、Prowler SELECT Plus（2.8Fr）は挿入可能である。+/−0Frになると、かろうじて造影ができる程度となる。

デバイス ／ ガイディングカテーテル		----	6Fr	
		----	Envoy	----
名称（外径）	最大外径	----	ID: 0.070	----
----	----	----	----	----
Prowler SELECT・LP (1.9-2.3Fr)	2.3Fr	---	+2.9Fr	----
----	----	----	----	----

※ 1Fr = 0.0131inch

6Fr								
Envoy	ROADMASTER	Launcher	Chaperon	Slim Guide Cerulean DD6	Shuttle Sheath	FUBUKI Dilator Kit	OPTIMO	CELLO
ID:0.070	ID:0.071	ID:0.071	ID:0.071	ID:0.072	ID:0.087	ID:0.090	ID:0.051	ID:0.051
+3.1Fr	+3.2Fr	+3.2Fr	+3.2Fr	+3.3Fr	+4.4Fr	+4.7Fr	+1.7Fr	+1.7Fr
+2.8Fr	+2.9Fr	+2.9Fr	+2.9Fr	+3.0Fr	+4.1Fr	+4.4Fr	+1.4Fr	+1.4Fr
+3.1Fr	+3.2Fr	+3.2Fr	+3.2Fr	+3.3Fr	+4.4Fr	+4.7Fr	+1.7Fr	+1.7Fr
+2.8Fr	+2.9Fr	+2.9Fr	+2.9Fr	+3.0Fr	+4.1Fr	+4.4Fr	+1.4Fr	+1.4Fr
+2.8Fr	+2.9Fr	+2.9Fr	+2.9Fr	+3.0Fr	+4.1Fr	+4.4Fr	+1.4Fr	+1.4Fr
+2.9Fr	+3.0Fr	+3.0Fr	+3.0Fr	+3.1Fr	+4.2Fr	+4.5Fr	+1.5Fr	+1.5Fr
+2.6Fr	+2.7Fr	+2.7Fr	+2.7Fr	+2.8Fr	+3.9Fr	+4.2Fr	+1.2Fr	+1.2Fr
+2.7Fr	+2.8Fr	+2.8Fr	+2.8Fr	+2.9Fr	+4.0Fr	+4.3Fr	+1.3Fr	+1.3Fr
+2.5Fr	+2.6Fr	+2.6Fr	+2.6Fr	+2.7Fr	+3.8Fr	+4.1Fr	+1.1Fr	+1.1Fr
+2.4Fr	+2.5Fr	+2.5Fr	+2.5Fr	+2.6Fr	+3.7Fr	+4.0Fr	+1.0Fr	+1.0Fr
+2.4Fr	+2.5Fr	+2.5Fr	+2.5Fr	+2.6Fr	+3.7Fr	+4.0Fr	+1.0Fr	+1.0Fr
+2.2Fr	+2.3Fr	+2.3Fr	+2.3Fr	+2.4Fr	+3.5Fr	+3.8Fr	+0.8Fr	+0.8Fr
+2.0Fr	+2.1Fr	+2.1Fr	+2.1Fr	+2.2Fr	+3.3Fr	+3.6Fr	+0.6Fr	+0.6Fr
+1.8Fr	+1.9Fr	+1.9Fr	+1.9Fr	+2.0Fr	+3.1Fr	+3.4Fr	+0.4Fr	+0.4Fr
+2.5Fr	+2.6Fr	+2.6Fr	+2.6Fr	+2.7Fr	+3.8Fr	+4.1Fr	+1.1Fr	+1.1Fr
+2.5Fr	+2.6Fr	+2.6Fr	+2.6Fr	+2.7Fr	+3.8Fr	+4.1Fr	+1.1Fr	+1.1Fr
+2.5Fr	+2.6Fr	+2.6Fr	+2.6Fr	+2.7Fr	+3.8Fr	+4.1Fr	+1.1Fr	+1.1Fr
+1.0Fr	+1.1Fr	+1.1Fr	+1.1Fr	+1.2Fr	+2.3Fr	+2.6Fr	-0.4Fr	-0.4Fr
-1.0Fr	-0.9Fr	-0.9Fr	-0.9Fr	-0.8Fr	+0.3Fr	+0.6Fr	-2.4Fr	-2.4Fr
+2.4Fr	+2.5Fr	+2.5Fr	+2.5Fr	+2.6Fr	+3.7Fr	+4.0Fr	+1.0Fr	+1.0Fr
+2.4Fr	+2.5Fr	+2.5Fr	+2.5Fr	+2.6Fr	+3.7Fr	+4.0Fr	+1.0Fr	+1.0Fr
+2.2Fr	+2.3Fr	+2.3Fr	+2.3Fr	+2.4Fr	+3.5Fr	+3.8Fr	+0.8Fr	+0.8Fr
+2.4Fr	+2.5Fr	+2.5Fr	+2.5Fr	+2.6Fr	+3.7Fr	+4.0Fr	+1.0Fr	+1.0Fr
+2.4Fr	+2.5Fr	+2.5Fr	+2.5Fr	+2.6Fr	+3.7Fr	+4.0Fr	+1.0Fr	+1.0Fr
+2.4Fr	+2.5Fr	+2.5Fr	+2.5Fr	+2.6Fr	+3.7Fr	+4.0Fr	+1.0Fr	+1.0Fr
+2.5Fr	+2.6Fr	+2.6Fr	+2.6Fr	+2.7Fr	+3.8Fr	+4.1Fr	+1.1Fr	+1.1Fr
+2.5Fr	+2.6Fr	+2.6Fr	+2.6Fr	+2.7Fr	+3.8Fr	+4.1Fr	+1.1Fr	+1.1Fr
+2.5Fr	+2.6Fr	+2.6Fr	+2.6Fr	+2.7Fr	+3.8Fr	+4.1Fr	+1.1Fr	+1.1Fr
+1.2Fr	+1.3Fr	+1.3Fr	+1.3Fr	+1.4Fr	+2.5Fr	+2.8Fr	-0.2Fr	-0.2Fr
+0.2Fr	+0.3Fr	+0.3Fr	+0.3Fr	+0.4Fr	+1.5Fr	+1.8Fr	-1.2Fr	-1.2Fr
+2.6Fr	+2.7Fr	+2.7Fr	+2.7Fr	+2.8Fr	+3.9Fr	+4.2Fr	+1.2Fr	+1.2Fr
+1.2Fr	+1.3Fr	+1.3Fr	+1.3Fr	+1.4Fr	+2.5Fr	+2.8Fr	-0.2Fr	-0.2Fr
+2.6Fr	+2.7Fr	+2.7Fr	+2.7Fr	+2.8Fr	+3.9Fr	+4.2Fr	+1.2Fr	+1.2Fr
-0.8Fr	-0.7Fr	-0.7Fr	-0.7Fr	-0.6Fr	+0.5Fr	+0.8Fr	-2.2Fr	-2.2Fr
+0.2Fr	+0.3Fr	+0.3Fr	+0.3Fr	+0.4Fr	+1.5Fr	+1.8Fr	-1.2Fr	-1.2Fr
-0.7Fr	-0.6Fr	-0.6Fr	-0.6Fr	-0.5Fr	+0.6Fr	+0.9Fr	-2.1Fr	-2.1Fr
+0.2Fr	+0.3Fr	+0.3Fr	+0.3Fr	+0.4Fr	+1.5Fr	+1.8Fr	-1.2Fr	-1.2Fr
-0.8Fr	-0.7Fr	-0.7Fr	-0.7Fr	-0.6Fr	+0.5Fr	+0.8Fr	-2.2Fr	-2.2Fr
+0.2Fr	+0.3Fr	+0.3Fr	+0.3Fr	+0.4Fr	+1.5Fr	+1.8Fr	-1.2Fr	-1.2Fr
-0.8Fr	-0.7Fr	-0.7Fr	-0.7Fr	-0.6Fr	+0.5Fr	+0.8Fr	-2.2Fr	-2.2Fr
-0.8Fr	-0.7Fr	-0.7Fr	-0.7Fr	-0.6Fr	+0.5Fr	+0.8Fr	-2.2Fr	-2.2Fr
+4.2Fr	+4.2Fr	+4.2Fr	+4.2Fr	+4.3Fr	+5.5Fr	+5.7Fr	+2.7Fr	+2.7Fr

デバイス	ガイディングカテーテル	7Fr					
		ROAD MASTER	Launcher	ENVOY	Shuttle Sheath	OPTIMO	CELLO
名称（外径）	最大外径	ID:0.080	ID:0.081	ID:0.078	ID:0.100	ID:0.067	ID:0.067
HeadwayDuo（1.6-**2.1Fr**）	**2.1Fr**	+3.9Fr	+4.0Fr	+3.7Fr	+5.4Fr	+2.9Fr	+2.9Fr
Excelsior SL-10（1.7-**2.4Fr**）	**2.4Fr**	+3.6Fr	+3.7Fr	+3.4Fr	+5.1Fr	+2.6Fr	+2.6Fr
Echelon 10（1.7-**2.1Fr**）	**2.1Fr**	+3.9Fr	+4.0Fr	+3.7Fr	+5.4Fr	+2.9Fr	+2.9Fr
Echelon 14（1.9-**2.4Fr**）	**2.4Fr**	+3.6Fr	+3.7Fr	+3.4Fr	+5.1Fr	+2.6Fr	+2.6Fr
Headway 17（1.7-**2.4Fr**）	**2.4Fr**	+3.6Fr	+3.7Fr	+3.4Fr	+5.1Fr	+2.6Fr	+2.6Fr
Tracker Excel-14（1.9-**2.4Fr**）	**2.4Fr**	+3.6Fr	+3.7Fr	+3.4Fr	+5.1Fr	+2.6Fr	+2.6Fr
Prowler SELECT・LP（1.9-**2.3Fr**）	**2.3Fr**	+3.7Fr	+3.8Fr	+3.5Fr	+5.2Fr	+2.7Fr	+2.7Fr
Excelsior 1018（2.0-**2.6Fr**）	**2.6Fr**	+3.4Fr	+3.5Fr	+3.2Fr	+4.9Fr	+2.4Fr	+2.4Fr
HeadwayPlus 21（2.0-**2.5Fr**）	**2.5Fr**	+3.5Fr	+3.6Fr	+3.3Fr	+5.0Fr	+2.5Fr	+2.5Fr
Rebar（2.4-**2.7Fr**）	**2.7Fr**	+3.3Fr	+3.4Fr	+3.1Fr	+4.8Fr	+2.3Fr	+2.3Fr
RapidTransit（2.3-**2.8Fr**）	**2.8Fr**	+3.2Fr	+3.3Fr	+3.0Fr	+4.7Fr	+2.2Fr	+2.2Fr
Prowler SELECT Plus（2.3-**2.8Fr**）	**2.8Fr**	+3.2Fr	+3.3Fr	+3.0Fr	+4.7Fr	+2.2Fr	+2.2Fr
Renegade 18（2.5-**3.0Fr**）	**3.0Fr**	+3.0Fr	+3.1Fr	+2.8Fr	+4.5Fr	+2.0Fr	+2.0Fr
Marksman（2.8-**3.2Fr**）	**3.2Fr**	+2.8Fr	+2.9Fr	+2.6Fr	+4.3Fr	+1.8Fr	+1.8Fr
TACTICS（3.2-**3.4Fr**）	**3.4Fr**	+2.6Fr	+2.7Fr	+2.4Fr	+4.1Fr	+1.6Fr	+1.6Fr
Marathon（1.5-**2.7Fr**）	**2.7Fr**	+3.3Fr	+3.4Fr	+3.1Fr	+4.8Fr	+2.3Fr	+2.3Fr
Magic（1.2/1.5/1.8-**2.7Fr**）	**2.7Fr**	+3.3Fr	+3.4Fr	+3.1Fr	+4.8Fr	+2.3Fr	+2.3Fr
Baltacci（1.2/1.5/1.8-**2.7Fr**）	**2.7Fr**	+3.3Fr	+3.4Fr	+3.1Fr	+4.8Fr	+2.3Fr	+2.3Fr
Cerulean G（4Fr）（**4.2Fr**）	**4.2Fr**	+1.8Fr	+1.9Fr	+1.6Fr	+3.3Fr	+0.8Fr	+0.8Fr
Cerulean DD6（6Fr）（**6.19Fr**）	**6.19Fr**	-0.2Fr	-0.1Fr	-0.3Fr	+1.3Fr	-1.2Fr	-1.2Fr
HyperGlide（2.2-**2.8Fr**）	**2.8Fr**	+3.2Fr	+3.3Fr	+3.0Fr	+4.7Fr	+2.2Fr	+2.2Fr
HyperForm 4×7（2.5-**2.8Fr**）	**2.8Fr**	+3.2Fr	+3.3Fr	+3.0Fr	+4.7Fr	+2.2Fr	+2.2Fr
HyperForm 7×7（3.5/**3.0**/2.8Fr）（先行挿入）	**3.0Fr**	+3.0Fr	+3.1Fr	+2.8Fr	+4.5Fr	+2.0Fr	+2.0Fr
Scepter C（2.1-**2.8Fr**）	**2.8Fr**	+3.2Fr	+3.3Fr	+3.0Fr	+4.7Fr	+2.2Fr	+2.2Fr
Scepter XC（2.6-**2.8Fr**）	**2.8Fr**	+3.2Fr	+3.3Fr	+3.0Fr	+4.7Fr	+2.2Fr	+2.2Fr
TransForm C 4×10（2.7-**2.8Fr**）	**2.8Fr**	+3.2Fr	+3.3Fr	+3.0Fr	+4.7Fr	+2.2Fr	+2.2Fr
TransForm SC 4×7（2.7-**2.8Fr**）	**2.8Fr**	+3.2Fr	+3.3Fr	+3.0Fr	+4.7Fr	+2.2Fr	+2.2Fr
SHOURYU SR（2.2-**2.7Fr**）	**2.7Fr**	+3.3Fr	+3.4Fr	+3.1Fr	+4.8Fr	+2.3Fr	+2.3Fr
SHOURYU HR（2.2-**2.7Fr**）	**2.7Fr**	+3.3Fr	+3.4Fr	+3.1Fr	+4.8Fr	+2.3Fr	+2.3Fr
Integrity（2.7/**2.7**/2.1Fr）	**2.7Fr**	+3.3Fr	+3.4Fr	+3.1Fr	+4.8Fr	+2.3Fr	+2.3Fr
Aviator Plus（4～6mm）（**4.0Fr**）	**4.0Fr**	+2.0Fr	+2.1Fr	+1.8Fr	+3.5Fr	+1.0Fr	+1.0Fr
Aviator Plus（7mm）（**5.0Fr**）	**5.0Fr**	+1.0Fr	+1.1Fr	+0.8Fr	+2.5Fr	+0.0Fr	+0.0Fr
SHUDEN EX（2～3.5mm）（**2.6Fr**）	**2.6Fr**	+3.4Fr	+3.5Fr	+3.2Fr	+4.9Fr	+2.4Fr	+2.4Fr
Sterling Monorail（3～8mm/2/3/4cm）（**4.0Fr**）	**4.0Fr**	+2.0Fr	+2.1Fr	+1.8Fr	+3.5Fr	+1.0Fr	+1.0Fr
Gateway Monorail（2～4mm）（**2.6Fr**）	**2.6Fr**	+3.4Fr	+3.5Fr	+3.2Fr	+4.9Fr	+2.4Fr	+2.4Fr
PowerFlex PRO OTW（4～10mm）（5.0-**6.0Fr**）	**6.0Fr**	+0.0Fr	+0.1Fr	-0.2Fr	+1.5Fr	-1.0Fr	-1.0Fr
Carotid WALLSTENT（8mm）（**5.0Fr**）	**5.0Fr**	+1.0Fr	+1.1Fr	+0.8Fr	+2.5Fr	+0.0Fr	+0.0Fr
Carotid WALLSTENT（10mm）（**5.9Fr**）	**5.9Fr**	+0.1Fr	+0.2Fr	-0.1Fr	+1.6Fr	-0.9Fr	-0.9Fr
PRECISE PRO RX（6～8mm）（**5.0Fr**）	**5.0Fr**	+1.0Fr	+1.1Fr	+0.8Fr	+2.5Fr	+0.0Fr	+0.0Fr
PRECISE PRO RX（9～10mm）（**6.0Fr**）	**6.0Fr**	+0.0Fr	+0.1Fr	-0.2Fr	+1.5Fr	-1.0Fr	-1.0Fr
PALMAZ Genesis（4～6mm）（**5.0Fr**）	**5.0Fr**	+1.0Fr	+1.1Fr	+0.8Fr	+2.5Fr	+0.0Fr	+0.0Fr
SMART Control（6～10mm）（**-6.0Fr**）	**6.0Fr**	+0.0Fr	+0.1Fr	-0.2Fr	+1.5Fr	-1.0Fr	-1.0Fr
再灌流カテーテル 5MAX ACE（5.4-**6.0Fr**）	**6.0Fr**	+0.0Fr	+0.1Fr	-0.2Fr	+1.5Fr	-1.0Fr	-1.0Fr
GUARDWIRE（0.014（**1.08Fr**）-0.036）（先行挿入）	**1.08Fr**	+4.9Fr	+5.0Fr	+4.8Fr	+6.5Fr	+3.9Fr	+3.9Fr

110　改訂2版「超」入門 脳血管内治療

脳動脈瘤の血管内治療 ― Side Note ④ ガイディングカテーテル・マイクロカテーテルプロファイル表

※巻末資料②・③にも同じ内容を掲載しています．切り取ってご使用いただけます． ※ 1Fr = 0.0131inch

8Fr						9Fr		
ROADMASTER	Launcher	Brite Tip	Shuttle Sheath	OPTIMO	CELLO LB	Brite Tip	OPTIMO	CELLO LB
ID:0.090	ID:0.090	ID:0.088	ID:0.113	ID:0.083	ID:0.080	ID:0.098	ID:0.090	ID:0.090
+4.7Fr	+4.7Fr	+4.5Fr	+6.4Fr	+4.1Fr	+3.9Fr	+5.3Fr	+4.7Fr	+4.7Fr
+4.4Fr	+4.4Fr	+4.2Fr	+6.1Fr	+3.8Fr	+3.6Fr	+5.0Fr	+4.4Fr	+4.4Fr
+4.7Fr	+4.7Fr	+4.5Fr	+6.4Fr	+4.1Fr	+3.9Fr	+5.3Fr	+4.7Fr	+4.7Fr
+4.4Fr	+4.4Fr	+4.2Fr	+6.1Fr	+3.8Fr	+3.6Fr	+5.0Fr	+4.4Fr	+4.4Fr
+4.4Fr	+4.4Fr	+4.2Fr	+6.1Fr	+3.8Fr	+3.6Fr	+5.0Fr	+4.4Fr	+4.4Fr
+4.5Fr	+4.5Fr	+4.3Fr	+6.2Fr	+3.9Fr	+3.7Fr	+5.1Fr	+4.5Fr	+4.5Fr
+4.2Fr	+4.2Fr	+4.0Fr	+5.9Fr	+3.6Fr	+3.4Fr	+4.8Fr	+4.2Fr	+4.2Fr
+4.3Fr	+4.3Fr	+4.1Fr	+6.0Fr	+3.7Fr	+3.5Fr	+4.9Fr	+4.3Fr	+4.3Fr
+4.1Fr	+4.1Fr	+3.9Fr	+5.8Fr	+3.5Fr	+3.3Fr	+4.7Fr	+4.1Fr	+4.1Fr
+4.0Fr	+4.0Fr	+3.8Fr	+5.7Fr	+3.4Fr	+3.2Fr	+4.6Fr	+4.0Fr	+4.0Fr
+4.0Fr	+4.0Fr	+3.8Fr	+5.7Fr	+3.4Fr	+3.2Fr	+4.6Fr	+4.0Fr	+4.0Fr
+3.8Fr	+3.8Fr	+3.6Fr	+5.5Fr	+3.2Fr	+3.0Fr	+4.4Fr	+3.8Fr	+3.8Fr
+3.6Fr	+3.6Fr	+3.4Fr	+5.3Fr	+3.0Fr	+2.8Fr	+4.2Fr	+3.6Fr	+3.6Fr
+3.4Fr	+3.4Fr	+3.2Fr	+5.1Fr	+2.8Fr	+2.6Fr	+4.0Fr	+3.4Fr	+3.4Fr
+4.1Fr	+4.1Fr	+3.9Fr	+5.8Fr	+3.5Fr	+3.3Fr	+4.7Fr	+4.1Fr	+4.1Fr
+4.1Fr	+4.1Fr	+3.9Fr	+5.8Fr	+3.5Fr	+3.3Fr	+4.7Fr	+4.1Fr	+4.1Fr
+4.1Fr	+4.1Fr	+3.9Fr	+5.8Fr	+3.5Fr	+3.3Fr	+4.7Fr	+4.1Fr	+4.1Fr
+2.6Fr	+2.6Fr	+2.4Fr	+4.3Fr	+2.0Fr	+1.8Fr	+3.2Fr	+2.6Fr	+2.6Fr
+0.6Fr	+0.6Fr	+0.4Fr	+2.3Fr	+0.0Fr	-0.2Fr	+1.2Fr	+0.6Fr	+0.6Fr
+4.0Fr	+4.0Fr	+3.8Fr	+5.7Fr	+3.4Fr	+3.2Fr	+4.6Fr	+4.0Fr	+4.0Fr
+4.0Fr	+4.0Fr	+3.8Fr	+5.7Fr	+3.4Fr	+3.2Fr	+4.6Fr	+4.0Fr	+4.0Fr
+3.8Fr	+3.8Fr	+3.6Fr	+5.5Fr	+3.2Fr	+3.0Fr	+4.4Fr	+3.8Fr	+3.8Fr
+4.0Fr	+4.0Fr	+3.8Fr	+5.7Fr	+3.4Fr	+3.2Fr	+4.6Fr	+4.0Fr	+4.0Fr
+4.0Fr	+4.0Fr	+3.8Fr	+5.7Fr	+3.4Fr	+3.2Fr	+4.6Fr	+4.0Fr	+4.0Fr
+4.0Fr	+4.0Fr	+3.8Fr	+5.7Fr	+3.4Fr	+3.2Fr	+4.6Fr	+4.0Fr	+4.0Fr
+4.1Fr	+4.1Fr	+3.9Fr	+5.8Fr	+3.5Fr	+3.3Fr	+4.7Fr	+4.1Fr	+4.1Fr
+4.1Fr	+4.1Fr	+3.9Fr	+5.8Fr	+3.5Fr	+3.3Fr	+4.7Fr	+4.1Fr	+4.1Fr
+4.1Fr	+4.1Fr	+3.9Fr	+5.8Fr	+3.5Fr	+3.3Fr	+4.7Fr	+4.1Fr	+4.1Fr
+2.8Fr	+2.8Fr	+2.6Fr	+4.5Fr	+2.2Fr	+2.0Fr	+3.4Fr	+2.8Fr	+2.8Fr
+1.8Fr	+1.8Fr	+1.6Fr	+3.5Fr	+1.2Fr	+1.0Fr	+2.4Fr	+1.8Fr	+1.8Fr
+4.2Fr	+4.2Fr	+4.0Fr	+5.9Fr	+3.6Fr	+3.4Fr	+4.8Fr	+4.2Fr	+4.2Fr
+2.8Fr	+2.8Fr	+2.6Fr	+4.5Fr	+2.2Fr	+2.0Fr	+3.4Fr	+2.8Fr	+2.8Fr
+4.2Fr	+4.2Fr	+4.0Fr	+5.9Fr	+3.6Fr	+3.4Fr	+4.8Fr	+4.2Fr	+4.2Fr
+0.8Fr	+0.8Fr	+0.6Fr	+2.5Fr	+0.2Fr	+0.0Fr	+1.4Fr	+0.8Fr	+0.8Fr
+1.8Fr	+1.8Fr	+1.6Fr	+3.5Fr	+1.2Fr	+1.0Fr	+2.4Fr	+1.8Fr	+1.8Fr
+0.9Fr	+0.9Fr	+0.7Fr	+2.6Fr	+0.3Fr	+0.1Fr	+1.5Fr	+0.9Fr	+0.9Fr
+1.8Fr	+1.8Fr	+1.6Fr	+3.5Fr	+1.2Fr	+1.0Fr	+2.4Fr	+1.8Fr	+1.8Fr
+0.8Fr	+0.8Fr	+0.6Fr	+2.5Fr	+0.2Fr	+0.0Fr	+1.4Fr	+0.8Fr	+0.8Fr
+1.8Fr	+1.8Fr	+1.6Fr	+3.5Fr	+1.2Fr	+1.0Fr	+2.4Fr	+1.8Fr	+1.8Fr
+0.8Fr	+0.8Fr	+0.6Fr	+2.5Fr	+0.2Fr	+0.0Fr	+1.4Fr	+0.8Fr	+0.8Fr
+0.8Fr	+0.8Fr	+0.6Fr	+2.5Fr	+0.2Fr	+0.0Fr	+1.4Fr	+0.8Fr	+0.8Fr
+5.7Fr	+5.7Fr	+5.5Fr	+7.5Fr	+5.2Fr	+4.9Fr	+6.3Fr	+5.7Fr	+5.7Fr

改訂 2 版「超」入門 脳血管内治療　111

Side Note ⑤

主要ガイディングカテーテル別ダブルカテーテル適合表

●6 Fr　ENVOY Guiding Catheter（J & J Codman）　ID : 0.070inch

	Excelsior SL-10 Headway 17	Excelsior 1018	Echelon 10 HeadwayDuo	Prowler SELECT Plus	Marathon	Scepter TransForm	Cerulean 4F	TACTICS
Excelsior SL-10 Headway 17	◎	○	◎	○	○	○	×	×
Excelsior 1018	○	○	◎	×	×	×	×	×
Echelon 10 HeadwayDuo	◎	◎	◎	○	◎	○	×	×
Prowler SELECT Plus	○	×	○	×	×	×	×	×
Marathon	○	×	◎	×	×	×	×	×
Scepter TransForm	○	×	○	×	×	×	×	×
Cerulean 4F	×	×	×	×	×	×	×	×
TACTICS	×	×	×	×	×	×	×	×

●6 Fr　Slim Guide Guiding Catheter（Medikit）　ID : 0.072inch
●6 Fr　Cerulean DD6（Medikit）　ID : 0.072inch

	Excelsior SL-10 Headway 17	Excelsior 1018	Echelon 10 HeadwayDuo	Prowler SELECT Plus	Marathon	Scepter TransForm	Cerulean 4F	TACTICS
Excelsior SL-10 Headway 17	◎	◎	◎	○	○	○	×	×
Excelsior 1018	◎	○	◎	○	○	○	×	×
Echelon 10 HeadwayDuo	◎	◎	◎	◎	◎	◎	×	×
Prowler SELECT Plus	○	○	◎	×	×	×	×	×
Marathon	◎	○	◎	×	○	×	×	×
Scepter TransForm	○	○	◎	×	×	×	×	×
Cerulean 4F	×	×	×	×	×	×	×	×
TACTICS	×	×	×	×	×	×	×	×

◎ 推奨, ○ 可, × 不可

脳動脈瘤の血管内治療 ─ Side Note ⑤ 主要ガイディングカテーテル別ダブルカテーテル適合表　**3章**

● 7 Fr　ROADMASTER Guiding Catheter（GOODMAN）　ID : 0.080inch

	Excelsior SL-10 Headway 17	Excelsior 1018	Echelon 10 HeadwayDuo	Prowler SELECT Plus	Marathon	Scepter TransForm	Cerulean 4F	TACTICS
Excelsior SL-10 Headway 17	◎	◎	◎	◎	◎	◎	×	○
Excelsior 1018	◎	◎	◎	◎	◎	◎	×	△
Echelon 10 HeadwayDuo	◎	◎	◎	◎	◎	◎	×	◎
Prowler SELECT Plus	◎	◎	◎	◎	◎	◎	×	×
Marathon	◎	◎	◎	◎	◎	◎	×	×
Scepter TransForm	◎	◎	◎	◎	◎	◎	×	×
Cerulean 4F	×	×	×	×	×	×	×	×
TACTICS	○	△	◎	×	×	×	×	×

● 7 Fr　LAUNCHER Guiding Catheter（Medtronic）　ID : 0.081inch
● 7 Fr　FUBUKI（Asahi Intecc）　ID : 0.081inch

	Excelsior SL-10 Headway 17	Excelsior 1018	Echelon 10 HeadwayDuo	Prowler SELECT Plus	Marathon	Scepter TransForm	Cerulean 4F	TACTICS
Excelsior SL-10 Headway 17	◎	◎	◎	◎	◎	◎	×	○
Excelsior 1018	◎	◎	◎	◎	◎	◎	×	○
Echelon 10 HeadwayDuo	◎	◎	◎	◎	◎	◎	×	◎
Prowler SELECT Plus	◎	◎	◎	◎	◎	◎	×	×
Marathon	◎	◎	◎	◎	◎	◎	×	△
Scepter TransForm	◎	◎	◎	◎	◎	◎	×	×
Cerulean 4F	×	×	×	×	×	×	×	×
TACTICS	○	○	◎	×	△	×	×	×

● 7 Fr　CELLO Balloon Guiding Catheter（Fuji Systems）　ID : 0.067inch
● 7 Fr　OPTIMO Balloon Guiding Catheter（T・M・P）　ID : 0.067inch

	Excelsior SL-10 Headway 17	Excelsior 1018	Echelon 10 HeadwayDuo	Prowler SELECT Plus	Marathon	Scepter TransForm	Cerulean 4F	TACTICS
Excelsior SL-10 Headway 17	○	△	◎	×	×	×	×	×
Excelsior 1018	△	×	○	×	×	×	×	×
Echelon 10 HeadwayDuo	◎	○	◎	○	○	○	×	×
Prowler SELECT Plus	×	×	○	×	×	×	×	×
Marathon	×	×	○	×	×	×	×	×
Scepter TransForm	×	×	○	×	×	×	×	×
Cerulean 4F	×	×	×	×	×	×	×	×
TACTICS	×	×	×	×	×	×	×	×

改訂2版「超」入門 脳血管内治療　113

● 7 Fr　Shuttle Sheath（COOK）　　ID：0.100inch

	Excelsior SL-10 Headway 17	Excelsior 1018	Echelon 10 HeadwayDuo	Prowler SELECT Plus	Marathon	Scepter TransForm	Cerulean 4F	TACTICS
Excelsior SL-10 Headway 17	◎	◎	◎	◎	◎	◎	◎	◎
Excelsior 1018	◎	◎	◎	◎	◎	◎	◎	◎
Echelon 10 HeadwayDuo	◎	◎	◎	◎	◎	◎	◎	◎
Prowler SELECT Plus	◎	◎	◎	◎	◎	◎	◎	◎
Marathon	◎	◎	◎	◎	◎	◎	◎	◎
Scepter TransForm	◎	◎	◎	◎	◎	◎	◎	◎
Cerulean 4F	◎	◎	◎	◎	◎	◎	×	×
TACTICS	◎	◎	◎	◎	◎	◎	×	◎

● 8 Fr　OPTIMO Balloon Guiding Catheter（T·M·P）　　ID：0.083inch

	Excelsior SL-10 Headway 17	Excelsior 1018	Echelon 10 HeadwayDuo	Prowler SELECT Plus	Marathon	Scepter TransForm	Cerulean 4F	TACTICS
Excelsior SL-10 Headway 17	◎	◎	◎	◎	◎	◎	×	◎
Excelsior 1018	◎	◎	◎	◎	◎	◎	×	○
Echelon 10 HeadwayDuo	◎	◎	◎	◎	◎	◎	×	◎
Prowler SELECT Plus	◎	◎	◎	◎	◎	◎	×	△
Marathon	◎	◎	◎	◎	◎	◎	×	○
Scepter TransForm	◎	◎	◎	◎	◎	◎	×	△
Cerulean 4F	×	×	×	×	×	×	×	×
TACTICS	◎	○	◎	△	○	△	×	×

● 8 Fr　LAUNCHER Guiding Catheter（Medtronic）　　ID：0.090inch
● 8 Fr　ROADMASTER Guiding Catheter（GOODMAN）　　ID：0.090inch
● 8 Fr　FUBUKI（Asahi Intecc）　　ID：0.090inch

	Excelsior SL-10 Headway 17	Excelsior 1018	Echelon 10 HeadwayDuo	Prowler SELECT Plus	Marathon	Scepter TransForm	Cerulean 4F	TACTICS
Excelsior SL-10 Headway 17	◎	◎	◎	◎	◎	◎	○	◎
Excelsior 1018	◎	◎	◎	◎	◎	◎	△	◎
Echelon 10 HeadwayDuo	◎	◎	◎	◎	◎	◎	◎	◎
Prowler SELECT Plus	◎	◎	◎	◎	◎	◎	×	◎
Marathon	◎	◎	◎	◎	◎	◎	×	◎
Scepter TransForm	◎	◎	◎	◎	◎	◎	×	◎
Cerulean 4F	○	△	◎	×	×	×	×	×
TACTICS	◎	◎	◎	◎	◎	◎	×	△

※巻末資料①にも同じ内容を掲載しています．切り取ってご使用いただけます．

3章 ● 脳動脈瘤の血管内治療

③ステントアシストテクニック

1 Enterprise VRD 2（Codman）   予習

　Enterprise VRD 2 は動脈瘤コイル塞栓支援用ステントである（図1）．自己拡張型の closed cell type のステントであり，留置血管径に応じて最大 5.0 mm まで拡張する．ステント長は 16/23/30/39 mm の4種類が使用可能である．前バージョンの Enterprise VRD（図1A）と比較して，カーブの小弯側の血管密着性が向上しており，サイホンカーブでのキンク発生が著しく減少した．また，先端のガイドワイヤーチップがなくなった（図1B）．Enterprise 留置後にステント内から動脈瘤内にマイクロカテーテルを挿入する trans-cell technique（図2A）と，Enterprise 留置前に瘤内にカテーテルを留置してステントと血管壁の間にカテーテルを固定し塞栓終了後に抜去する jailing technique（図2B）がある．通常は jailing technique でコイル塞栓するのが一般的だが，カテーテルの自由な動きを担保するための half-jailing technique（図2C）も可能である．一方，誘導カテーテルは 21 カテーテルが必要であり，horizontal stent（図2D）を行う場合は，後述の 17 カテーテルで留置可能な LVIS Jr や Neuroform Atlas がよく使われる．

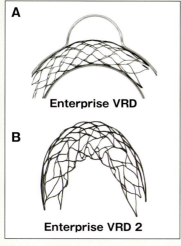

図1
E2 では，小弯側のステントウェーブの圧縮を高めて，血管壁への密着性を大幅に向上させている．

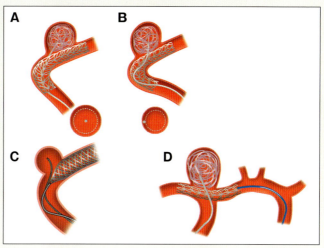

図2

改訂2版「超」入門 脳血管内治療　115

2 誘導と留置　　　　　　　　　　　　　　　　　　　　　　　　予習

　Enterprise の誘導は Prowler Select Plus（Codman）マイクロカテーテルにより行う．シースイントロデューサーをフラッシュした後に，ステントをマイクロカテーテル内へ誘導する．動脈瘤近傍に到達したら，右手でデリバリーワイヤー，左手はマイクロカテーテルを保持する．左手でマイクロカテーテルをゆっくりと引き戻しつつ，右手でデリバリーワイヤーをプッシュする．E2 は小弯側の密着は非常に優れているので，カテーテルはむしろ大弯側を走行させるイメージで左手でコントロールしつつ，右手でステントを押し出すと，最も密着性に優れた留置が可能である（図3）．

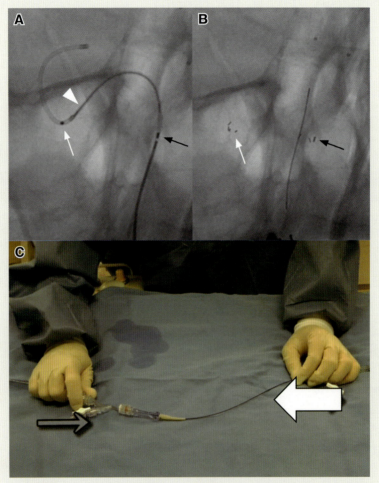

図3　Enterprise VRD 2 留置
A：Prower Select Plus 内に誘導された E2．先端ガイドワイヤーチップがないため，遠位マーカー（白矢印）がステント遠位端となる．ガイドワイヤー（矢頭）はステント遠位端と近位端の間にある．近位マーカー（黒矢印）はステント近位端である．
B：展開すると，ステント遠位端（白矢印）および近位端（黒矢印）のみが視認できる．
C：左手でマイクロカテーテルの位置を調整しつつ，右手でデリバリーワイヤーをプッシュして留置する．

1st Paraclinoid IC 未破裂脳動脈瘤

症例

眼動脈の BOT

I先生　この回では，いよいよステントアシストによるコイル塞栓術を学ぼう．
A医師　Enterprise VRD（Codman）ですね．初めてなので緊張します．
I先生　症例は，内頚動脈傍鞍部の2こぶ状の動脈瘤だ（図4）．上側の瘤から眼動脈が起始している．
B医師　眼動脈は温存しないといけませんね？
I先生　眼動脈はほとんどの場合，起始部で閉塞しても外頚動脈からの側副血行があるため，網膜虚血にはならない．念のため，眼動脈のBOT（balloon occlusion test）を行う．

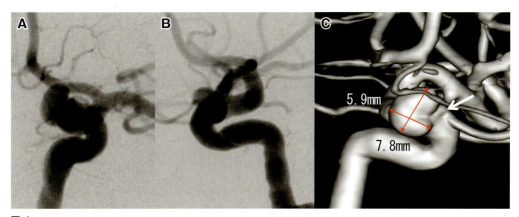

図4

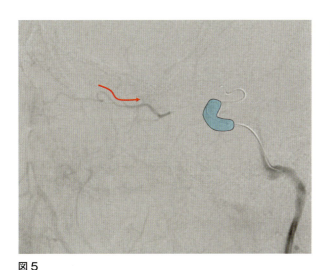

図5
内頚動脈眼動脈分岐部をtest occlusionして総頚動脈撮影．Angular artery から ophthalmic artery が逆行性に描出される．

Tips
眼動脈のBOTでは，長めのバルーンで瘤内へのスリップを防ぐ．

B医師　眼動脈にバルーンですか？？？
I先生　眼動脈分岐する内頚動脈をバルーンで閉塞して外頚動脈からの側副血行の有無を確認すればよい．ガイディングカテーテルを総頚動脈に留置して，HyperGlide 4 × 15 mm で内頚動脈眼動脈分岐部を test occlusion しよう．
A医師　バルーンは 10 mm ではダメですか？
I先生　長いバルーンのほうが誤って瘤内に移動してしまうことが少ない．
A医師　バルーンで閉塞した状態で総頚動脈のガイディングカテーテルから造影すると，眼動脈が外頚動脈より逆行性に描出されました（図5）．

Working angle の決定

I先生　では，眼動脈を閉塞してもまず問題なさそうだ．動脈瘤を完全に閉塞することを第一に考えよう．
B医師　この working angle（図6）はどのようにして決めましたか？
I先生　A は tunnel view，つまり動脈瘤部分の親血管の長軸方向から見た角度だ．動脈瘤と親血管の

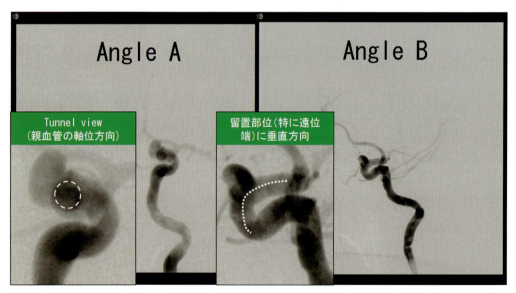

図6　working angle

- **Enterprise 留置時の working angle の条件**
    動脈瘤遠位の血管が最も長く見える（血管を含む平面に垂直方向）．

- **コイル塞栓時の working angle**
    動脈瘤が最も大きく見える．
    2こぶ，3こぶの場合は，すべてのこぶが見える．
    Tunnel view（down the barrel view）．

重なりはなく分離できている．B は Enterprise を留置する内頸動脈 C1-3 部が含まれる平面に対して垂直方向に見た角度で，ステント留置血管が最も長く見える角度だ．

B 医師 Enterprise を使う場合の working angle は通常と違うのでしょうか？

I 先生 違う．まず，**Enterprise を留置するときの working angle と留置後コイル塞栓を行うときの working angle は異なる**ことに注意する．**Enterprise 留置時は，留置する親血管が最も長く見える角度，留置する親血管全体が見える角度がよい．通常，留置部を含む平面に垂直方向を選択する**．特に，留置する遠位端は最も重要だ．動脈瘤が親血管と分離されている必要はない．Angle B はサイホン部に垂直方向，つまりほぼ側面像となっている．

A 医師 Angle A の tunnel view は動脈瘤ネック部の親血管の長軸方向ですね？

I 先生 そのとおり．Enterprise でコイル塞栓する動脈瘤は親血管とネックが完全に分離可能な角度が取れないことが多い（図 7）．したがって，長軸方向から観察して親血管へのコイル逸脱がないことを適宜確認する．この角度を "tunnel view"（または "down the barrel view"）と言う．

Enterprise のサイズ選択

B 医師 Enterprise はサイズが 4 種類（14/22/28/34 mm）ありますが，どう選択しますか？

I 先生 **動脈瘤のネック径＋両端 5mm をカバーする長さ**を選択する．ネック径 5 mm + 5 + 5 = 15 mm なら 22 mm だね．ネック径が 10 mm なら 10 + 5 + 5 = 20 mm，22 mm はぎりぎり

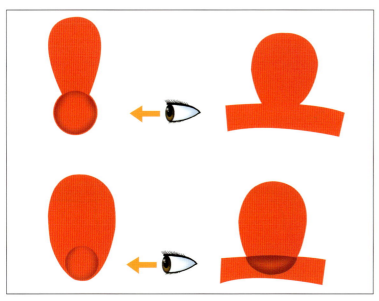

Tips

Enterprise 留置時は，留置する親血管全体が見える角度（通常，留置部を含む平面に垂直方向）を選択する．

図 7
A：親血管の一部が膨らんでいる focal dilation の場合，親血管と動脈瘤ネックが明瞭に分離できる．
B：親血管と全体が膨らんでいる segmental dilation の場合，親血管とネックは完全には分離不可能．

なので 28 mm を選択する．迷ったときは長いほうを選択する．14 mm は single stenting では使用する機会がない．34 mm は fusiform aneurysm や giant aneurysm で使用することがある．**通常のコイル塞栓術では 22 mm か 28 mm の選択**だ．

B医師 長めを選択するのはなぜですか？

I先生 Enterprise の誘導はきわめて容易だが，正確な留置は非常に難しい．かなり経験を積んでも ± 5 mm 程度の留置部位のずれは生じる．初心者は長めを選択したほうが無難だろう．

A医師 この症例の場合，ネック径 5 mm ＋ 遠位端 5 mm ＋ 近位端 5 mm ＝ 15 mm なので，Enterprise 22 mm を選択します．

ステント留置部位

B医師 留置部位はどう決定しますか？

I先生 基本的にはステント中央に動脈瘤ネックがくるように留置するが，図 8 のような他の因子も考慮して決めよう．

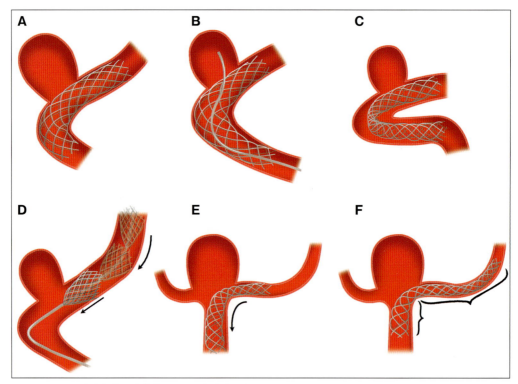

図 8　ステント留置部位を決定するために考慮すべき因子
A：ステント中央に動脈瘤ネックが原則．
B：近位側（近位端から動脈瘤）が長いほうが，jailing technique で挿入されたテクニックは安定する．
C：高度屈曲血管では kinking しやすい．
D：遠位端が長いほうが，途中の調整がしやすい（留置途中に近位に引くことが可能）．
E，F：遠位側血管径＜近位側血管径の場合，留置された Enterprise は近位側に移動しやすいので，遠位側を長く留置する．

120　改訂 2 版 「超」入門 脳血管内治療

3章 脳動脈瘤の血管内治療 — ③ステントアシストテクニック

A医師 では，まずProwler Select Plus（Codman）を親血管に誘導します．

B医師 Prowler Select Plusと同程度の内腔を持つカテーテルであれば，他のカテーテルでも代用可能ですか？

I先生 代用できない．必ずProwler Select Plusを誘導する．Prowler Select Plusが目的血管に誘導さえできれば，必ずEnterpriseは留置可能だ．逆に，Prowler Select Plusが誘導できない場合は，他のカテーテル代用を考えるのではなく，Enterprise留置自体を断念したほうがよい．

A医師 Prowler Select Plus/ASAHI CHIKAI 14を内頚動脈に誘導しました．

I先生 内頚動脈ではダメだ．M1-2まで先端を誘導しよう．

B医師 なぜそんなに遠位までカテーテルを誘導する必要があるんでしょうか．

I先生 Enterpriseがマウントされたデリバリーワイヤー遠位のディスタルマーカー（先端ワイヤー部分）は12 mmある（図3）．この部分がカテーテル内に入った状態からEnterpriseを留置するので，少なくとも2 cm程度は遠位まで誘導する必要がある．

B医師 それだけなら，M2まで誘導しなくてもよいのでは？？？

I先生 もう一つの理由は，留置途中にシステム全体が近位に滑落しやすいからだ．予定留置部位よりも遠位から留置開始したほうがよい．

B医師 なるほど．

Jailing technique

A医師 では，ProwlerをM1-2まで誘導します．Transit 2のように太いカテーテルなので，少し誘導は難しいですが，M2まで誘導できました．

I先生 いいだろう．Prowler Select Plusの誘導ができれば半分は終わったも同然だ．このProwler

Enterprise留置はシステム滑落しやすいので，予定留置部位よりも遠位側から留置開始する．

● **Jailing technique の利点と欠点**
- マイクロカテーテルがステントと血管の間でしっかりと固定されるため，カテーテルが親血管側に逸脱しにくい
- マイクロカテーテルを自由に瘤内で動かすことができない

● **Trans-cell technique の利点と欠点**
- マイクロカテーテルが固定されないため，自由に瘤内で動かすことができる
- 固定されないため，逸脱しやすい
- 小さい瘤へのtrans-cell approachはカテーテルのjumping inのリスクがある．

の誘導自体が難しい症例がかなりあるからね．では続いて，瘤内塞栓用のマイクロカテーテルを誘導しよう．

B医師 えっ，ステントを置く前にですか？？？

A医師 いわゆる jailing technique ですね？

I先生 ステントを併用してコイル塞栓するときのマイクロカテーテルは，ステント留置後にステント内から瘤内へとマイクロカテーテルを留置する trans-cell technique（図2A）と，ステント留置前に瘤内に誘導してステントと血管の間にマイクロカテーテルをはさみこむ jailing technique がある（図2B）．

A医師 どう使い分けたらよいですか？

I先生 **Jailing の利点は，マイクロカテーテルがステントと血管の間でしっかりと固定されるため，カテーテルが親血管側に逸脱しにくいことだ．その反面，マイクロカテーテルを自由に瘤内で動かすことができない．trans-cell の利点は，マイクロカテーテルが固定されないため，自由に瘤内で動かすことができるが（カテーテルコントロール），固定されないため，逸脱しやすい．** どちらも利点・欠点があるが，基本的には jailing technique を選択している．

A医師 マイクロカテーテル位置が調整できないので，最初のマイクロカテーテル位置が重要ですね．この症例の場合，どこにカテーテル先端を位置させたらよいですか？

I先生 **10 mm 以下の小型瘤の場合，マイクロカテーテルは瘤中央に誘導する．** 10 mm 以上の大型動脈瘤の場合は後の補講で勉強しよう．

A医師 では，jailing でやるので，Prowler の誘導後は瘤内塞栓用のマイクロカテーテルを誘導します．Excelsior SL-10 を瘤内に誘導しました．

Enterprise の誘導

I先生 では，Enterprise を誘導しよう．

A&B はい！

I先生 まず，Enterprise が収納されたシースをマイクロカテーテルの Y コネクタに挿入して灌流ラインからしっかりとシース内を灌流する．シースの近位端から生食がフラッシュされたら OK，ゆっくりと Enterprise をマイクロカテーテル内に挿入しよう．

A&B では透視で確認します．

I先生 まったく抵抗なく進んでいくだろう．Prowler が誘導できれば，Enterprise を病変部まで誘導することは非常に簡単だ．

A医師 まったく抵抗なく病変部まで来ました（図9A）．では造影して確認してみます（図9B）．

B医師 Positioning marker（図9A 赤破線）の中央が動脈瘤ネックと一致しています．

A医師 では，ここで留置してよいですか？？

I先生 だめだ，A 先生！！ Enterprise の誘導は簡単だが，正確な留置は必ずしも簡単じゃない．慎重にいこう．Enterprise は途中まで開いた状態で近位にズルズルと引いてくることができる．

122　改訂2版「超」入門 脳血管内治療

脳動脈瘤の血管内治療 — ③ステントアシストテクニック　3章

逆に，開いたままで遠位に押すことはできない．だから，基本的には予定留置部位よりも遠位から留置し始めるとよい．

A医師　では，予定部位よりも少し遠位になるように，さらにデリバリーワイヤーを押します（図9C）．

I先生　いいだろう．では，頸動脈ステントの要領で，右手でデリバリーワイヤーを固定，左手でProwler Select Plusを保持してゆっくりと近位に引いてみよう．

A医師　血管の外側のカーブ経由で入っているカテーテルが内側カーブ経由に変わりました．

I先生　ここがまず最初の滑落ポイントだ．いったんProwlerを引くのを中断して，Prowlerをしっかりと保持する．最初はこの時点で助手にProwlerを保持してもらうほうがいいだろう．システムが脱落しないのを確認して，再びゆっくりと引いてくる．次に，Enterpriseのdistal endが開いた瞬間（図9D），もう一度中断して，しっかりとProwlerを保持する．

A医師　保持しています．

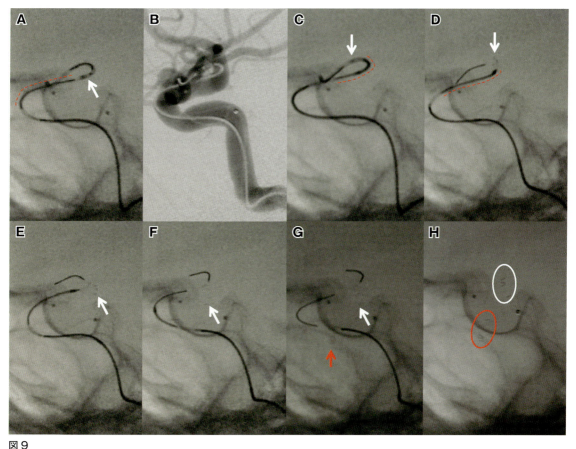

図9
A：病変部へ誘導．B：留置予定部位で確認．C：いったん予定部位よりもさらに遠位へ誘導．D：留置開始，distal marker（白矢印）がオープンした状態でいったん停止．E：distal endが開いた状態で少しずつシステム全体を引いて，留置予定部位まで引いた状態．F：留置再開．G：proximal end（赤矢印）がオープン．H：デリバリーワイヤー抜去，両端のマーカーのみ視認可能．

I先生 この状態で，ゆっくりと Prowler とデリバリーワイヤー両方を一緒に引いてきて（図 9E），Enterprise の微調整を行う．Positioning marker を最初に合わせた部分まで引ければ，再びデリバリーワイヤーを固定して Prowler を引き，残りの Enterprise を留置する（図 9G）．

A医師 できました．

I先生 いいだろう．では撮影して位置確認しよう．

Cone beam CT

B医師 近位端と遠位端のマーカーは確認できますが，ステント自体はまったく見えませんね．

I先生 そこで，cone beam CT（CBCT）の出番だ．最近の flat-panel DSA は，flat-panel を回転しながら撮影することで，CT のような断層画像を作ることができる．僕らは，**15％造影剤 2mL/sec で 20 秒撮影（2mL/sec × 20sec）**している（補講⑤ 参照）．希釈していない造影剤を使用すると，血管が濃すぎて Enterprise 自体が視認できなくなる．

A医師 ステントの血管への密着具合がよくわかります（図 10A）．

B医師 ステントと血管の間にマイクロカテーテルがはさまれていることがよくわかります（図 10B）．

コイル塞栓術

I先生 では，コイル塞栓を始めよう．この症例では，ネックは完全に Enterprise でカバーされており，温存すべき分枝もないので，コイル塞栓自体は難しくない．上下の瘤を詰め残さないように，外向き型のコイルで塞栓しよう．親血管は常に Enterprise で保護されるので，それほど強い frame は必要ない．

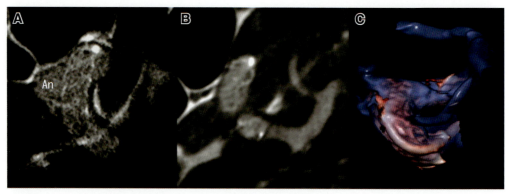

図 10
A：動脈瘤（An）ネックがステントにカバーされている．
B：ステントの水平断．輪切りになったステントの外側にマイクロカテーテルが確認される（jailing technique）．
C：再構成画像．ステントのストラットが明瞭に描出される．

|A医師| では，外向き型で形状記憶の緩い Axium コイルを選択します．外向き型は表示コイル径よりも大きく巻く傾向が強いので，少し小さめを選択します．瘤径が 7.8 × 5.9 mm なので，Axium 3D 6 × 20 を選択します．

|I先生| いいだろう．では，2 方向からよく観察しながら，framing してください．

コイルループのステント内逸脱

|A医師| 側面像を見る限り，瘤内できれいに巻いていると思います（図 11B）．

|I先生| 正面像（tunnel view）を見てごらん．1 ループがステント内に突出している（図 11A）．

|A医師| まったく気付きませんでした．

|I先生| Enterprise のセルは約 2.5 mm あるので，コイルのループがステント内に逸脱してくることは

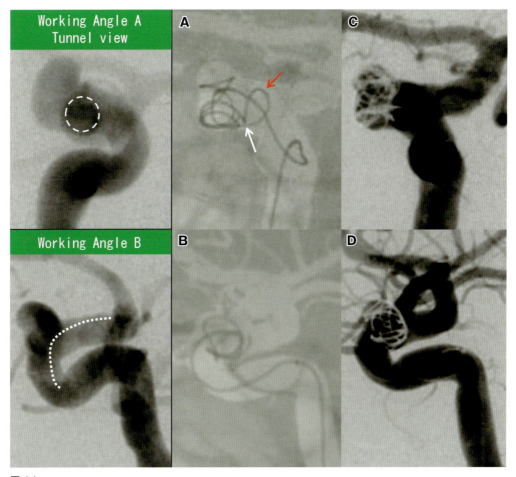

図 11
Working angle B ではループが動脈瘤内か，親血管内か区別できないが，working angle A（Tunnel view）で明らかに母血管内に逸脱している（赤矢印）．ループ基部には「くびれ」も認められる（白矢印）．C, D：ステント内に逸脱したループを巻き直してフレームが形成された．

ある．一方，ステントと血管壁の間にループが出てくることもある．この2つの鑑別は tunnel view で行うが，よく見るとステント内ループは基部に「くびれ」を作っていることが多い．一方，ステント外ループは「くびれ」なく，出てくることが多い（補講① 参照）．補講①の症例は，側面像ではループはステント内外の鑑別ができないが，正面像の tunnel view で簡単に鑑別できる．

A医師 では，どんどんコイルを入れていきます．1サイズダウンして，Axium 3D 5×10 を2本入れました．順調に上下の瘤が詰まっています．Tunnel view でもコイルループは飛び出していません．

I先生 では，さらにサイズダウンしてください．

A医師 Axium 3D 4×8 を2本入れました．最後に Axium Helix 3×4 を入れます．3本入ったところでカテーテルが逸脱しました．

I先生 マイクロカテーテルの先端マーカーはどんどん見えにくくなるので，セカンドマーカーの位置でカテーテル位置を推測するようにしよう．図 12A → D と少しずつセカンドマーカーが近位に移動している．

B医師 Jailing technique の場合はカテーテルが逸脱しにくいですが，少しずつステントと血管壁の間のスペースをカテーテルが押し戻されていくのですね？

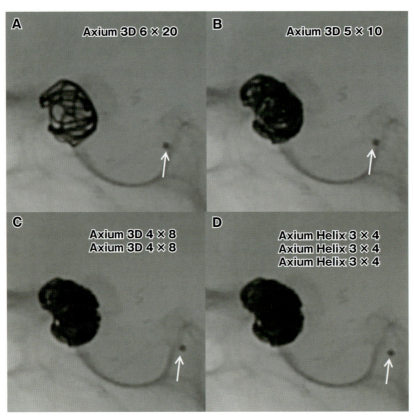

図 12
Enterprise 留置後のコイル塞栓（A → D）．

|I先生| そのとおり．セカンドマーカーの位置を助手に見てもらっておくことが重要だ．

|A医師| 最終造影では，きれいに上下の瘤が閉塞しています．Tunnel view でもまったくループはステント内に飛び出していません（図13）．

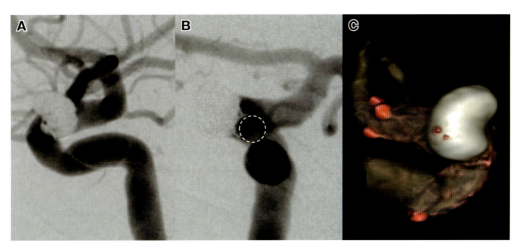

図13 最終造影

使用デバイス
HyperGlide 4×15（BOT）
Prowler Select Plus/ASAHI CHIKAI 14
Excelsior SL-10
Enterprise VRD 22mm
Axium 3D 6×20，5×10×2本，4×8×2本
Axium Helix 3×4×3本

1 コイルのステント内逸脱？ ステント外迷入？ 補講

　ステント内にコイルが逸脱しているのか，ステントと血管壁の間にループが迷入しているのか，わかりにくいことがある．Tunnel view による観察が最も有用である．図14 は tunnel view でステント内外のコイルループを区別できた症例である．しかし，必ずしもこのような tunnel view が取れない場合も多い．また，このタイミングでの CBCT はコイルによるアーチファクトでなかなかきれいに描出することが難しい．

　単純撮影での区別方法は，逸脱したループ基部に「くびれ」があるかどうか，である．ステントストラットを通るときにコイルにくびれが生じる．もう一つは，ステント内ループは拍動性の動きが見られる．ステントの近位でバルーンを拡張して，ループの拍動が止まればさらに確実である．

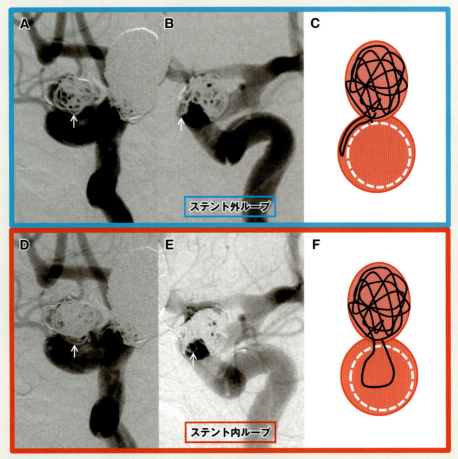

図14
A-C：ステント外ループの例．D-F：ステント内ループの例．
A：側面像では親血管へのコイル逸脱がステント内かステント外なのか区別できない．
B：tunnel view では血管壁に密着しており，ステント外と判断できる．

2nd Acom 脳動脈瘤

Terminal type の動脈瘤

I先生：2例目は，Acom（前交通動脈）aneurysm だ（図15）．

A医師：1例目は side-wall type でしたが，2例目は terminal type の動脈瘤ですね．動脈瘤ネックは両側 A2 に騎乗しています．

B医師：どちらの血管に Enterprise を置くか，が重要ですね．

I先生：基本的には，ネックがよりたくさん騎乗している血管側に Enterprise を留置して，ネックを小さくする．両血管に同じように騎乗している場合は，より高位より分岐する血管側に Enterprise を置く．

A医師：この動脈瘤の場合，右 A2 から左 A1 に Enterprise を置けばよいですね？ では，Prowler Select Plus を誘導します．あれ？ うまく右 A2 をとらえることができません．

I先生：左 A1 から右 A2 の走行は急峻なターンが2つ連続する「クランク状」の走行をしている．ガイドワイヤーだけでこのクランク状の A2 へ誘導するのは難しいだろう．マイクロカテーテルの先端形状を上手に使おう．

A医師：ステントを誘導する Prowler Select Plus は基本的にストレート型を使用すると聞きましたが……．

I先生：そのとおりだ．だから，**ストレート型の Prowler を直接誘導することが難しい場合，Excelsior SL-10 などのマイクロカテーテルを誘導してからエクスチェンジする**．

A医師：なるほど，Excelsior SL-10 であれば先端形状も豊富で，Prowler Select Plus よりも細いので誘導しやすいですね．

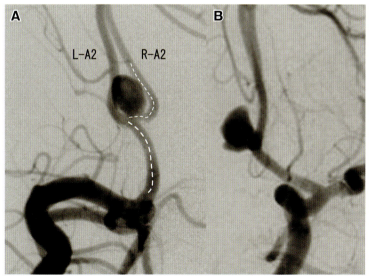

図 15

Prowler Select Plus エクスチェンジ誘導では，Excelsior SL-10 の豊富な先端形状を利用する．

エクスチェンジ作業

B医師 では，Excelsior SL-10-90 で右 A2 を選択すればよいですね？？？

I先生 ダメだ，B先生．よく見てください．A1 は右側に凸の走行をしているので，45°や 90°の先端形状は必ず左側に向かう方向になる．目的の右 A2 はこのカーブと逆向きなので，S型やC型形状が必要になるんだ（図 16, 17）．

A医師 なるほど，Excelsior SL-10-S の先端形状は簡単に右 A2 の方向に向きます．この形状を使って右 A2 にワイヤーを上げます．

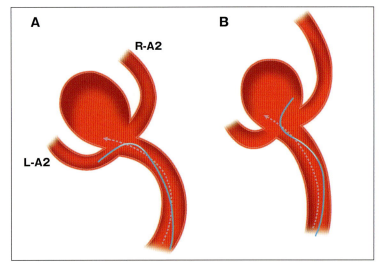

図 16, 17
A：親血管（A1）のカーブ方向の血管へ進める場合は，順カーブ（90°やJ型）のカテーテルを選択する．
B：カーブ方向とは逆方向の血管へ進める場合は，S型やC型を選択する．

図 16

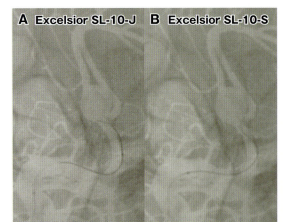

図 17

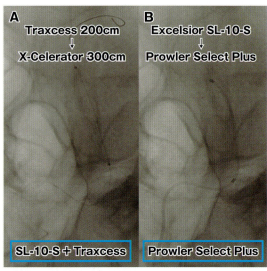

図 18

I 先生: SL-10-S を右 A2 に誘導できたら，エクスチェンジ用の 300 cm ガイドワイヤー（X-Celerator など）に交換する（図 18A）．続いて，SL-10 を Prowler にエクスチェンジする（図 18B）．

A 医師: エクスチェンジ作業は少し面倒ですが，Prowler を誘導することができました．

I 先生: あとは 1 例目と同じだ．瘤内塞栓用のカテーテルを誘導しよう．

A 医師: Enterprise 22 mm を留置して，コイル塞栓します（図 19）．

I 先生: Enterprise が留置できれば，あとは比較的簡単だね（図 20）．

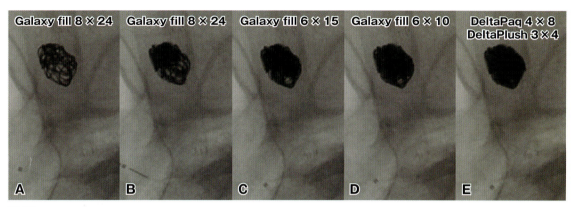

図 19

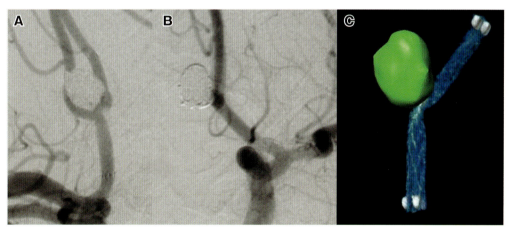

図 20

使用デバイス

Prowler Select Plus
Excelsior SL-10-S
Enterprise VRD 22mm
Traxcess 200cm
X-Celerator 300cm
Galaxy fill 8 × 24 × 2本，6 × 15，6 × 10
DeltaPaq 4 × 8
DeltaPlush 3 × 4

2 大型動脈瘤でのマイクロカテーテルの位置（図21） 補講

　Jailing techniqueでコイル塞栓を行う場合，ステント外に位置するマイクロカテーテルが固定される．したがって，親血管への逸脱はしにくい反面，カテーテルの自由な動きが制限される．このため，コイルの分布に偏りが生じて，compartmentを生じやすい．このような場合，マイクロカテーテルをはじめから瘤内で180°〜270°回転させておく．コイル塞栓開始時は，動脈瘤のoutflow側から塞栓される．塞栓後半はマイクロカテーテルが戻ってくるので，inflow側を塞栓する．これにより，動脈瘤全体を偏りなく塞栓することができる．マイクロカテーテルは瘤内は回転しているため，少々コイルでキックバックされても，親血管に逸脱することはきわめて少ない．ただし，セカンドマーカーは瘤外にないと見えないので，3 cm以上瘤内で回すことはできない．

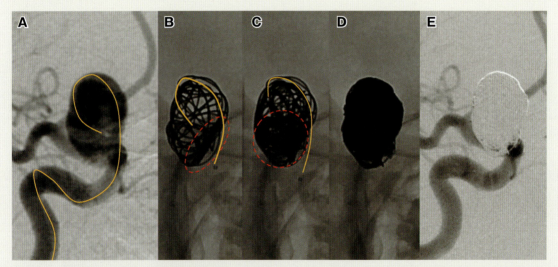

図21
A：瘤内で半回転させてoutflow部分に先端が位置するようにした．
B：outflow側に密なframeを作成．
C：outflow側が充填されると，少しずつカテーテルは近位に押し戻されてくる．
D：最終コイル像．
E：動脈瘤は完全閉塞した．

3 ステント内へのコイル逸脱に対する処置 (図22) 補講

　ステント内へのコイルループの突出，あるいは，ステント外（ステントと血管壁の間）へのループの突出の鑑別には tunnel view が有用である．しかし，親血管の方向によっては，tunnel view が取れない場合も多い．例えば，先端部以外の脳底動脈瘤は tunnel view が取れない場合が多い．ステント内ループが不安定な場合，血栓形成を認める場合，親動脈が閉塞する場合は，迷わず，2本目の Enterprise 留置を試みる．Prowler Select Plus をステント内を通して遠位に誘導することは容易でないが，先端をJ型にシェイプしたガイドワイヤーで慎重にステント内を通す．2本目の Enterprise 留置によりステント内ループがステント間にはさまれて安定化する．

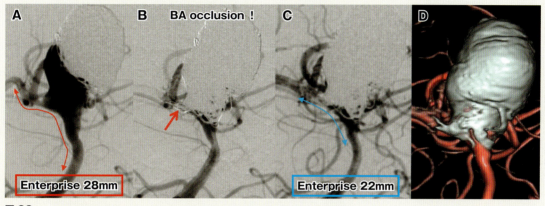

図22

4 Enterprise 併用塞栓時の術中破裂に対する処置 (図23) 補講

　バルーンアシスト下でコイル挿入中に破裂をきたした場合，バルーンで確実に血流遮断を継続したまま，コイル塞栓を続けることで大きなくも膜下出血をきたすことなく止血できることが多い．Enterprise 併用時の破裂はすぐにバルーンで止血することができない．このため，バルーンは preparation を終えた状態で清潔野に準備をしておくか，バルーン付きのガイディングカテーテルを使用する．HyperForm や HyperGlide などのマイクロバルーンは，ステント内に誘導することは必ずしも容易でないため，ステント近位で拡張して，proximal flow control の状態で塞栓を継続する．

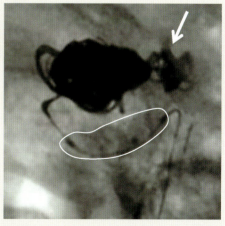

図23

5 Cone beam CT (CBCT) による Enterprise 描出 (図24～26) 補講

　Flat panel DSA では，CT like image を撮影して通常透視下では視認できない Enterprise 全体を描出することができる．単純撮影では Enterprise のみしか描出できないが，希釈造影剤を注入することで，血管への密着具合，kinking の有無なども評価できる．

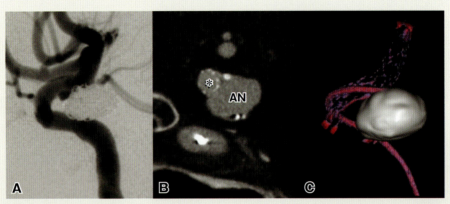

図24
A：IC-Pcom 動脈瘤塞栓後．
B：Enterprise（＊）は良好に拡張してネック部分をカバーしている．
C：留置直後の Enterprise ＋ コイル塊の fusion 画像．

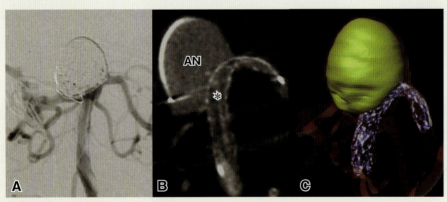

図25
A：脳底動脈分岐部瘤塞栓後．
B：Enterprise（＊）は左 PCA へ留置され，ネック部分をカバーしている．
C：留置直後の Enterprise ＋ コイル塊の fusion 画像．

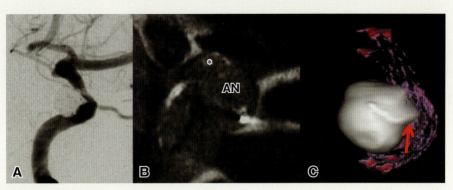

図26
A：内頚動脈傍鞍部動脈瘤塞栓後.
B：サイホン内でEnterpriseはkinkingしている（＊）.
C：kinkingした部分がネックをカバーしていないため，コイル塊が一部親血管内へ突出している（矢印）.

●チェックポイント

- [ ] Enterprise 留置時の working angle の条件
- [ ] Trans-cell technique と jailing technique の利点と欠点
- [ ] コイル逸脱と迷入の鑑別の方法
- [ ] Enterprise 留置部位決定のための因子
- [ ] Prowler を直接誘導ができない場合のエクスチェンジ法
- [ ] コイル留置用のマイクロカテーテルの位置

3章 脳動脈瘤の血管内治療

④ステントアシストテクニックの応用

ステントは何を使う？

I先生　今回は，Enterprise VRD2（E2）以外のステントを使った症例をやろう．
A医師　**LVIS（Blue），LVIS Jr，Neuroform Atlas があります**ね．この4つはよい使い分けがありますか？ それとも好みですか？
I先生　うん，やっぱりそこが知りたいよね．まず表1を見て．それぞれの特徴をまとめたものだ．
A医師　ステントの誘導性能では，Atlas = LVIS Jr > LVIS = E2 という感じですか？
I先生　そうだね，AtlasとLVIS Jrは0.017 inch（Atlasは0.0165 inch）で誘導可能で，LVISとE2は0.021 inchが必要だからね．

表1　ステントの特徴

	Neuroform Atlas	EnterpriseVRD 2	LVIS Jr	LVIS（Blue）
材質	nitinol	nitinol	nitinol	nitniol
マーカー材質	プラチナイリジウム	プラチナタングステン	タンタルワイヤー	タンタルワイヤー
構造	Laser cut tube	Laser cut tube	Braided	Braided
セル	OPEN	CLOSED	CLOSED	CLOSED
Microcatheter	Excelsior SL-10（ID：0.0165inch）Excelsior XT-17（ID：0.017inch）	Prowler Select Plus（ID：0.021inch）	Headway17（ID：0.017inch）	Headway21（ID：0.021inch）
セルサイズ	小さい	小さい	小さい	非常に小さい
再回収	不可	可	可	可
展開	極めて容易	比較的容易	比較的容易	やや難しい
密着性	非常に良い	比較的良い	良くできる	良くできる
誘導性	最も良い	良い	非常に良い	良い
herniation	する（oversizing）	しない	できる	できる
留置操作	Unsheath	Push and Pull	Push	Push

B医師 留置のしやすさも初心者には気になるところです．Braided stent の LVIS/LVIS Jr は留置が難しいとよく聞きますが，E2 も push & pull という少し特殊な手技が必要ですよね．

I先生 そうだね．**ステントは 4 つの基本手技の組み合わせで留置する**んだが，わかるか？

B医師 えっと，アンシース（unsheath）ですよね．

I先生 そう，一つは**デリバリーワイヤーを固定してマイクロカテーテルを引き抜いてくるアンシース手技**（図 1A）だね．CAS の留置方法と同じだ．

A医師 Braided stent はワイヤープッシュ操作ですよね？

I先生 そのとおり．**マイクロカテーテルは左手で固定して，右手でデリバリーワイヤーをプッシュして押し出して留置する方法**（図 1B）だね．残りの 2 つは，**システムプッシュ操作**（図 1C）と**システムプル操作**（図 1D）だよ．システム全体を押す操作と引く操作だね．

B医師 E2 の「push & pull」というのは，何を押して何を引くということですか？

I先生 うん．デリバリーワイヤーを押して，システム全体を引くという繰り返しだね．E2 の場合，E1 よりも少しカーブの大弯側にカテーテルを位置させて留置させるときれいにおけるよ．では，LVIS については，実際の症例でみていこう．

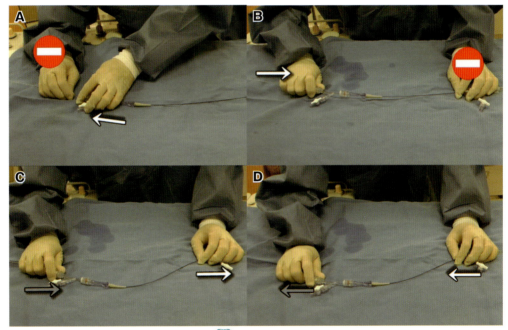

図 1 two hands によるステント留置手技
A：アンシース．右手でデリバリーワイヤーが動かないように保持しつつ，左手でマイクロカテーテルをゆっくり抜去する．
B：ワイヤープッシュ．左手は軽くマイクロカテーテルを保持して，右手でデリバリーワイヤーをプッシュする．筆者は右手第 3-5 指でプッシュしている．
C：システムプッシュ．左手でシステム全体を押す．デリバリーワイヤーは Y コネクタで固定されている．
D：システムプル．左手でシステム全体を弾く．デリバリーワイヤーは Y コネクタで固定されている．

Two hands でステント留置するための 4 つの基本手技をマスター．

1st 内頚動脈終末部動脈瘤　症例

術前検討

I先生　内頚動脈終末部の比較的大きな動脈瘤だ（図2）．

A医師　分岐部の動脈瘤のステントアシストは，どちらの血管にステントを置けばよいか，迷うときありますね．この症例，結構迷います．

I先生　そうだね，ネックがどちらかの血管に寄っていればいいんだけど，この動脈瘤みたいにほぼ真ん中だと迷うよね．思ったほどきれいにネックをカバーしてくれないことがあるね．この写真をみてごらん（図3）．

A医師　両側頚動脈の同時撮影ですか……．あぁ，なるほど，そういうことですか！

B医師　えっ？ えっ？ どういうことですか？

I先生　Horizontal stenting だよ！ この症例は Acom が非常によく発達しているから，**対側から Acom 経由で IC top にカテーテルを持ってこられる**だろ？

B医師　なるほど，それなら，ネック全長を確実にカバーできますね！

I先生　というわけで，セットアップは両側大腿動脈穿刺で6Frを2本としよう．

LVIS Jr の留置

B医師　では，両側内頚動脈に6Frガイディングカテーテルを誘導します．対側の内頚動脈には，中

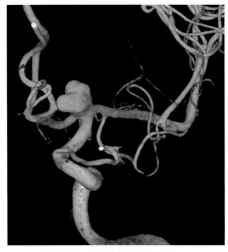

図2　内頚動脈終末部未破裂脳動脈瘤
ネックはM1とA1の両方に騎乗しており，順行性のステント留置では完全なネックカバーができない可能性がある．

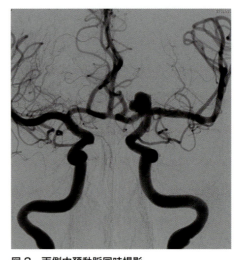

図3　両側内頚動脈同時撮影
Acomはよく発達しており，対側からのアプローチは容易と判断した．

間カテーテルとして 4 Fr Cerulean（Medikit）125 cm も誘導します.

I 先生 OK. では，今回は誘導性能の良い LVIS Jr（Terumo）を使用しよう. Headway17（Terumo）を対側内頚動脈から Acom 経由で病変側の M1 に誘導してください.

A 医師 Acom が太いので，あっけないくらい簡単にいきましたよ（図4）.

I 先生 そうだね. でも 21 のカテーテルだと，難しいかもしれないよ. やっぱり 17 のカテーテルだから，圧倒的に有利だね.

A 医師 では，病変側の内頚動脈から動脈瘤内にマイクロカテーテル Excelsior SL-10 を誘導します.

I 先生 大きめの動脈瘤だから，瘤内で少し回しておこう.

A 医師 はい，できました. では LVIS Jr ですね.

I 先生 血管径はこんな感じだよ（図5, 6）. サイズはどうしようか？

A 医師 留置予定部位の M1 から A1 の最大母血管径は 2.8 mm ですから，ステント径は 3.5 mm ですか？

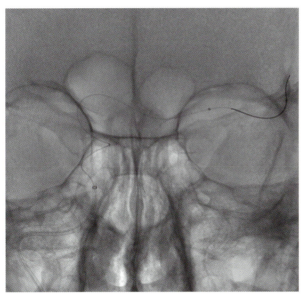

図4
対側ガイディングカテーテルから Acom 経由で Headway17 を左 M1 に誘導した.

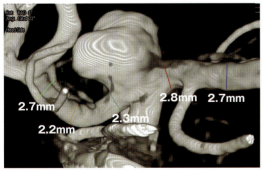

図5 ステント径の選択
予定留置部位の最大径は 2.8mm，最小径は 2.2mm.

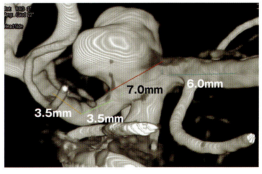

図6 ステント留置長の計算
3.5 ＋ 3.5 ＋ 7.0 ＋ 6.0 ＝ 23mm.

- I 先生：2.5 mm を使用しても，2.7 mm くらいまでは拡張できるけど，血管径 2.8 mm だと少し浮きがでるかもしれないね．3.5 でいいと思うよ．
- A 医師：予定留置長は 3.5 + 3.5 + 7.0 + 6.0 = 20 mm ですから，ずばり 3.5 × 23 mm でしょうか？
- I 先生：そうだね．血管径がおおよそ 2.5 mm なので，1 mm オーバーサイズしているから，少し伸びるだろうが，いいと思うよ．Pipeline Flex や LVIS に比べると，LVIS Jr の短縮率はそれほど大きくないので，あまり神経質にならなくていいよ．
- A 医師：では，LVIS Jr 3.5 × 23 mm を誘導します．簡単に Acom を越えて病変まで到達しました．
- I 先生：では，留置していこう．まずは，遠位端の位置決めをしてください．
- A 医師：こんなもんですか？（図 7）
- I 先生：いいね．では，まず遠位端を普通にアンシースで出してください．遠位端にフレアが付いているので，自然に開きます．
- A 医師：はい，開きました．
- I 先生：では，ここからアンシースではなくワイヤープッシュしていってください．
- A 医師：こんな感じでしょうか？
- B 医師：**左手はマイクロカテーテルを固定**ですか？
- I 先生：うん，いいところを見ているね，B 先生！ 左手は基本的にマイクロカテーテルを軽く保持する程度で，ほんの少しだけワイヤープッシュと同時に引いてくる感じだよ．イメージとしては，**力配分はワイヤープッシュ 90% でシステムプルが 10%** の感じ．
- B 医師：Two-hands ならやりやすいですが，four-hands だとけっこう苦労しそうですね，息を合わせるのは．

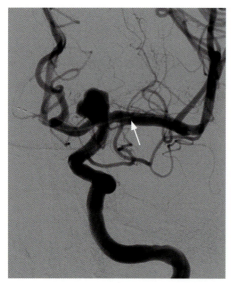

図 7
対側から誘導した Headway 17 に LVIS Jr を誘導した．遠位端を M1 から約 10 mm 弱のところにセットした．

LVIS Jr の短縮率はそれほど大きくないので，ほぼ単純な足し算 + α でよい．

屈曲部の braided stent 留置の最大のポイントは，左手によるカテーテルコントロール！

|I先生| そのとおり．この症例は留置部位がほとんど直線状なので，100％のワイヤープッシュでもよく展開すると思うけど，**サイホンなどの屈曲部に留置する場合は，かなり意識的にシステムプルを同時にやらないと開かない**よ．この辺のコツは Pipeline Flex とまったく同じ．

|A医師| 先生，順調にネック部もカバーして A1 に入りました（図8）．

|I先生| うん，良さそうだね．じゃあ，全部を留置しよう．最後の近位端はしっかりとワイヤープッシュで押し出してください．

|A医師| 置けました．では，デリバリーワイヤーは抜去でいいですね．

|I先生| 抜去してください．では，cone beam CT を撮影しよう．

|A医師| いい感じに置けています！（図9）

|I先生| いいじゃないか，A 先生，バッチリだよ．

> **Pitfall** LVIS/LVIS Jr の最も開きにくい部分は近位端．しっかりとプッシュして押し出す！

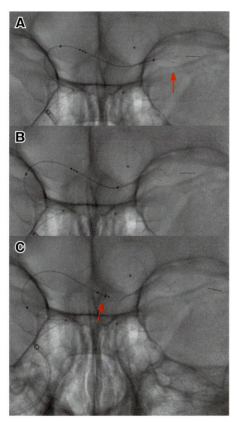

図8　LVIS Jr の展開
A：遠位端（矢印）はシンプルなアンシースで開く．
B：その後は右手のワイヤープッシュ 90％，左手のシステムプル 10％くらいのイメージで展開する．
C：最後の近位端（矢印）は 100％ワイヤープッシュでしっかりと押し出す．

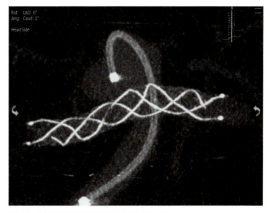

図9　5倍希釈造影剤による CBCT
LVIS Jr が良好に展開されている．

コイル塞栓

A医師 では、コイル塞栓に進みます。動脈瘤の長径が 9.2 mm で短径が 6.7 mm ですから、フレームは 8 mm くらいでしょうか。

I先生 そうだね、この動脈瘤では完全にネックがカバーされているから、少し大きめでも大丈夫だと思うよ。

A医師 では、Axium 3D 8 × 30 mm を入れます。先生、カテーテルを回したので、下向きに入っているせいか、コイルがときどきステントと血管の間から IC に出てくるようです。

I先生 そうだね、では少しカテーテルを抜いてこよう。**抜いてくるときは、ある程度コイルが入っている状態で抜いてくることが重要**だよ。**まったくコイルがない状態で抜去すると、一気に動脈瘤外まで抜けてくることがある**からね。コイルが入っていれば、コイルを軸にして戻すことができるよ。

A医師 なるほど。細かい tips ですね。いただきます。少し抜去しながら、コイルを入れるといい具合にフレームができました。

I先生 いいね。では、少しずつサイズダウンしながら続けてください。

A医師 Axium 3D 6 × 15、6 × 10、6 × 10、4 × 8、4 × 8、3 × 6、3 × 6 が入ったところでカテーテルが出てきました。終わりですね。最終撮影します（図10）。

I先生 いいじゃない、A 先生、きれいに詰まってるよ。比較的大きな動脈瘤をコンパートメントを作らずにきれいに詰めるコツ、なんだかわかる？ B 先生。

B医師 そこがよくわからないんですよ、いつも。

I先生 **コイルサイズ**だよ。コイルを早めにサイズダウンすることがコンパートメントを作る最大の原

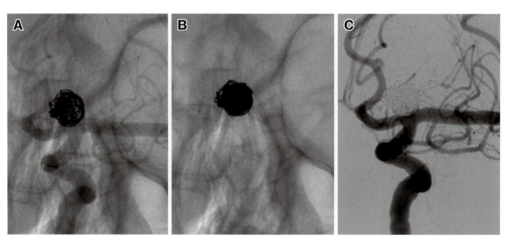

図10　コイル塞栓
A：Axium 3D 8 × 30 によるフレーム形成。途中、カテーテルを少し引き戻して留置した。
B：コイル塞栓終了時。ほぼコンパートメントを形成することなく良好に塞栓された。
C：動脈瘤は完全閉塞している。

因. **抵抗なく入る間は，同じサイズを続けて，抵抗が出てくる場合やカテーテルを大きくキックバックするようになったら一気にツーサイズダウンする**.

B医師 なるほど．だから6 mmを続けて3本入れて，その後4 mmに落としたんですね！

A医師 そうです．結構コイルのサイズは大事ですよ，B先生．

使用デバイス
6Fr ガイディングカテーテル
4Fr セルリアン 125 cm
LVIS Jr 3.5 × 23 mm
Headway17
Excelsior SL-10
Axium 3D 8 × 30 mm, 6 × 15 mm, 6 × 10 mm × 2, 4 × 8 mm × 2, 3 × 6 mm × 2

コイルのコンパートメント（隙間）ができる最大の原因は，早すぎるコイル径のサイズダウン！

2nd 症例 前交通動脈分岐部動脈瘤

術前検討

I先生 2例目も分岐部動脈瘤（図11A）．ちなみに対側のA1はない．

B医師 うーん，これもどちらにステントを置くか迷いますね．右A2か左A2か？ どちらに置けばネックをフルカバーするか，悩みます．

I先生 ちなみにステントは何を使おうか？

A医師 E2かAtlasかLVIS Jrですよね？ うーん，左A2に置くなら，E2は不利ですね．21（内腔0.021 inch）のPrower Select Plusを誘導しないといけないですから．

I先生 ネックをフルカバーするという点でも，closed cellのE2は不利だよね．

A医師 LVIS Jrなら分岐部で大きく膨らませてフルカバーできそうですけど，まだ自信がないです……．

I先生 うん，ここはとっても簡単なNeuroform Atlas（Stryker）を使ってみよう！

A医師 はい．

I先生 では血管径はこんな感じなんだけど（図11B），サイズはどうしようか．

A医師 左A1が2.2 mmで右A2が1.8 mm，左A2が2.0 mmですか．Atlasなら一番小さい3.0 mmしかないですよね？ これでも結構オーバーサイズですが．

I先生 **オーバーサイズでいい**んだよっ！

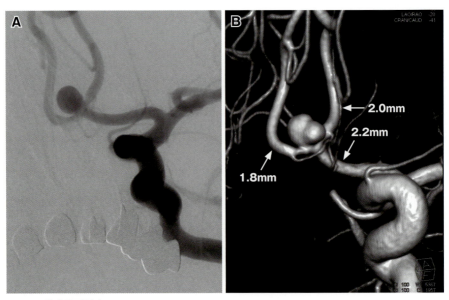

図11 前交通動脈瘤
A：対側A1は低形成で，ネックはAcomと左A1の両方にまたがる．
B：右A2は1.8 mm，左A1は2.2 mmと計測された．

B医師 どういう意味ですか？

I先生 **Atlas を分岐部で使うときはあえてオーバーサイズ気味なものを選択する**んだよ．

A医師 あぁ，なるほど．ステントを herniation させるんですね！

B医師 ステントのヘルニア？？

I先生 **分岐部でネックをフルカバーさせるために，あえて留置する血管の対側に飛び出させる**んだよ．Open-cell の Neuroform Atlas なら，少し大きめのサイズを選択するだけで普通に留置すれば herniation するんだ．

A医師 LVIS みたいに意識的にプッシュ操作を加える難しさはないということですね？

B医師 では，僕に置かせてください．カテーテルはどちらに誘導しましょうか．

I先生 ほぼ分岐部の真ん中に動脈瘤があるので，カテーテルの誘導が簡単なほうでいいよ．

B医師 じゃあ，どうみても右 A2 のほうが簡単ですから，こちらに誘導します．

I先生 では，Excelsior SL-10 を誘導してください．

B医師 ステント留置もコイル塞栓もどちらも SL-10 でいけるんですね！すごいなぁ．

I先生 早くやってっ！

Neuroform Atlas の留置

B医師 はい，では誘導します．うん，僕でも簡単に誘導できました．だって使い慣れてる SL-10 ですもんね．

I先生 では，もう 1 本の SL-10 を瘤内に入れてください．

B医師 カテーテルのシェイピングはどうでしょうか？ストレートですか？

I先生 分岐部動脈瘤はストレートでも入る場合がほとんどだけど，安定させるためにはやはりどこかの壁に支点があったほうがいいよ．この場合，A1 の下壁に支点を作って上向きに挿入するイメージじゃないか？

B医師 なるほど．では緩やかなカーブをシェイプして入れます．なるほど，確かに A1 で支点形成して入りました！（図 12）

I先生 だろ？では，Atlas を誘導しよう．Neuroform Atlas 3.0 × 15 mm です．**同じ SL-10 が入っているから，入れるほうを間違えないように**にね．僕，一度間違えたことがあるから．

A医師 確かに，間違えて瘤内に入ると，いわゆる「ワッフルコーン」というやつになりますね（笑）．

B医師 はい，ではこちらの SL-10 から誘導します．だいたい位置決めはこんな感じですね．SL-10 の 2nd マーカーが紛らわしいですね（図 13）．

I先生 たしかに．ワンマーカーの SL-10 のほうが紛らわしくないね．

ステント留置用とコイル塞栓用に同じカテーテル使用している場合，間違わないように声出し確認！

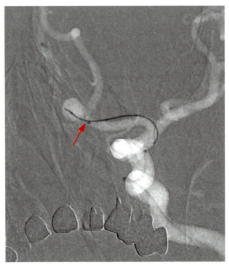

図 12
動脈瘤内に SL-10 を誘導．スチームシェイプしたカーブが A1 下壁（矢印）で支点形成している．

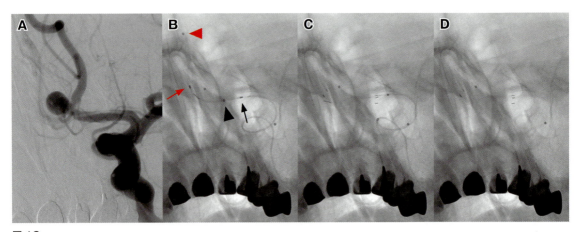

図 13
A：右 A2 に SL-10，瘤内に SL-10 が誘導されている．
B：右 A2 の SL-10（1st マーカー：赤矢頭，2nd マーカー：黒矢頭）に Neuroform Atlas 3.0 × 15mm（遠位端：赤矢印，近位端：黒矢印）を誘導したところ．
C：ステント展開直後．予定どおりの位置に留置できている．
D：デリバリーワイヤー抜去後．

B医師 留置はアンシース手技でいいんですよね？

I先生 そのとおり．普通にデリバリーワイヤーを動かないように固定して，マイクロカテーテルを引いてきてください．

B医師 はい，これなら僕でもできますよ．CAS と同じですからね．はい，置けました．

I先生 では，デリバリーワイヤーは抜いてください．SL-10 も抜去していいですよ，**間違って瘤内の SL-10 を抜かないように**ね．

A医師 確かに間違えて抜去すると大変だ．では CBCT 撮影します．Atlas は何倍希釈ですか？

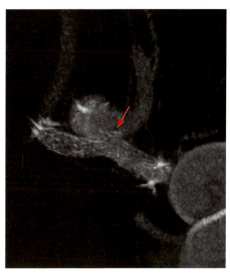

図 14　10 倍希釈造影剤 CBCT
Neuroform Atlas はネック部は左 A2 側に herniate
して（矢印），ネック全長をカバーしている．

- **I 先生**　Atlas は本当に薄いステントなので，10 倍希釈くらいがいいよ．濃い造影剤を使用するとまったく見えない．
- **B 医師**　あぁ，先生，確かに分岐部でいい感じに herniation してますね（図 14）．左 A1 のほうにも広がって（図 14，矢印），ネックは完全にカバーされてるみたいです．
- **I 先生**　だろ？ これが Atlas のいいところ！ 留置操作は特別なことしなくても，広がってくれるし，少しオーバーサイズ選択するだけで herniation もしてくれる．

コイル塞栓

- **B 医師**　では，コイルを入れていきます．フレームは Target 360 soft 6 × 10 mm を入れてみます．
- **I 先生**　うん，ちょっと短めだね．いいよ，どうぞ入れてください．
- **A 医師**　少しカテーテルが深めに入っているのが気になるのですが．
- **I 先生**　さすが，A 先生．ちょっと深めなので，**コイルの最初のループが出てくるときに左手でマイクロカテーテルを少し引き気味**にしてください．右手でコイルを入れて，左手でマイクロカテーテルを少し抜き気味に．
- **B 医師**　やっぱり two-hands ですね，慣れないと難しいですが，息の合わない助手にやってもらうよりは 100 倍マシですね．
- **I 先生**　……．
- **B 医師**　はい，先生，少し抜き気味にしてファーストループが巻きました（図 15A）．このまま全部入れてしまいます．
- **I 先生**　どうだい？ ちょっと短めだから，フレームとしてはもう少しコイルがほしいね？

B医師	長いのに変えますか？
I先生	とんでもない．せっかく1本きれいに入ったんだから，このまま使うよ．2本目はどうする？
B医師	じゃあ，5×10cmくらいでしょうか？
I先生	うん，それじゃあ，コンパートメントを作るな，たぶん．まだ，6mmのコイルがもう1本入りそうだから，同じコイルを入れようよ．
B医師	なんか同じコイルを入れると，1本目のコイルが動いてしまいそうで……．
I先生	大丈夫．ネックはフルカバーされているし，コイルが瘤外に出ることはないよ．ただし，2本目はゆっくり入れてね．1本目のフレームを動かさないように注意して．
B医師	はい，ではTarget 360 soft 6×10cmをもう1本入れます．慎重に，慎重にと．入りました．意外に動きませんね，コイル．同じコイル2つで結構いいフレームになりましたね．
I先生	そうだね．じゃあ，6mmが2本入ったので，ツーサイズくらいダウンしてみようか．
B医師	はい，Target 360 Ultra 4×6を入れます．抵抗なく入りました．
I先生	うん，じゃあ，もう1本同じやつを．

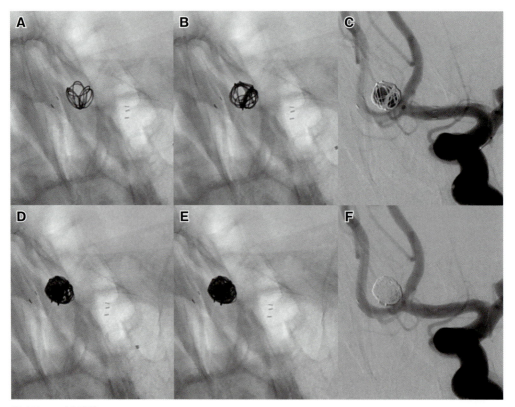

図15 コイル塞栓
A：Target 360 soft 6×10cmでフレーム形成したが，フレームとしてはやや長さ不足の印象．
B：1stコイルを補強するイメージで，同じコイル6×10cmをゆっくりと留置．
C：2本の6×10cmでしっかりしたフレームが形成された．
D：Target 360 Ultra 4×6，4×6が留置された．
E：Target helical nano 11本を留置した．
F：動脈瘤は完全閉塞した．

B 医師 Target 360 Ultra 4 × 6 が入りました．少し最後のほう，抵抗が強くなった感じです．

I 先生 OK，じゃあ，またツーサイズダウンしよう．そろそろ仕上げに入るとして，nano コイルにしようか．

B 医師 はい，では，Target helical nano 2.5 × 4 を入れます．

I 先生 そうそう，その調子だよ，どんどん入れてください．まだカテーテルは十分瘤内に入っているよ．

B 医師 Target helical nano 2.5 × 4，2 × 3，2 × 2，2 × 2，2 × 2，2 × 2，2 × 2，2 × 2．なんと 2 × 2 は 6 本も入りました．

A 医師 ここで 1 mm のコイルというのは入れても大丈夫なんでしょうか？

I 先生 大丈夫だよ．LVIS Jr や Atlas はとてもセルサイズが小さいので，以前のステントみたいに小さいコイルはステント内に出てくるなんてことはない．

B 医師 では，Target helical nano 1 × 2，1 × 2 を入れます．やっとカテーテルが瘤外に出てきました（図 15E）．

I 先生 うん，いいだろう．最後のコイルもきちんと最初のフレームの中に入ってそうだね．じゃあ，離脱して最終造影しましょう．

B 医師 はい，きれいに完全閉塞しました！（図 15F）

I 先生 ばっちりだね，B 先生．

B 医師 はい，この Neuroform Atlas というステント，SL-10 で誘導できるし，留置が本当に簡単で，分岐部の動脈瘤にはばっちりですね．

I 先生 そのとおり，お見事！

Neuroform Atlas や LVIS/LVIS Jr は，ステントセルが小さいため，小径コイルも使用可能．

使用デバイス

Excelsior SL-10
Neuroform Atlas 3.0 × 15 mm
Target 360 soft 6 × 10 mm × 2
Target 360 Ultra 4 × 6 mm × 2
Target helical nano 2.5 × 4 mm × 2，2 × 3 mm，2 × 2 mm × 6，1 × 2 mm × 2

3rd 脳底動脈－上小脳動脈分岐部大型動脈瘤

症例

術前検討

I 先生 さあ，3 例目は一番難しいやつだよ．

A & B えぇー！これですか？ものすごく大きいし，ドームから右 SCA が出てませんか？（図 16A）

I 先生 そう，後ろから見ると，右 SCA はドームから分岐しているよね（図 16B）．この右 SCA をどうやって守るかが最大のポイント．

B 医師 うーん，僕はお手上げです．

A 医師 うーん，まず脳底動脈には絶対ステントが必要ですよね．何を使えばいいだろう？

I 先生 この症例は，脳底動脈は死守しないといけないし，4 本の分枝，つまり両側 PCA と両側 SCA を温存しないといけない．難しいねぇ．まず，脳底動脈に留置するステントは何がいいかな？

B 医師 僕はさっきの症例で Atlas がとても気に入ったんですが……．

I 先生 うん，もちろん Atlas も候補の一つなんだけど，この症例は 20 mm もある大型動脈瘤だから，再開通のことも考えないといけないね．どのステントが再開通は少ないんだろう？

A 医師 エビデンスとしてはないと思うんですが，E2 は血管直線化によって再開通を減らすというのは聞いたことあります．

I 先生 うん，そうだね．ただ，E2 は closed stent だから，脳底動脈に留置して，はたして 4 本の分枝すべてが温存できるかな？

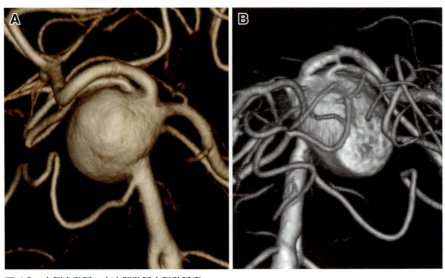

図 16 右脳底動脈－上小脳動脈大型動脈瘤
A：動脈瘤から両側の PCA と SCA が分岐している．
B：裏側から観察したところ，右 SCA は最もネックより離れた部位から分岐しており，この血管を温存できるかが最大のポイント．

A医師　ええ，脳底動脈とどちらかの PCA は温存できても，他の分枝は危なそうですね．

I先生　ここはやはり，フローダイバータに最も近い LVIS (Blue) だよ．留置の仕方次第で，途中のネック部分は大きく膨らませて，もしかしたら 4 本すべての血管を守れるかもしれないよ！

A医師　なるほど．血管径はこんな感じですが，サイズはどうしましょう？（図 17）

I先生　できるだけ，ネック部で大きく膨らませるためには，大きなステント径がほしいけど，**大きなステントを小さい血管で展開するのは難しい**からね．

B医師　それ，聞いたことあるんですが，よくイメージが湧きません．

I先生　また，Pipeline のときにも説明するけど，braided stent の機械的特性なんだ．**Braided stent はジャストサイズの血管で最も展開しやすく，小さすぎると開かない，大きすぎると浮いてしまう．**

A医師　適正なステント径が重要なんですね．LVIS だと，5.5，4.5，4.0，3.5 mm がありますが……．

I先生　まず留置する血管は右 PCA から脳底動脈でいいかい？

A医師　そうですね，それが一番留置しやすそうですし，十分広がれば 4 本の分枝が保護できそうですが．

I先生　うん，そうだね．右 PCA が 1.8 mm，脳底動脈は約 3.0 mm だね．そして，ネック部分を見てください．脳底動脈から十分にステントが膨らんだとして，4.5 mm くらいは広がらないと，左 PCA や左 SCA の起始部まではステントが広がらないね（図 18）．

A医師　でも，4.5 mm でも右 SCA までは届きそうにないですよ．

I先生　そうだね，じゃあ，5.5 mm を使う？

A医師　うーん，正直，わかりません．

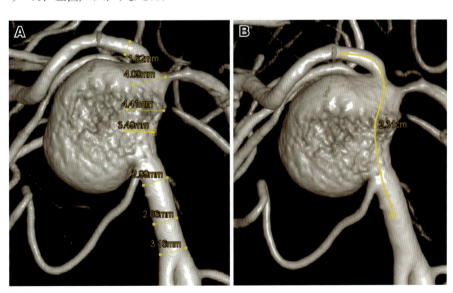

図 17
A：ステント径の選択．ネック部分で右 SCA 起始部まで膨らませるためには約 4.5mm のステント径が必要だが，遠位端が留置される右 PCA は 1.6mm と血管径が小さい．
B：ステント留置長の選択．単純な計測で 23mm となるが，ネック部分で大きく膨らませて著しく短縮するため，最も長い 32mm を選択した．

I先生　確かに5.5 mmをうまく広げることができれば，4本の分枝すべてを直接ステントで守れそうだけど，1.8 mmの血管で5.5 mmのbraided stentを広げる自信は正直，僕もないな．

A医師　じゃあ，4.5 mmですか？

I先生　うん，4.5 mmにしよう．ただし，4.5 mmでは右SCAが守れない可能性あるから，**万が一のために右SCAにSL-10を入れておいたら**どうだろう？

A医師　なるほど，SL-10を入れておけば，いつでもAtlasを置くことができますね．

B医師　先生，Headway17を右SCAに入れておいて，LVIS Jrを置く選択肢はないですか？

I先生　なるほど．ただし，LVIS Jrの近位端はどこに置く？

B医師　？？

I先生　**Braided stentの最大の欠点は短縮（foreshortening）**だよ．つまり，近位端の位置決めを正確に決めるのは非常に難しいんだ．

B医師　なるほど．では，最初に置いたLVIS（Blue）の中からHeadway17を右SCAに入れて，LVIS（Blue）とLVIS JrのY-stentingというのはどうでしょう？

I先生　なるほど．B先生の妄想もなかなかだね．その場合，大きく膨らませたLVISのメッシュを通してHeadway17を右SCAに通すのは，とんでもなく難しいよ．

B医師　どうしてですか？

I先生　**大きく膨らませたLVISは，同時にメッシュも非常に細かくなる**．専門的に言うと，金属被覆率（metal coverage rate）は高く，有孔率（porosity）は非常に低い．つまり，フローダイバー

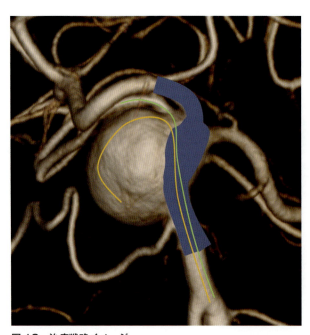

図18　治療戦略イメージ
右PCAから脳底動脈にLVISを留置する前に，右SCAと動脈瘤内にSL-10を留置．LVISはネック部で大きく膨らませて右SCAをカバーするように留置するが，カバーできなかった場合は，右SCAにもう1本ステントを留置することとした．

Braided stentは大きすぎても小さすぎてもダメ．ジャストサイズが一番いい！

メッシュの細かいLVIS（Blue）はtranscellでのカテーテル誘導は非常に難しい．

タみたいなメッシュになるので，ここをカテーテルを通すのは至難の業なんだよ．

B医師 なるほど，妄想でしたね……．

I先生 それから，できれば**ステントがオーバーラップする形のY-stentingはやりたくない**．抗血小板薬減量時の血栓塞栓症が不安だろ．

A医師 なるほど，わかりました．だから，LVISをまず置いて，右SCAがカバーできなければ，Neuroform Atlasを**先に留置したLVISとオーバーラップさせない形で**右SCAに留置するという戦略なんですね．

セットアップ

B医師 わかりました．ではセットアップはどうしましょうか？

I先生 マイクロカテーテルは同時に3本入ることになるから，両側VAにガイディングが必要だね．左VAのほうが太いので，左VAに7Fr，右VAは5Frでどうだい？

B医師 わかりました．では，両側大腿動脈穿刺で始めます．

A医師 右VAに5Fr，左VAに7Frガイディングカテーテル入りました．

I先生 じゃあ，まず，右PCAにHeadway21を入れましょう．

A医師 右PCA入り口にガイドワイヤーはかかるんですが，押し込むと瘤内に逃げてしまいます（図19A）．

I先生 うん，ガイドワイヤーは大きなRで右PCAの最初のカーブにはめ込むイメージで誘導しよう．そうそう，15 mmくらいの大きなRだよ．

A医師 あ，なるほど，たしかに右PCAに15 mmのカーブがはまりました．

I先生 そのままガイドワイヤーを押し込むと，また瘤内に入るので，そのまま保持してください．**ガイドワイヤーを保持したまま，Headway21をPCA起始部までゆっくり上げて**．

A医師 PCA起始部まで来ました．

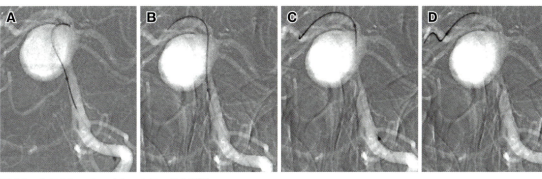

図19 右PCAへのマイクロカテーテル誘導
A：ガイドワイヤーのカーブのR（曲率半径）が小さいと，押したときに瘤内に逃げる．
B：大きなRの場合，右PCAの第1カーブまでワイヤーを「はめる」ことができる．
C：いったん右PCA起始部までマイクロカテーテルを慎重に追従させて，支持性を得る．
D：マイクロカテーテルの支持性を得ながら，ガイドワイヤーを押し込むとPCA末梢まで誘導できる．

| I先生 | うん，そしたら，**そのままガイドワイヤーを押し込んで**ください．マイクロカテーテルがPCA起始部まで来ているので，瘤内には逃げないと思うよ．
| A医師 | ほんとだ，押しただけでPCA遠位に入りました．
| I先生 | ちょっとしたコツだけどね．大きな動脈瘤の遠位を取るコツだね．
| B医師 | なるほど．いつも簡単に上げてるけど，そんなところにtipsがあるんですね．
| I先生 | では，続いて，右SCAにSL-10を上げてください．
| A医師 | 上がりました．
| I先生 | そしたら，最後に右VAのガイディングから動脈瘤内にSL-10を上げよう．2ndマーカーが瘤内に入らない程度に巻いてください．
| A医師 | はい，OKです．3本すべてのマイクロカテーテルが入りました（図20）．爽快ですね！

LVIS 留置

| I先生 | では，いよいよLVIS留置だね．LVIS（Blue）4.5×32 mmです．
| A医師 | 一番長いやつですね．留置予定長は23 mmと計測されてますが……．
| I先生 | うん，**ただネック部分でできるだけ膨らませるので，大きく短縮**するよ．長めがいいんじゃないかな．多少，近位端が手前に来ても，脳底動脈はまっすぐな血管だからあまり問題にならないよ．内頚動脈でサイホンのカーブにかかるのは問題だけどね．
| A医師 | はい，わかりました．では，遠位端から開いていきます．
| I先生 | ほら，遠位のフレアエンドは開いたけど，このカーブで開いてないね（図21A）．
| A医師 | はい，やっぱりダメですか……．

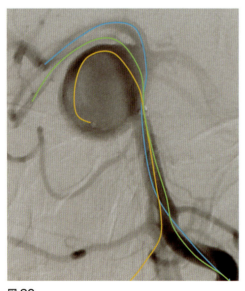

大型動脈瘤の遠位へのアクセスは，ガイドワイヤーを遠位血管の第1カーブまではめこむような大きい曲率半径を作る！

LVIS（Blue）の短縮率は非常に大きいため，大型瘤のネック部で予想以上に短くなる！長めの選択がベター．

図20
右PCAにHeadway21（青），右SCAにSL-10（緑），瘤内にSL-10（黄）が留置された．

脳動脈瘤の血管内治療 — ④ステントアシストテクニックの応用　**3章**

I先生：大丈夫．少しシステムプルをしてカテーテルを小弯側に持ってきながら，右手でワイヤープッシュしてください．そう，開いた！

A医師：はい，開きました．

I先生：では，そのままネック部分まで展開して．

A医師：はい，来ました．

I先生：さあ，ここからネックだよ．しっかりと右手でワイヤープッシュしてLVISを膨らませてください．そうそう，どんどん膨らむね．ちょっとここで造影してみて．

A医師：はい，よく広がっています．正面像で見る限り，左のPCAとSCAのとこまでは広がっているようです（図21D）．

 使用するステントの視認性能によって，Cone beam CT の造影剤濃度が異なる（補講参照）．

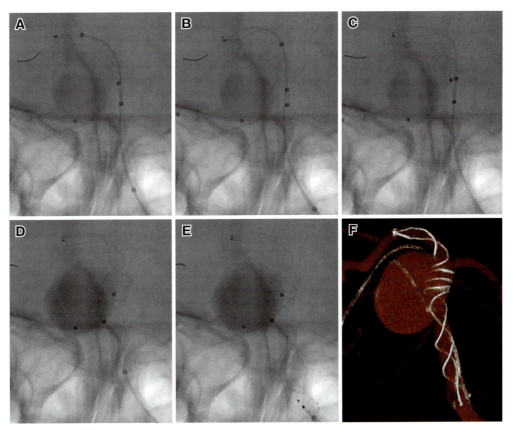

図21　LVIS展開
A：遠位端をアンシースで留置したが，開いていない．
B：ワイヤープッシュ操作を加えると，遠位端が開いたが，PCA のカーブ部分で開いていない．
C：システムプル操作でカテーテルを小弯側に戻して，ワイヤープッシュするとPCA全体で開いた．
D：ネック部分ではさらに強くワイヤープッシュ操作を加えて，大きく膨らませた．
E：近位端を脳底動脈内で展開した．
F：5倍希釈造影剤によるCBCTでは，LVISがネック部で大きく膨らみ短縮している様子がわかる．

改訂2版「超」入門 脳血管内治療　155

| I 先生 | はい，では，そのまま近位側を展開してください．
| A 医師 | はい，留置できました．では，CBCT を撮影してみます．LVIS は何倍希釈造影剤ですか？
| I 先生 | 5 倍希釈造影剤で撮影しよう．
| A 医師 | 先生，きれいに広がっています（図 21F）．
| I 先生 | そこじゃなくて，axial で 4 本の分枝をカバーできたかをよく観察して．
| A 医師 | はい，左 PCA は完璧ですね（図 22A）．左 SCA もカバーできています（図 22B）！ 問題の右 SCA ですが……（図 22C）．
| I 先生 | うん，ぎりぎりだけどカバーできなかったね，残念．でも，大丈夫．右 SCA には SL-10 が入っているから，いざとなれば Atlas を置けるからね．バッチリだよ，A 先生．

コイル塞栓

| A 医師 | はい，では，コイルを入れていきます．フレームはしっかり作りたいですね．
| I 先生 | そうだね，1 本目はしっかりとしたフレームを形成したいから，シェイプメモリのしっかりしたコイルを入れておきたいね．
| A 医師 | なにがいいでしょうか？
| I 先生 | Target XXL，Target XL，Hydroframe18，Micrusframe くらいかな……．
| A 医師 | XXL は Exelsior 1018 でないと入りませんし，XL は 12 mm までですね．
| I 先生 | Micrusframe S 12 × 40 cm はどうだろうね．少し小さめだけど，カテ先はいま下側にあるから，上側の右 SCA の部分にはかからないフレームにならんかな？
| A 医師 | はい，入れてみましょう．脳底動脈にステントが入ってますが，脳底動脈までコイルがきますね（図 23A）．
| I 先生 | うん，当然 LVIS の外側の脳底動脈の部分にはコイルが入ってくるね．脳底動脈本幹自体は LVIS で確実に保護されているし，LVIS の中にコイルが出てくることはないので，大丈夫と思うけど，巻き直してできればネックラインをあまりはみ出さないフレームを作ってみて．

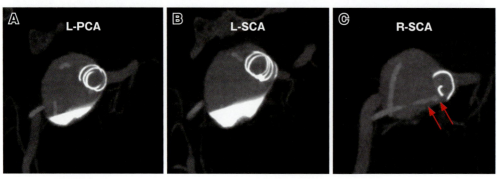

図 22　5 倍希釈造影剤 axial image
A：左 PCA 起始部はステントで完全に保護されている．
B：左 SCA 起始部も完全に保護されている．
C：右 SCA 起始部（マイクロカテーテルが入っている）はステントによる保護は不十分と判断した．

（何度か巻き直しをして）

A医師 なんとかフレームらしいのができました（図23B）．

I先生 いいんじゃない？ コイルは上から下に入っているから，上側の部分はカテーテルが抜けてきたら塞栓できるので，ここはこれくらい空いててもいいと思うよ．

A医師 中は何を入れましょうか？

I先生 大きな動脈瘤の中を詰めるのは，Axiumがいいかな．離脱が早いし，コイルのシェイプメモリは非常に弱いので，フレームを壊しにくいからね．

（Axiumコイルを10本挿入）

A医師 だいぶ詰まってきましたよ，先生．

I先生 撮影してみて．

A医師 うーん，いいと思うんですが，やはり右SCAは不安ですね（図23C）．

I先生 そうだね，じゃあ，Neuroform Atlasを留置しよう．

B医師 先生，LVISを置いた直後にAtlasも留置しないんですか？

I先生 うん，いい質問やね．あわよくば最初のLVISだけで右SCAが残ってくれないかなという「スケベ心」かな……．

B医師 意味がわかりません．

I先生 うん，なんとなく，ある程度コイルが入ってから留置したほうがAtlasの収まりがいい気もするしね．

A医師 なんとなくわかります．近位端は動脈瘤の中に留置されることになるので，なんとなくコイルがある程度入ってからのほうが動きにくいというか，そんな感じですか？

I先生 そうだね．まあ，LVISの直後に置いてもいいけど，近位端は固定されずに動脈瘤の中にぶら

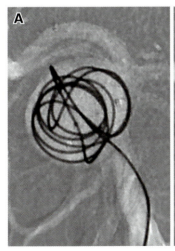 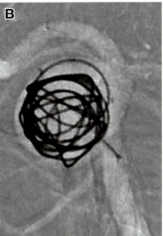 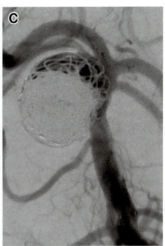

図23
A：Micrusframe S 12×40cmを留置途中．ステント留置された脳底動脈のステント外のスペースにコイルが出てくる．
B：何度か巻き直して，脳底動脈にはかからないフレームを形成した．
C：コイルを10本挿入後の撮影．少しずつ右SCA起始部近傍までコイルが入ってきたため，2本目のステントを右SCAに留置することとした．

ぶらと浮いている可能性があるからね.

A医師 では，右SCAにNeuroform Atlas 3.0 × 15 mmを置きます．近位端はLVISと重なるか重ならないかぐらいのところでよいですか（図24）？

I先生 そうだね．

A医師 簡単に置けましたよ，やっぱりAtlasは簡単ですね．

I先生 近位端の位置決めが重要なところではNeuform Atlasはベストだね．では，どんどん詰めていってください．

（引き続きコイルを挿入）

A医師 だんだんとドームの上部分にコイルが入ってきました．右SCAの近くにもループが入っていきますね．

I先生 右SCAはステントが守ってくれるはずと信じるしかないね．

（引き続きコイルを挿入）

A医師 先生，合計30本のAxiumコイルが入りました．動脈瘤は完全に閉塞していますし，右SCAもきれいに描出されています．まだカテーテルは中にありますが，コイルはまだ追加しますか？

I先生 うん，あとはLVISの再開通抑制効果に期待しようか．なんといってもフローダイバータに一番近いステントだからね．

A医師 では，カテーテルを抜去します．

I先生 では，最後の撮影をしてください．

A医師 はい，動脈瘤はきれいに閉塞しています．4本の分枝もきれいに通っています（図25）．

I先生 いいだろう．難しい症例だったけど，やはりステントがなければ治療できない動脈瘤だったね．

A&B はい，勉強になりました！

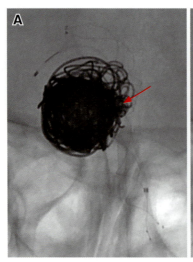 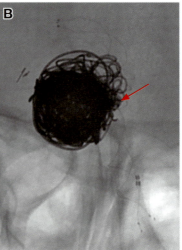

図24 Neuroform Atlas 留置
A：Neuroform Atlas 3.0 × 15mmを右SCAに留置していたSL-10に挿入．近位端（矢印）は先に留置したLVISと重ならない程度に位置決めした．
B：留置直後．短縮することなく，予定どおりの位置に近位端を留置できた．

脳動脈瘤の血管内治療 — ④ステントアシストテクニックの応用　**3章**

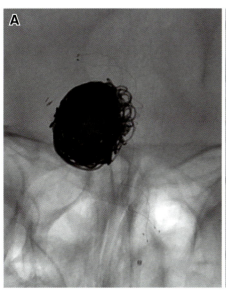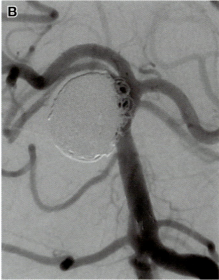

図25
A：右PCAにLVIS、右SCAにNeuroform Atlas、合計31本のコイルが留置された。
B：動脈瘤は完全閉塞し、すべての分枝は温存された。

使用デバイス
5 Fr ガイディングカテーテル
7 Fr ガイディングカテーテル
Headway21
LVIS (Blue) 4.5 × 32 mm
Micrusframe S 12 × 40 cm
Axium 30本
Neuroform Atlas 3.0 × 15 mm

1　Cone Beam CT の造影剤濃度　　補講

　透視では見えにくいステントの描出はcone beam CTで可能だが、その際に使用する造影剤濃度によりステントの描出能力は大きく変わる。基本的には「見えやすいステントは濃い造影剤、見えにくい造影剤は薄い造影剤」を使用すると、血管とステントの両方が描出しやすい。筆者らの施設の使用している造影剤濃度は下記のとおり。

表2　造影剤濃度

	金属	造影剤（注1）
Pipeline Flex	プラチナタングステンワイヤー コバルトクロム合金ワイヤー	3倍希釈
FRED（未承認）	ナイチノールワイヤー タンタルワイヤー	5倍希釈
LVIS (Blue)/LVIS Jr	ナイチノールワイヤー タンタルワイヤー	5倍希釈
Enterprise VRD2	ナイチノール	7倍希釈
Neuroform Atlas	ナイチノール	10倍希釈

注1　希釈前の造影剤はすべてヨード濃度300

3章 脳動脈瘤の血管内治療

⑤母血管閉塞術

1 母血管閉塞

予習

　動脈瘤の血管内治療は，瘤だけを閉塞して母血管を残す瘤内塞栓術（endosaccular embolization）と，瘤と母血管を一緒に閉塞する母血管閉塞術（parent artery occlusion：PAO）に分類される（図1）．「母血管閉塞術」と「血管内トラッピング（endovascular trappingまたはinternal trapping）」はほぼ同義語だが，血管内トラッピングでは病変の近位と遠位の正常部分を閉塞して，その間の病変部をはさみうちにして閉塞させるという意味合いが強い．例えば，圧迫症状のある巨大動脈瘤などでは，あえて動脈瘤自体にコイルをあまり入れずに近位と遠位をしっかりと閉塞して，トラッピングの形にする（図2）．解離性椎骨動脈瘤では，母血管自体が病的部位なので母血管閉塞を行うが，解離部分を残さず閉塞するためには，両端の正常部まで閉塞する必要がある．当然，母血管閉塞を行うためには，側副血行の有無を見るためにballoon occlusion test（BOT）が必要となるが，多少なりとも意識障害

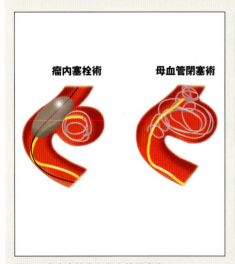

図1　瘤内塞栓術と母血管閉塞術
瘤内塞栓術は母血管を残すが，母血管閉塞は瘤と母血管を一緒に閉塞する．

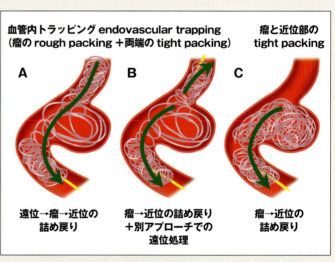

図2　さまざまな母血管閉塞術

160　改訂2版「超」入門 脳血管内治療

脳動脈瘤の血管内治療 — ⑤母血管閉塞術　**3章**

を伴う急性期病変では正確な評価が困難なので，省略することが多い．その場合は，対側椎骨動脈，前交通動脈，後交通動脈の発達程度を DSA で確認する．

　母血管閉塞の方法には，単純に病変部遠位から近位に「詰め戻る」方法，病変部から近位に詰め戻り，病変部遠位は他の血管からのアプローチで処理する方法，病変部自体をしっかりと閉塞して近位に詰め戻る方法などがある（図2）．親血管のどの部位が病的部位かを診断することが重要である．

2　周術期管理　予習

　母血管閉塞術の最も多い合併症は，血栓塞栓症である．

　術前から抗血小板薬を投与する．通常，抗血小板薬2剤を術前5日前から開始し，術後1〜2カ月かけて1剤ずつ中止する．急性期症例の場合は，母血管閉塞成立後に投与開始する．

　術中はヘパリン投与により ACT 200〜250秒程度を維持し，母血管閉塞開始後はガイディングカテーテルからの造影手技も行わない．ガイディングカテーテルの生食フラッシュにも十分注意する．

　母血管閉塞では，術後も抗凝固療法を行うことが多い．特に，VA 系では，母血管閉塞部位遠位の穿通枝の閉塞を術後に起こすことがあり，遠位部の急激な血栓化を避けるため，ヘパリン持続投与を行っている．術直後はヘパリン 15,000〜20,000 単位／日から開始し，1週間かけて段階的に中止する．

1st　母血管閉塞：VA 破裂脳動脈瘤　症例

母血管閉塞術

I先生　今回は母血管閉塞術について学ぼう．症例はくも膜下出血で発症した椎骨動脈瘤（VA aneurysm）だ（図3）．近位部に VA の狭窄所見もあり，家族の話では1週間前から後頚部が痛いと言っていたそうだから，解離性動脈瘤の可能性が高い．どう治療する？

A医師　解離性動脈瘤の場合は，瘤状の拡張部分と狭窄部分の両方とも解離によるものなので，両方を閉塞する必要があります．血管内治療で母血管閉塞術（または血管内トラッピング）を行います．

I先生　よろしい．この症例はどう治療する？

A医師　対側 VA がほぼ病変側と同径なので，BOT はできませんが母血管閉塞は可能だと思います（図4）．まず，両側大腿動脈アプローチで，両側 VA にガイディングカテーテルを誘導します．

I先生　そのとおり．じゃあ，なぜ両側アプローチ？

改訂2版「超」入門 脳血管内治療　161

B医師 閉塞した後，対側からの側副血行を見るため……ですか？

I先生 違う！ もちろん，閉塞後に対側からの造影をするが，閉塞後の造影であれば治療中の対側VAのカテーテル留置は不要だね？ **母血管閉塞術で最も注意すべき合併症は血栓症だ！ 母血管閉塞を開始すると，原則として病変側ガイディングカテーテルからは造影できない**（図5）．コイルが充填されていくと，特に母血管閉塞完成直前，コイルの間に血栓ができ始める．側副血行によりコイル塊の近位と遠位で圧較差がなくなると，一気に血栓ができて閉塞する．この閉塞直前のタイミングで，病変側ガイディングカテーテルからの造影は大量の血栓を遠位に飛ばすリスクがある．もちろん，造影をしなくても血流は順行性に流れているので，遠位塞栓予防のために，病変側のガイディングカテーテルはバルーン付きを使用して，コイル塞栓中は proximal occlusion を併用することもある．

今日は，病変側（左）に6 Fr ガイディングカテーテルを誘導してマイクロカテーテルを誘導，対側（右）は造影用の4 Fr 診断用カテーテルを留置する．ガイディングカテーテルだけでなく，留置した4 Fr 診断用カテーテルもヘパリン生食の還流を忘れない（図5）．

マイクロカテーテルの誘導

A医師 先生，左VAにガイディングカテーテルが誘導できたので，マイクロカテーテルを進めます．

I先生 OK，では，どこから詰める？

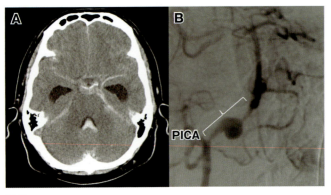

図3
A：水頭症を伴ったくも膜下出血．
B：左椎骨動脈撮影，左PICA分岐部とVA合流部の間の解離性動脈瘤．

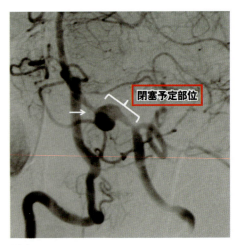

図4
右椎骨動脈撮影，動脈瘤遠位部の椎骨動脈合流部直前に前脊髄動脈を認める（→）．

Tips 母血管閉塞術で最も注意すべき合併症は血栓症であり，コイル塞栓中盤以降の同側からの造影は禁忌！

A医師	この症例の場合，動脈瘤遠位の VA は正常に見えますので，動脈瘤本体から近位に詰め戻っていきます．
I先生	この症例で，動脈瘤遠位を閉塞させるかどうかは意見が分かれるところだが，**VA 合流部に近いほど，脳幹への穿通枝が多く出る**ことを知っておく．DSA ではっきりと識別できるほどの穿通枝がある場合は，遠位側の閉塞は避けたほうがいいだろう．この症例の場合は，動脈瘤が破裂しているので，動脈瘤自体はしっかりと閉塞させる必要がある．動脈瘤近位の狭窄部分は解離腔の entry point なのでしっかりと閉塞しておかないと再発する．動脈瘤遠位側はやや狭窄が見られるが，前脊髄動脈が分枝しているため，この部分の閉塞はリスクが高い（図4）．この症例では，動脈瘤から近位側に詰め戻り，PICA 起始部遠位まで閉塞すればよいだろう．
B医師	図2C のパターンですね．
I先生	手技的には，図2C は図2A，B に比べると容易だ．なぜだかわかる？
A医師	図2A は正常部分から正常部分まで閉塞ですよね？正常部分の閉塞が難しいということですか？
I先生	そのとおり．図2C はコイルの巻き始めが動脈瘤内だから，コイルが移動することなく巻きやすい．一方，正常部から巻き始める場合，コイルが引っかかる場所がないので，非常に巻きづらい．すぐに遠位側へ移動するし，一つ間違えば遠位側にコイルを飛ばすこともあり得る．
B医師	たしかにそうですね．何もない正常血管でコイルを留めるのは難しいです．
I先生	正常部での巻き方のコツは補講①で学ぼう．今回は動脈瘤からの詰め戻りなので，まず動脈瘤内で frame を作って中を詰めていこう．

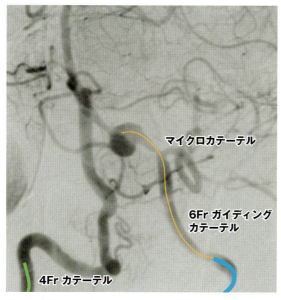

図5 使用システム
左（病変側）に 6Fr ガイディングカテーテル（マイクロカテーテル誘導用），右（対側）に 4Fr 診断用カテーテル（造影用）を留置，いずれのカテーテルも必ずヘパリン生食で還流する．

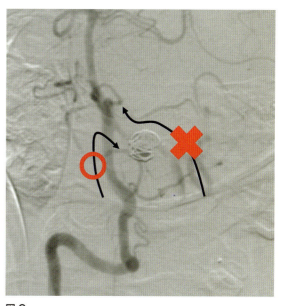

図6
術中は対側からの造影で確認する．病変側からの造影（×印）はコイル内の血栓を遠位に塞栓させるリスクが大きいので禁忌．

A医師　では，動脈瘤内で GDC 18-360° 8 × 20 で frame を作ります．Frame を確認するために，一度造影します（図6）．カテーテル先端が frame よりも近位に出てしまいました．

B医師　ガイドワイヤーで入れ直しですね？？

I先生　まだ，コイルを離脱していないので，**コイルの尾部をガイドワイヤー代わりにして，マイクロカテーテルを進める**（図7）．

A医師　なるほど，簡単に frame 内にカテーテルを戻すことができました（図8）．

I先生　このコイルでカテーテル位置を戻すテクニックは，当然ながらコイルの離脱をすると使えないので，離脱前にカテーテル位置を確認すること．

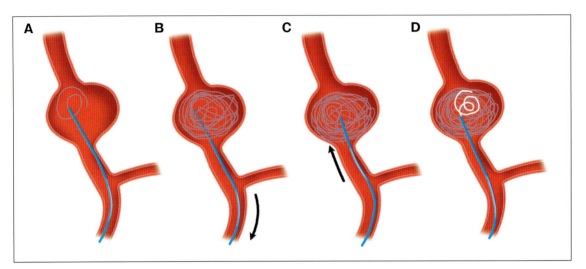

図7
A：コイル留置開始．
B：コイルによりカテーテルが近位に押し戻される．
C：離脱前にコイルを少し引きながらカテーテルをコイル塊の中に戻す．
D：離脱後，2本目のコイル挿入．

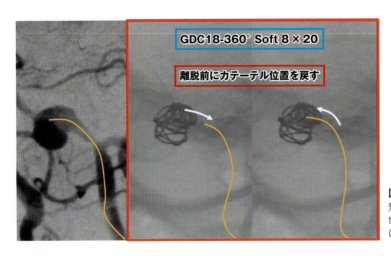

図8
短い距離で PAO を完成させるためには tight packing が必要不可欠．コイル離脱前にカテーテルをコイル内に戻す．

脳動脈瘤の血管内治療 — ⑤母血管閉塞術　**3章**

A医師　Tight packing するコツの一つですね．

I先生　できるだけ短い距離で閉塞を得るためには，tight packing は非常に重要だ．コイルを巻いていくと，カテーテルが近位側に押し出されてくるので，**離脱前にカテーテル先端はもう一度コイル塊の中に戻すことを繰り返す**（図7，8）．

母血管閉塞の完成

I先生　では，frame 内をやわらかめのコイルで詰めていこう．

A医師　TRUFILL DCS ORBIT 6×15，6×15 で挿入します．**Frame を巻いた後は，病変側からの造影をせずに対側から撮影**します（図9A）．対側 VA からの造影で動脈瘤内と動脈瘤近位の VA がまだ描出されます（図9B）．

I先生　この調子でカテーテル位置に注意しながら，frame 内を充填しよう．カテーテルが押し戻されたら，その都度，離脱前に frame 内に戻す．

A医師　だいたい frame 内がすき間なく充填できて，コイルを挿入するのに少し抵抗が出てきました（図9C）．対側 VA からの造影で，動脈瘤と動脈瘤近位の描出が消えました！

I先生　いいだろう．では，カテーテルを少しずつ戻しながら，動脈瘤と PICA 分岐部の間を閉塞しよう．

A医師　ORBIT 4×10 で PICA 分岐部まで巻きました（図9D）．

I先生　では，もう一度，対側 VA 撮影で母血管閉塞の完成を確認してから，慎重に同側 VA 撮影を行う．

A医師　左 VA は PICA terminal のかたちとなって，母血管閉塞が完成しました．

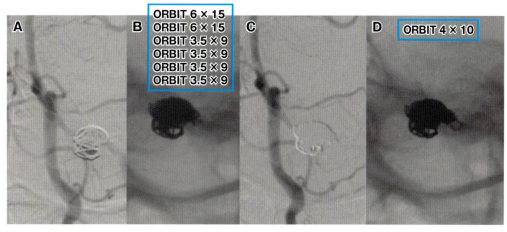

図9

PAO のコイル選択

Framing したあとは，やわらかく1次コイル径が大きなコイルを使用して，tight packing を心掛ける．

I先生 術後は，血栓塞栓症を起こさないように抗凝固療法を忘れないこと．この症例のように盲端 (stump) ができている場合 (図10) は，この部分が急速に血栓化することがあるので，術後管理は通常の瘤内塞栓術よりも気を遣う．術後48時間は**ヘパリン 15,000～20,000 単位／日を持続投与**する．ACTは約200秒を目標とする．その後，2日間は10,000単位／日（ACT 150～200秒），最後の2日間は5,000単位／日（ACT 150秒以下）．母血管閉塞の最大の合併症は血栓症！

B医師 抗血小板薬はどうしますか？

I先生 急性期症例なので，術後翌日からアスピリン100 mgを開始，約1～2カ月で中止してよい．

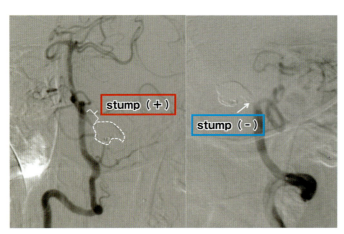

Tips
PAO完成後は盲端の急激な血栓化を防ぐために，抗凝固療法を行う．

図10
動脈瘤内と近位部のコイル（破線）により，対側VAGでPAO完成を確認後に，同側VAGを行う．VA合流部とコイル塊の間に盲端（stump）があるため，術後は抗凝固療法を厳重に行う．

使用デバイス

6Fr Envoy/STR
4Fr 診断用カテーテル
GDC 18-360° Soft 8 × 20
TRUFILL DCS ORBIT 6 × 15 × 2本
TRUFILL DCS ORBIT 3.5 × 9 × 4本
TRUFILL DCS ORBIT 4 × 10

1 母血管閉塞術のコイル選択とstump処理（図11，12）　補講

　本症例のような動脈瘤内から詰め戻るかたちの母血管閉塞術（図2C）は，手技的には容易である．一方，図2Aのような，正常血管部位から病変部を経由して，正常血管部位まで閉塞するかたちの母血管閉塞術は病変部遠位の盲端部が少ないという点で理想的であるが，手技的には難易度が高い．最も遠位部の部分を最初にコイル塞栓しなければならず，コイルを遠位にmigrationさせるリスクがあるためである．しかも，この部分は正常血管であるため，コイルを血管内にアンカーさせることが難しい．図11のように，正常血管部位でコイルを巻く場合は，直線部ではなく屈曲部を利用してコイルをアンカーさせる，血管径よりも大きな3Dコイルでframingするなどの工夫が必要である（図12）．Framingには，GDC18-360°やMicroPlex Complex 18などをよく用いる．Frame内のfillingには，やわらかいbare coil（Galaxy, Axium, Target softなど）やHydroCoilも有用である．ただし，遠位部の処理はPAOが完成してから，他の血管からのアプローチで行うことも可能なので（補講②：図13），あまりこだわる必要はない．重要なことは，病変部（動脈瘤）でtight packingしてPAOを完成するのではなく，近位部の正常部位で完全に閉塞させることである．

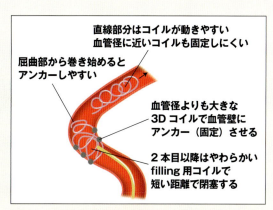

図11　母血管閉塞時の適切なコイル選択とコイル位置

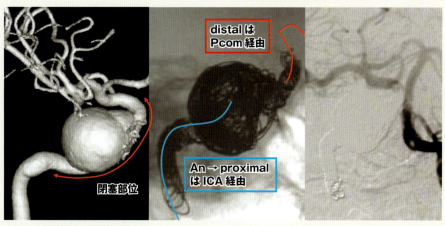

図12

2　直達手術と組み合わせた母血管閉塞術（図13, 14）

　BOTで耐性（torelance）がない場合，何らかのバイパス手術を併用することが必要となる．この場合の問題点は，①直達手術と血管内治療のどちらを先行させるか，②2つの治療の間隔をどれくらい空けるか，③血管内治療の際の抗血小板療法・抗凝固療法の管理，などである．われわれは，バイパス手術を先行させている．Low-flow bypassの場合は，1週間以内に血管内治療によるPAOを行う．Flow demandがない状態で期間を空けすぎると，閉塞する恐れがある．Low-flow bypass後2～3日経過したら（PAO前3～4日前），抗血小板薬2剤の投与を開始する．PAOの手技中は通常どおりのヘパリン管理を行い，術後は抗凝固療法を行わずに，抗血小板療法のみ継続する．術後の過度の抗凝固療法は，硬膜外・硬膜下血腫などのリスクを高めるので注意する．

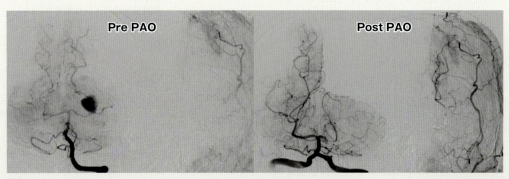

図13

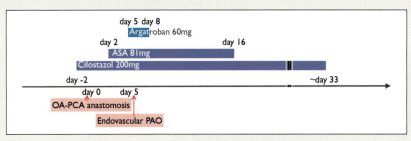

図14

●チェックポイント

- □　術中の遠位血栓症を防ぐためには？
- □　瘤内塞栓術との術後管理の違いは？
- □　PAOのコイル選択は？
- □　直達手術と組み合わせる場合，抗血小板・抗凝固療法のタイミングは？

3章 ● 脳動脈瘤の血管内治療

⑥ フローダイバータ

1st 症候性海綿静脈洞部内頚動脈瘤　症例

フローダイバータとは？

I先生：今日はいよいよフローダイバータだ．
A医師：わくわくします．
B医師：難しいって聞いていますが，どうでしょうか？
I先生：たしかにこれまでの治療とはまったく違うという意味では，最初は難しいと思うが，慣れるとコイル塞栓術よりはるかに簡単だよ．
A&B：本当ですか？
I先生：ラーニングカーブもコイルより早いと思う．ポイントはステントサイズの選択とステント留置手技だね．ここはこれまでの手技とはまったく違う．

術前検討

I先生：今日の症例は外転神経麻痺で発症した海綿静脈洞部内頚動脈瘤だ（図1）．
B医師：大きいですね．
A医師：これをコイル塞栓しようとしたら，かなり大変な手技ですね．
I先生：うん，たしかに大きいが，フローダイバータ治療の場合は，動脈瘤の大きさよりも母血管をよく観察してほしい．
A医師：どんなポイントに注意したらよいのですか？
I先生：まず，ネック径だ．**ネック径が大きいほど，留置手技は難しくなる**．8 mm を超えるかどうかが一つの目安だよ．それから，母血管径．**母血管が 5 mm を超えると，そもそも Pipeline Flex では十分な密着が得られない可能性**がある．また，**動脈瘤の遠位側と近位側で著しい血管径差**がある場合もステントサイズの選択が非常に難しくなる．**血管径差は 2 mm を超えるかどうか**が一つの目安だね．他には，動脈瘤による**母血管圧排による扁平化や狭窄**がないかどうかをよく観察する．このような部分では展開が難しい．

A医師　この症例は動脈瘤ドームは非常に大きいですが，意外にネック径は小さいですね（図1A）．

I先生　うん，そのとおり．この動脈瘤のネックは6.7 mm，ドーム径と比較すると非常に小さい．ただし，母血管の近位側をよく見てください．大きな動脈瘤に上方より圧排されて，母血管が扁平化しています（図2）．3D画像を母血管の長軸方向にスライスするとよくわかるだろ？

A医師　確かに扁平化してひらめ状ですね．このような部分では展開が難しいんですね．

ステントサイズの選択

I先生　さあ，ステントのサイズを決めよう．この画像を見てみて（図2）．

A医師　近位部は2.15 mm，2.59 mm，2.97 mmと計測されていますが，ドームに押されて扁平化しているんですね．

I先生　そう，そのとおり．この部分は血管の長軸に垂直に切った画像で**長径と短径の平均値**としてください．

A医師　つまり，4.46 mmと2.29 mmだから，平均は3.38 mm．遠位部は3.24 mm，3.39 mm，4.05 mmと計測されていますが，スライスすると長径4.37 mmと短径2.49 mm，つまり平均は3.43 mmとなります．

I先生　つまり，近位部血管径は3.38 mmで遠位部は3.43 mmとなる．ステント径は？

A医師　Pipeline Flex 3.50 mmですか？

I先生　そうだね，**血管径とできるだけジャストサイズを選択するのが最大のポイント**．Pipeline Flexの場合，**表示径よりも＋0.25 mmは大きく広がる**ので，Pipeline 3.25 mmでもぎりぎり大丈

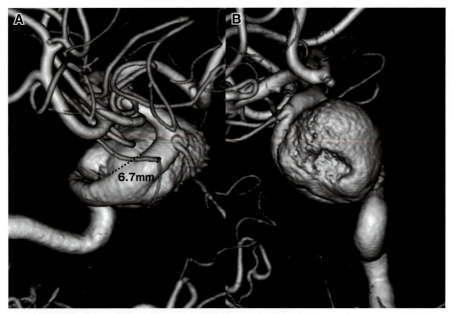

FD留置が難しいケース

1) neck > 8mm
2) 母血管径 > 5mm
3) 留置予定部位の血管径差 > 2mm
4) 母血管狭窄や扁平化
5) 動脈瘤が大弯側

図1　外転神経麻痺で発症した症候性海綿静脈洞部巨大内頚動脈瘤
ネック径は6.7 mmで母血管近位部は動脈瘤により扁平化している．

脳動脈瘤の血管内治療 — ⑥フローダイバータ **3章**

夫．血管径よりも小さすぎるステントを選択するとどうなる？

B医師 そりゃあ，血管の中でステントが浮いてしまうに決まっています．

I先生 そうだね，では血管径よりも大きすぎるステントを選択すると？

B医師 拡張力が強くて血管損傷するとか？

I先生 違う，違う．ここが非常に大事なんだが，**血管径よりも大きすぎるステントを選択すると，展開が難しくなる**．簡単に言うと，開きにくくなるんだ．これはbraided stentの特性と言ってもよい．LVISなども同じことが起こる．

A医師 ではこの症例の場合，遠位部と近位部で最大血管径は3.43 mmなので，3.25 mmか3.50 mmが適当なサイズということですね．

I先生 では，長さはどうする？

A医師 これを見ると25 mmということですか？

I先生 うん，予定留置長が25 mmということだが，ここは選んだステント径にも左右される．**Pipelineの長さ選択の原則として，1 mmオーバーサイズは2倍に延長，0.5 mmオーバーサイズで1.5倍に延長，という法則**を知っておく必要がある．

B医師 まったく意味がわかりません．

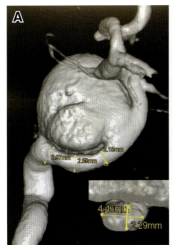
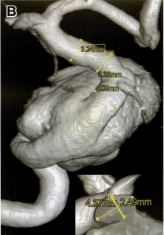
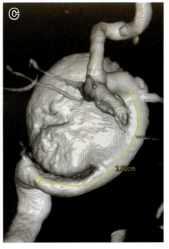

図2 血管径の計測
A：母血管近位部．ドームによる圧排で扁平化しており，長径4.46mm，短径2.29mm（平均3.38mm）．
B：母血管遠位部．やはり扁平化しており，長径4.37mm，短径2.49mm（平均3.43mm）．
C：留置予定部位は約25mmと計測された．

Pipeline径の選択はできるだけジャストサイズ．

血管径よりも大きすぎるPipelineは展開が非常に難しい．

A医師　つまり，1 mm オーバーサイズというのは，血管径 3 mm のところに 4 mm の Pipeline を留置するということですね．

I先生　そのとおり，4.00 × 25 mm の Pipeline を 3.0 mm の血管径に留置すると約 50 mm にもなるということなんだ．

A医師　この症例の場合は，Pipeline 3.50 mm を選択した場合，遠位部も近位部もほとんどジャストサイズなので，ほぼ表示径どおりでよいということですね．

I先生　そういうこと．もし遠位部と近位部で大きく血管径が違う場合は，オーバーサイズによる伸張を考えてステント長を選択する必要がある．

B医師　なるほど．ステント選択は難しいですね．では，Pipeline Flex 3.50 × 25 mm を準備します．

Pipeline 短縮（伸張）の原則

＋1mm オーバーサイズで 2 倍に伸張，＋0.5mm で 1.5 倍．

セットアップ

I先生　では，始めよう．まず，ワーキングアングルを取ってください．

B医師　はい．あれ？どうやっても母血管は動脈瘤と重なって分離できませんね．

I先生　はい，ここはコイル塞栓と大きく違うところだね．フローダイバータの場合，母血管と動脈瘤は重なっても構いません．その代わり，**留置予定部位が最も長く観察できる角度**を探してください（図 3）．海綿静脈洞部内頚動脈瘤の場合，側面像に近い角度が留置予定部位を最も長い距離で観察できる角度になるよ．

B医師　正面像では何を見たらよいですか？

I先生　この症例では，**マイクロカテーテル誘導時はネックと母血管を分離する角度にして，Pipeline 留置時は遠位血管を観察しやすい角度**にしよう（図 4）．

A医師　なるほど．マイクロカテーテル誘導時は動脈瘤にガイドワイヤーが入りやすいので，そこを分離するわけですね．

I先生　そのとおり．では，セットアップはわかるかな？

A医師　はい，**8 Fr ガイディングカテーテルまたは 6 Fr ガイディングシースを誘導して，その後は専用の遠位アクセスカテーテル Navien とマイクロカテーテル Marksman を使用**します．

I先生　うん，そのとおり．この遠位アクセスカテーテル Navien は 4 種類あるから注意して．**使用するのは 5 Fr Navien/115 cm** だよ．径が 5 Fr と 6 Fr の 2 種類，長さが 115 cm と 125 cm の 2 種類あるんだ．

B医師　間違えそうですね．特に長さがややこしい．

I先生　では，まず 8 Fr ガイディングカテーテルを通常の方法で内頚動脈起始部まで誘導してください．

A医師　いつもより低めでよいということですか？

I先生　うん，この後，Navien をさらにずっと遠位まで誘導するので，内頚動脈起始部でよいです．

脳動脈瘤の血管内治療 — ⑥フローダイバータ　3章

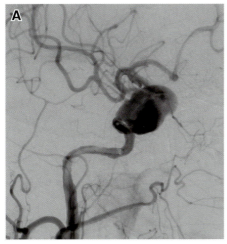
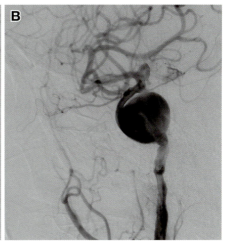

図3　Pipeline 留置時のワーキングアングル
A：主に遠位部母血管を観察するための角度．
B：主にネックから近位部母血管を観察するための角度．

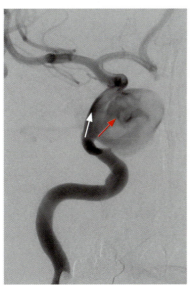

マイクロカテーテル誘導と Pipeline 留置は適切な角度が異なる！

Pipeline 誘導時は必ず専用の中間カテーテル 5Fr Navien/115cm を使用する．

図4　マイクロカテーテル誘導時のワーキングアングル
ネック部から遠位部母血管に向かう血流路（白矢印）と動脈瘤内に向かう血流路（赤矢印）を分離する．

総頚動脈だと Navien の長さが手技中に不足します．

A医師　誘導しました．では，Navien を誘導します．Navien は何を使って誘導しますか？

I先生　通常は，Marksman と同軸で誘導できる．非常に追従性の優れたカテーテルなので，Marksman が上がっていればどこまでも上がっていく感じだよ．

A医師　では，Navien と Marksman，さらにマイクロガイドワイヤーで誘導します．動脈瘤の部分は意外に楽に誘導できました．

I先生　では，Marksman は M1 まで誘導して，Navien は動脈瘤近位まで誘導してください．もし，**Navien が屈曲の強い部分などで上がらない場合，Marksman の中に Pipeline Flex を誘導していくと Navien もさらに遠位まで上げる**ことができるので，無理のないとこまででよいです．

A医師 はい，では，とりあえずC5部までNavienは問題なく誘導できました．

Pipeline 留置

I先生 では，Pipeline Flex 3.50 × 25 mmを誘導しよう．はい，PipelineがMarksmanの中に入ってきました．Pipelineの遠位端がここ（図5，青矢印），近位端がここ（図5，白矢印），近位端に近い部分のマーカーがリシースマーカーだ（図5，緑矢印）．

A医師 この部分まではリシース（再回収）が可能というマーカーですね．

I先生 さあ，では，M1で**スリーブ反転**をやろう．

B医師 えっ，なんですか，スリーブ反転？

I先生 Pipeline Flexの遠位端はPTFEスリーブという羽のようなもので保護された状態でマイクロカテーテルに入る（図6）．これは遠位端が血管内膜を損傷しないためだが，血管の中で展開しようとすると，このスリーブが妨げとなって遠位端が開きにくい現象が起こる．放っておけば血流とPipelineの拡張によりスリーブは自ら反転するが，これを意図的に反転させることをスリーブ反転というんだ．

B医師 どうやってやるんですか？

I先生 簡単だよ．**遠位端5 mmほどを一度カテーテルより出して，もう一度リシースする**だけさ．

B医師 僕が聞きたいのは，実際にどうやってPipelineのリシースをするかということです．

I先生 ああ，そうか，ごめんごめん．ここでステント留置のための4つの基本手技を思い出して．

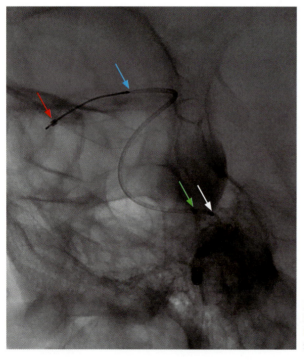

通常の屈曲はMarksmanにNavienが追従するが，強い屈曲はMarksmanにPipelineを通してからNavienを追従させる．

図5 PipelineをMarksmanに誘導したところ
Marksmanマーカー（赤矢印），Pipeline遠位端（青矢印），リシースマーカー（緑矢印），Pipeline近位端（白矢印）が確認できる．

3章 脳動脈瘤の血管内治療 — ⑥フローダイバータ

B医師 はい，アンシース，ワイヤープッシュ，システムプッシュ，システムプルでしたよね（図7）．

I先生 Pipelineの**展開は80%ワイヤープッシュ，20%システムプル**のイメージでやります（WEB）．つまり，基本的にワイヤープッシュしながら押し出して，適宜システムを引きながらカテーテル走行を修正していきます．

B医師 だから，僕が聞きたいのはリシースです．

I先生 ……．逆に，**リシースは80%ワイヤープル，20%システムプッシュ**の要領です（WEB）．つまり，ワイヤーを引き込む動作が中心で，適宜カテーテルで迎えにいくイメージだね．

A医師 じゃあ，まず先端5mmを出します．ここは通常のアンシース手技でいいですね？

I先生 はい，では，5mm出たけど先端が閉じている状態なので，スリーブ反転しよう（図8）．リシー

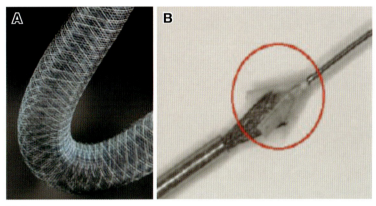

図6

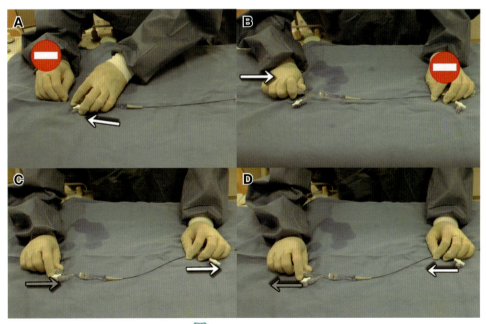

図7　ステント留置の4つの基本手技（WEB）
A：アンシース，B：ワイヤープッシュ，C：システムプッシュ，D：システムプル．

スしてください.

A医師 はい,ワイヤーを引き込みました.

I先生 では,もう一度アンシースで先端を出してください.

A医師 あっ,今度は先端が少し開いています.

I先生 スリーブが反転したということだね.このスリーブ反転はできるだけ血管のまっすぐなM1部かC1-2部でやろう.では,システムをゆっくり引きながら,留置予定部位まで下ろしてください.はい,ではワイヤープッシュ.

A医師 はい,ワイヤーをプッシュします.あっ,開きました (図9).

I先生 うん,では,少しシステムを引いてカテーテルを小弯側に寄せながら,さらにプッシュしてください.

A医師 はい,さらに開きました.

I先生 では,ここからはサイホンのカーブにかかります.特に注意して,**システムを小弯側に維持しながら,右手でワイヤーをプッシュしてください**.

A医師 はい,なかなか両手を使うのが難しいですが,左手でシステムプル,右手でワイヤープッシュをしています.カーブを越えました.

I先生 うん,では,そのまま遠位端を留置しよう.しっかりとワイヤープッシュで押し出してください.はい,全長が出ました.そのまま,Marksmanはデリバリーワイヤーに沿って,遠位に戻してください.このときに**意図的に**ステント内面にカテーテルを当てながら戻すことを「**マッサージ手技**」と言います.

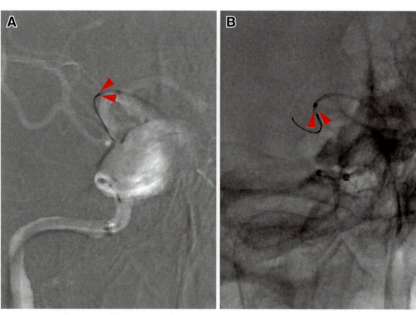

スリーブ反転手技は遠位端の展開を容易にするが,必須手技ではないので,リシース自体が難しければあまり拘らない!

図8 M1でのスリーブ反転手技
A:Pipeline遠位端5mm程度をアンシースで展開したが,遠位端をスリーブ(矢頭,実際には視認できない)が遠位端を保護しており開かない.
B:リシースしてもう一度カテーテル内に回収すると,スリーブが反転する(矢頭,実際には視認できない).

B医師 マッサージ？ また，Pipeline 独特の用語ですね．

I先生 そう，カテーテルを Pipeline の中から押しつけることでさらに開かせる手技なんだ．だいたい，**近位端についてはこの手技で大きく展開して短縮**するよ．

A医師 では，Marksman が遠位まで来たので，デリバリーワイヤーを回収して撮影します．

I先生 どうだい？ よく開いているか？ じゃあ，ここで cone beam CT 撮影をしてみよう．造影剤は 3 倍希釈でいいよ．

B医師 あっ，近位端は密着が甘いです（図 10）．

Pipeline と LVIS の最大の違い
LVIS は両端のフレア構造により，両端は容易に展開するが，同時にアンカーがかかってしまうので，ステント途中に展開不良部位があると後から拡張させることが非常に困難．Pipeline はフレアがないため，後から拡張可能（短縮可能）．

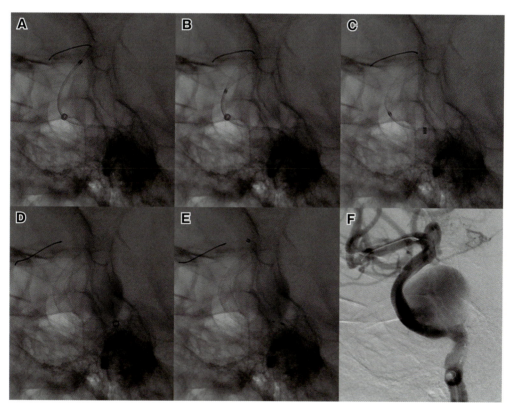

図 9 スリーブ反転後の Pipeline 展開手技
A：スリーブ反転後は遠位端は容易に開く．
B：サイホンカーブ直前までは 80％ワイヤープッシュ，20％システムプルのイメージで展開する．
C：サイホンカーブ内では，いったんシステムプル操作でカテーテルを小弯側を走行するように修正してから，ワイヤープッシュする．
D：サイホンカーブ内の展開終了後は，再び 80％ワイヤープッシュ，20％システムプルで展開する．リシースマーカー直前で一度造影確認する．
E：近位端の留置は 100％ワイヤープッシュでしっかりと押し出す．
F：造影では動脈瘤内への血流停滞が確認できる．

I先生 そうだね,近位端は展開不十分だね.では,angioplasty をしよう.近位端の開きが少し弱いので,エクスチェンジ手技でバルーンカテーテルを誘導しよう.では,HyperForm 7×7mm を誘導して(図11).

A医師 HyperForm 7×7 がよいのですか?

I先生 **海綿静脈洞部の動脈瘤では 4 mm バルーンでは拡張径が不足する**ことが多い.7 mm バルーンを使おう.では,近位部を拡張してください.

A医師 拡張しました.また,近位端が若干短縮しましたね.

A医師 もう一度,撮影して,最後に CBCT を撮影します(図12, 13).今度はよく密着しています.

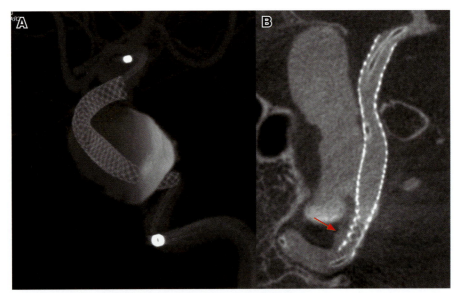

図10 Pipeline 展開後の cone beam CT(3倍希釈造影剤)
A:MIP 像ではほぼ全長の拡張は良好に見えたが…….
B:curved MIP 像では,近位端(矢印)の密着が不良であることがわかった.

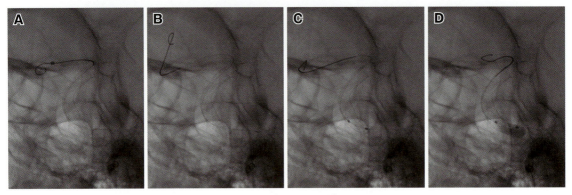

図11 Marksman から HyperForm 7×7mm へのエクスチェンジ
A:Marksman の中に 300cm ロングワイヤーを誘導.先端は小さい(2mm)の J カーブとしている.
B:Marksman を抜去.ガイドワイヤー先端は M2 に先進しているが J カーブを維持している.
C:HyperForm 7×7 を Pipeline 内に誘導した.
D:バルーン拡張により近位端を拡張させた.

I先生 うん，これで手技は終了だ．システムをすべて抜去してよいです．
A医師 はじめての手技でいろいろと大変そうですが，慣れると圧倒的に早いし楽ですね．
〔参考：6カ月後のDSA（図14）〕

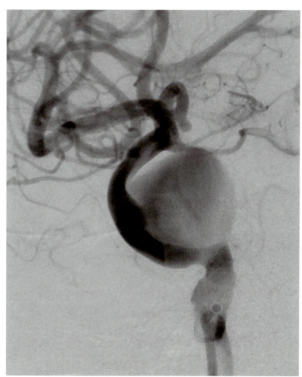

図12 HyperFormバルーンによる拡張後
動脈瘤内への血流停滞はより顕著になった．

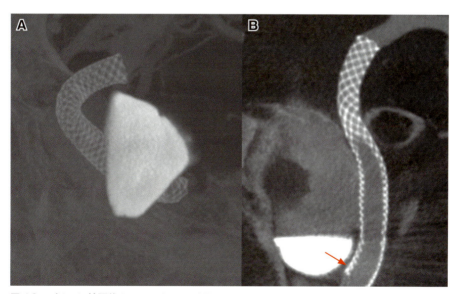

図13 バルーン拡張後のcone beam CT
A：近位端が完全拡張して短縮している． B：curved MIP像では近位端（矢印）の密着を確認した．

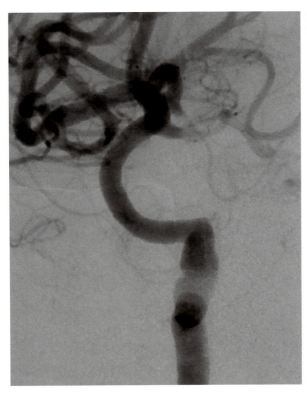

図 14　治療 6 カ月後の内頚動脈撮影
動脈瘤は完全閉塞している．

使用デバイス

Pipeline Flex 3.50 × 25 mm
5 Fr Navien/115 cm
8 Fr ガイディングカテーテル
Marksman
Traxcess ガイドワイヤー
ASAHI CHIKAI 300cm ガイドワイヤー
Hyperform 7 × 7 mm

1　Pipeline の展開とカテーテル位置（図 15） 補講

　Pipeline は基本的にワイヤーで押し出して展開するステントであるが，この際のカテーテル位置はきわめて重要である．特にカーブにおいてカテーテルが大弯側に位置すると，ステントを押し出しても血管壁に圧着され展開されない（図 15B）．カテーテルが中央から小弯側に位置すると，容易に展開できる（図 15A）．

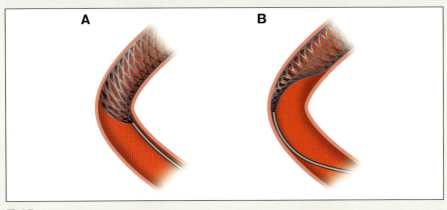

図 15

2nd 症候性傍鞍部内頚動脈瘤

術前検討

I先生：次の症例は，視神経症で発症した傍鞍部内頚動脈瘤だ．
A医師：つまり，この症例は硬膜内の動脈瘤ですね．
I先生：そう，硬膜内動脈瘤のフローダイバータは硬膜外動脈瘤とはちょっと違うよ．
A医師：何ですか？
I先生：遅発性破裂のリスクを有することだよ．つまり，フローダイバータを置いただけでは，**完全閉**

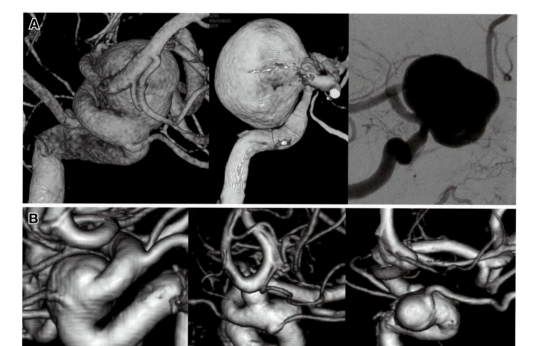

図16
A：コイル併用必要．
B：かならずしもコイル併用必要なし．

硬膜外動脈瘤も遅発性破裂のリスクはあるが，くも膜下出血となることが少ないため，通常はコイル併用しないことが多い．

コイル併用が強く勧められるケース

1) 硬膜内15mm以上
2) ドームに比してネック径が小さい
3) 大弯側動脈瘤
4) 症候性（頭痛を含む）

塞に至るまでに2～3%のリスクで破裂をきたすことがある．これを予防するために，ある程度のコイル塞栓も併用することが多い．

B医師 すべての硬膜内動脈瘤ですか？

I先生 うん，良い質問だね．**硬膜内でも15 mm以上，ネック径が小さい，大弯側動脈瘤，症候性（頭痛含む）などがリスクが高い**と言われる．逆に，これらに当てはまらないものはかならずしもコイル併用は必要ない．例を示すとこんな感じだね（図16）．

A医師 今日の症例ではどうですか？（図17）

I先生 症候性（視神経症）で大弯側，15 mm以上だから，コイル併用したほうがいいでしょう．

セットアップ

B医師 セットアップはどう変わりますか？

I先生 コイルを併用する場合，Pipeline留置後にコイルを留置するので，いわゆるjailingでカテーテルを入れておかないといけない．**Pipelineの非常に細かいメッシュを通してトランスセルでカテーテルを誘導することは通常できない**．また，**Pipeline留置用のMarksmanとコイル塞栓用のカテーテルは別々のガイディングカテーテルから誘導**したほうがいいだろう．同じガイディングカテーテルから誘導すると，Pipeline留置時に2つのカテーテルが干渉して，瘤内のカテーテルが動いてしまうことがある．

A医師 ということは，8 Frに加えて，5 Frのガイディングカテーテルですか？

I先生 うん，5 Frのガイディングカテーテルから造影ができるので，**コイル併用のときは，7 Frガイディング（＋5 Fr Navien）と5 Frガイディングカテーテル**でよい（図18）．7 Frから

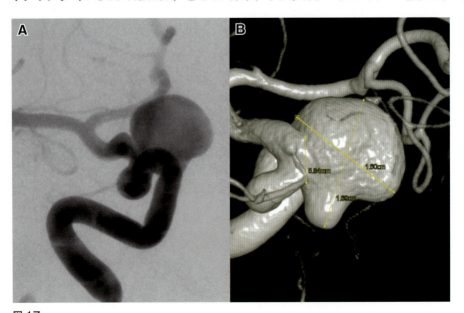

図17
A：症候性硬膜内傍鞍部内頚動脈瘤．　B：ネック径は5.8mmでドーム最大径は18mm．

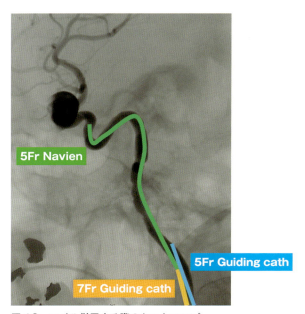

図18 コイル併用する際のセットアップ
Pipeline 留置は 7Fr ガイディング + 5Fr Navien から，コイル留置は 5Fr ガイディングから別軸で行う．

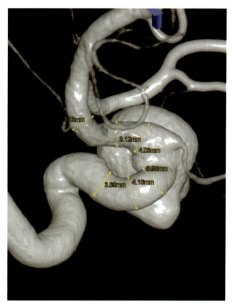

図19 Pipeline 展開予定部位の血管径計測
遠位側は 3.1 mm，ネック部は 4.0 mm，近位部は 4.2 mm と計測した．Pipeline 4.25 mm を選択する場合，遠位側は約 1.0 mm のオーバーサイズとなる（表示径よりも伸張する）．

は造影できないが，5 Fr ガイディングからは造影できる．

A医師 血管径はこんな感じですが，ステントはどうしましょう？

I先生 この動脈瘤では母血管の扁平化はほとんどないから（図19），そのまま予定留置部の最大血管径 4.16 mm として，ステント径は 4.25 mm か 4.0 mm だね．予定留置長は約 23 mm なので，遠位側で若干オーバーサイズの部分があるので，ステント長は 20 mm でいいだろう．

B医師 では，Pipeline Flex 4.25 × 20 mm を選択します．

Pipeline 留置

A医師 ガイディングカテーテルを誘導しました．では，マイクロカテーテルを誘導します．バルーンアシストのときのように，太いカテーテルから先でよいですか？

I先生 うん，そのとおり．後から Marksman を誘導すると，別々のガイディングカテーテルからとは言っても多少の干渉で動くからね．

A医師 では，Marksman と Navien で動脈瘤遠位に誘導します．

B医師 続いて，動脈瘤内にマイクロカテーテル Excelsior SL-10 を誘導します．通常のステントアシストのように 1 周させてよいですか？

I先生 うん，同じように瘤内で回して入れてください．はい，では Pipeline を誘導しましょう．

A医師 では，先ほどと同じように M1 でスリーブ反転してから展開します（図20）．

I先生 うん，いいよ．ちょっとワイヤープッシュが強すぎるかもね．ネック部で少し動脈瘤内に飛び

出しているようだ．メッシュは細かくなっていいんだけどね，後から長さが不足するかもしれない．とりあえず，そのままサイホンを展開してみて．

A医師 サイホン部の展開が終わりました．リシースマーカーの前で一度撮影してみます．

I先生 うん，近位端がもっと短縮することを考えると，近位側がやや不足しそうだね．やはり，一度リシースしてもう一度展開し直そう．

A医師 はい，遠位端のみ残してリシースしました．

I先生 では，今度は押しすぎに注意してください．少しシステムプルを強くしながら展開してくださ

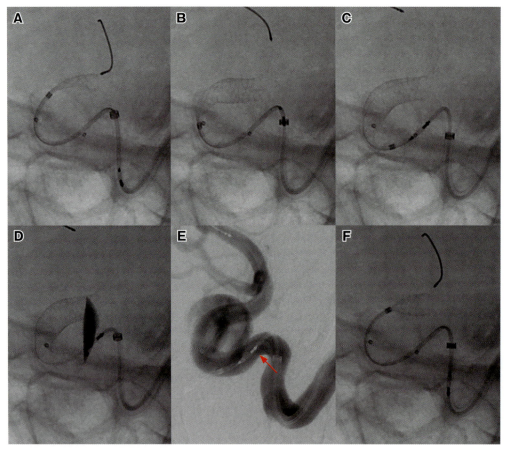

図20 Pipeline Flex 展開（1回目）
A：スリーブ反転後，C1-2 部分より展開開始した．
B：動脈瘤遠位側の展開は良好で，ネック部分の展開を開始した．
C：ネック部分でワイヤープッシュが強すぎたため，ネック部分で Pipeline が大きく膨らみ，金属被覆率が上昇している．
D：そのままサイホン部の展開を行った．
E：ネック部分で大きく短縮したため，そのままサイホン部で展開すると，近位端（矢印）が予定よりも遠位になると判断して，リシースしてやり直しすることとした．
F：遠位端のみを残して，いったんリシースして2回目の展開を行うこととした．

ワイヤープッシュが強すぎると，被覆率が上昇して，大幅に短縮する．フローダイバータ効果は強くなるが，長さが不足することがあるので，近位端の位置に注意する．

い．ネック部では特に押しすぎるとどんどん瘤内に飛び出すので注意して．

A医師 はい，今度は少しシステムを引きながら展開したので，先ほどよりは瘤内への飛び出しが少ないようです（図21）．

I先生 うん，では一度撮影して，CBCTで見てみよう（図22，23）．うん，いい具合だね，きれいに密着しているみたいだから，angioplasty は必要なさそうだ．

A医師 では，コイルを入れていきます．

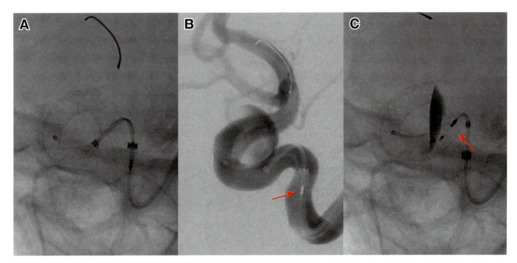

図21 Pipeline Flex 展開（2回目）
A：ネック部分の展開で，プッシュしすぎないように注意して展開した．
B：近位端（矢印）は1回目よりも近位に位置する．
C：全長を展開し，近位端（矢印）は予定どおりの位置にランディングした．

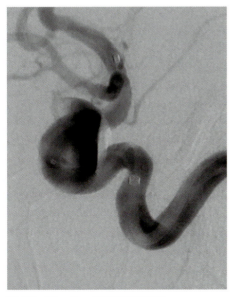

図22 Pipeline 留置直後の造影
動脈瘤は血流停滞の所見（eclipse sign）が認められる．

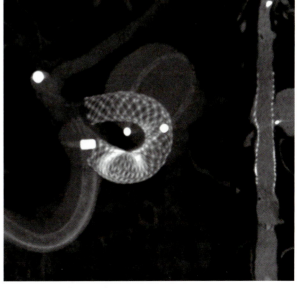

図23 3倍希釈造影剤によるCBCT
全長にわたり良好な血管密着を確認した．

コイル塞栓

B医師　どれくらいコイルを入れたらよいですか？

I先生　うん，これはまったく基準がないんだが，たくさん入れるほど完全閉塞までの時間が短縮させることができると予想されるけど，瘤内にたくさん異物が入るので神経圧迫症状の改善が遅れるかもしれない．この辺のバランスがとても難しい．

B医師　先生の経験則でもよいので教えてください．

I先生　うん，僕は長めのコイルを5本くらい．動脈瘤の外側に分厚いフレームを作るイメージで，内部はまだまだ隙間がたくさんあるくらいにしている．

A医師　では，これくらいでしょうか．40 cmのコイルが6本（Axium 3D 14×40 4本，Axium 3D 12×40 2本）入りました（図24）．

B医師　撮影すると，内部はまだゆっくりと造影剤が入ります．

I先生　いいでしょう．ではシステムをすべて抜去してください．

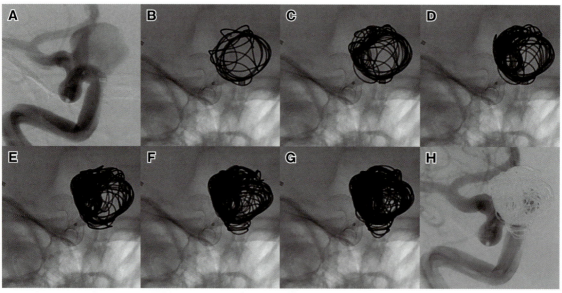

図24　Pipeline留置後のコイル塞栓
A：Marksmanは抜去して，jailingで瘤内に入っているSL-10のみが残っている．
B-G：Axium 3D 14×40×4本，Axium 3D 12×40×2本を留置した．瘤内にはまだスペースが残存する．
H：SL-10抜去後の造影．瘤内中心部にはまだ造影剤が流入している．

遅発性破裂予防のためのコイル留置は，tight packingは必要ないとされる．

フローダイバータ留置後の神経圧迫症状悪化時は，ステロイド投与でコントロールする．

術後管理

A 医師 術後管理で注意することはありますか？

I 先生 神経圧迫症状の一時的な増悪に注意しよう．だいたい**フローダイバータ留置後 1 〜 2 カ月の時点で起こることが多いが，神経症状が増悪することがある**．ステロイドが著効するので，僕はこの時点で**プレドニゾロン 1 mg/kg/day** を入れることが多い．この症例の場合は術前より強い視神経症状があるので，術直後から 0.5 mg/kg/day ほど入れておいてもいいかもしれない．Tapering は 1 〜 2 週間に 10 mg ずつくらい減量していこう．

〔参考：6 カ月後の DSA（図 25）〕

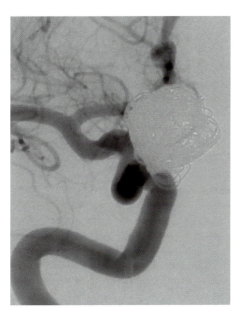

図 25　治療後 6 カ月後の造影
動脈瘤には造影剤の流入を認めず，完全閉塞に至っている．

 治療時に tight packing を行い，ただちに完全閉塞を得ることは可能だが，術後の神経圧迫症状が悪化するリスクがある．

 治療後も術前どおりの血圧管理は継続する．

 動脈瘤内の外側にコイルを留置して，内部にはスペースを残すために，大きめのコイルサイズを選択して，サイズダウンを避けたコイル選択をする．

使用デバイス

7 Fr ガイディングカテーテル
5 Fr Navien
5 Fr ガイディングカテーテル
Pipeline Flex 4.25 × 20 mm
Marksman
Axium 3D 14 × 40 4 本
Axium 3D 12 × 40 2 本
Excelsior SL-10

2 Pipeline 展開時の押しすぎ・引きすぎ（図26） 補講

　展開時にワイヤープッシュが強すぎると，ブルゴーニュワイングラスのように膨らんでメッシュが細かくなりすぎる（図26C）．ステント長は著しく短縮する．また，ワイヤープッシュが弱く，システムプルが強すぎると，シャンパングラスのように拡張不十分となる（図26B）．適度なワイヤープッシュとシステムプルで展開すると，ボルドーワイングラスのような形状で留置され，適当なメッシュの細かさとなる（図26A）．

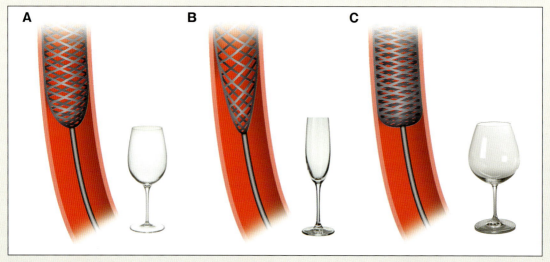

図26

3 フローダイバータを理解するための用語 補講

- **表面被覆率（surface coverage rate）〔または金属被覆率（metal coverage rate）〕**
血管が金属でカバーされる面積の割合．高いほどフローダイバータの効果が高い．
- **有孔率（porosity）**
100 − 表面被覆率で計算される．小さいほどフローダイバータの効果が高い．
- **孔密度（pore density）**
単位面積あたりの孔の数．同じ有孔率であれば，孔密度が高いほどフローダイバータの効果が高い．
- **素線径（filament diameter）**
フローダイバータを構成するワイヤーの直径．Pipelineは30 μ である．同じ有孔率であれば，素線径が小さいほどフローダイバータの効果が高い．

4 フローダイバータ術後管理とフォローアップ　補講

　基本的にフローダイバータはただちに動脈瘤への血流を遮断する治療ではないため、術前の血圧管理は継続する．術後の抗凝固療法は通常必要ない．過度の抗凝固療法は，remote ICH（病変側脳内出血）の原因となることがある．術後1週間でいったん退院するが，術後1～2カ月頃に神経圧迫症状が増悪するケースが25％程度みられる．ステロイド投与を開始し，症状が強い場合は入院管理を行う．プレドニゾロン最大1mg/kg/dayから開始し，1～2週間に10mgくらいでtaperingしていく．術後6カ月と12カ月でのDSAフォローアップをルーチンとしている．12カ月時点でも動脈瘤の完全閉塞が確認できない場合，1年毎にDSAフォローアップを継続する．いったん完全閉塞を確認できた後は，MRIまたはCTAでのフォローアップでよい．

5 抗血小板薬管理　補講

　術前2週間前よりアスピリン100mgとクロピドグレル75mgを開始する．術前日にVerifyNowテストを行い，PRU > 200の場合，クロピドグレルを中止して，プラスグレルへの変更を行っている．プラスグレルは前日夜に20mgのローディングを行い，当日朝にも維持量3.75mgを投与している．クロピドグレルの倍量投与やシロスタゾールの追加投与でもPRU低下が得られるが，クロピドグレルのpoor responderがhyper responderに変わることもあるため，管理が容易なプラスグレルを好んで使用している．

　術後6カ月で単剤（通常はクロピドグレルを中止）に変更する．抗血小板薬の中止時期はきわめて慎重に検討する必要があるが，筆者らは6カ月DSAで完全閉塞を確認できた場合，治療後2年の時点で中止を検討している．DSAやCTAでの内膜形成の有無なども参考にする．動脈瘤が完全閉塞に至っていない場合は絶対に抗血小板薬は中止してはいけない．

4章 脳動静脈奇形（AVM）の血管内治療

① AVM 塞栓術：Onyx 編

1 Onyx とは

Onyx（Medtronic，図1）は，カテーテルに接着しない非接着性液体塞栓物質である．**塞栓物質本体であるエチレンビニルアルコール（EVOH）と溶媒のジメチルスルホキシド（DMSO），放射線不透過性を持つタンタル粒子の混合物**である．EVOH と DMSO は無色透明だが，タンタル粒子が黒いので，Onyx は黒い液体状となっている．

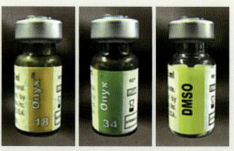

図1　DMSO と Onyx
溶媒である DMSO と高粘度の Onyx 34（8% EVOH），低粘度の Onyx 18（6% EVOH）．

2 Onyx の種類

Onyx 34 と Onyx 18 の2種類がある．Onyx 34 は 8% EVOH，Onyx 18 は 6% EVOH を含む．「34」と「18」は EVOH 濃度ではなく粘度を表している．Onyx 34 は 34 cSt（センチストークス），Onyx 18 は 18 cSt で，Onyx 34 のほうが粘度が高い．つまり，**Onyx 34 のほうが血流で遠位まで飛ばされることが少ないが，細い血管への穿通力・浸透力は Onyx 18 のほうが優れる**．Feeder の状態によって使い分ける必要がある．タンタル粒子は重いので沈殿するため，使用する前によく攪拌しておく必要がある．専用の攪拌機で最低20分攪拌してから使用する．

3　Plug and Push technique（図2）　　予習

　Plug and Push は Onyx の代名詞と言っても過言ではない．Plug とは栓のことで，血管に栓をして血流停止の状態を作る．単純に Onyx をカテーテルがかぶるまで逆流させただけでは Plug は完成していない．内部が硬化していないため，この状態で Onyx を再開すると必ず近位方向に逆流をする．しかし，カテーテル内部の閉塞を防ぐためには 2 分半以内に注入を再開しないといけないので，Plug が完成するまで 2 分から 2 分半の注入停止（long pause）を繰り返す．通常，4～5 回の注入停止する間に逆流部分の Onyx が硬化して，前方に進み始める．これで Plug の完成である．この後は，Onyx の進行方向を変えたいとき（drainer 方向に進み始めるなど）に，15～30 秒程度の短い注入停止（short pause）を行う．Plug が完成するまでは，とにかく slow injection．Plug が完成した後はある程度注入を速めてもよいが，あまり速めすぎると再び逆流しやすいので注意が必要である．勝負血管の選択，long pause と short pause の使い分け，注入速度のコントロールが Onyx の最大の成功の因子である．

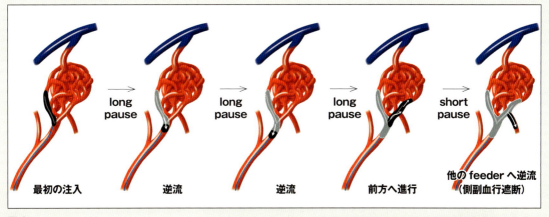

図2

1st　Onyx を用いた AVM 塞栓術　　症例

▶「勝負血管」の同定

先生　症例は右前頭葉の Grade 1 の AVM だ．大脳半球間裂に位置しており，ACA（前大脳動脈）から 2 本，ナイダスの前方（A#1）と後方（A#2）から 1 本ずつ feeder が入っている（図3，4）．おそらくナイダス底部にも ACA からの feeder（A#3）がありそうだ．このほか，MCA（中大脳動脈）からも脳表を回って 2 本，ナイダス前方（M#1）と後方（M#2）に feeder が入っ

ているようだ．Drainer はナイダス上方から１本 SSS へ流出している．どの feeder から攻めていこうか？

A 医師 Onyx は初めてなのでよくわかりませんが，一番大きな血管は A#1 ですね．A#2 も大きいですがナイダス直前でヘアピンターンがあります．M#1-2，A#3 は非常に細い feeder です．

I 先生 そのとおり．Onyx で塞栓するときの最も重要な治療戦略は，条件の良い「勝負血管」を同定することだ．**Onyx の勝負血管の条件は，①著しい屈曲が少ない，②血管径が大きい，③近位の正常血管分岐部までの距離が長い，④ fistulous feeder でない**ことだ．血管径が大き

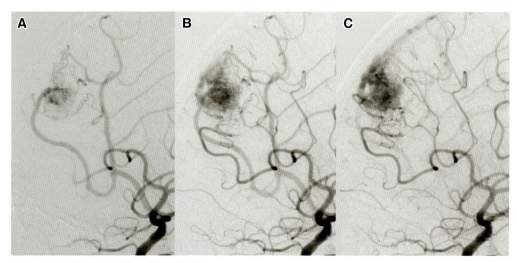

図３　右前頭葉大脳半球間裂の脳動静脈奇形

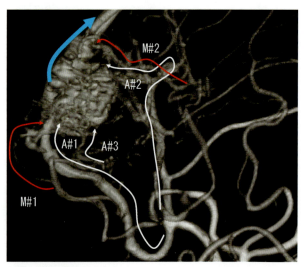

図４　術前画像
ACA から３本（A#1，A#2，A#3），MCA から２本（M#1，M#2）の feeder が流入しており，ナイダス上部から１本の drainer が上矢状静脈洞へ流出する．

Check！

Onyx の「勝負血管」の条件
① 直線状血管
② 血管径が大きい
③ 近位の正常血管分岐部までの距離が長い
④ non-fistulous feeder

脳動静脈奇形（AVM）の血管内治療 ― ① AVM 塞栓術：Onyx 編　**4章**

く屈曲のない直線状の血管のほうが，終了時にカテーテル抜去困難となりにくい．流入血管上の正常血管までの距離が長いほうが Onyx が逆流できる距離が長いので有利だ．

B医師 正直，見たことがないので，先生の言っている意味がよくわかりません．

フローガイドカテーテルの誘導

I先生 よろしい，では，始めていこう．まず，マイクロカテーテルを大径で比較的屈曲の少ない A#1 に誘導しよう．AVM 塞栓のときに使用するマイクロカテーテルは，動脈瘤などと比べるとかなり末梢に誘導する．つまり，かなりの蛇行を越えていかなければならない．そして，基本的にコイルは使用せず，Onyx や NBCA などの液体塞栓物質を使用するので，大きな内腔が必要ない．したがって，きわめてやわらかいフローガイドのカテーテルを使用する．ガイドワイヤーで誘導される通常のマイクロカテーテルがワイヤーガイド（wire-guided），ガイドワイヤーを使用せずに血流に乗せて遠位に誘導するのがフローガイド（flow-guided）だ．具体的には，Marathon（Medtronic）や Magic（Balt）などが代表的なフローガイドカテーテルだね．

A医師 どう使い分けますか？

I先生 いろいろ要素はあるが，Onyx のときは DMSO 対応のカテーテルを使用しないといけない．DMSO に対応していないカテーテルは，DMSO で溶解（特にハブのプラスチック部分）するんだ．Marathon が Onyx 専用の DMSO 対応カテーテルだ．

B医師 Marathon を AVM の血流に乗せて誘導します．

I先生 ちょっと待って．たしかに血流に乗せていくカテーテルだが，要所要所では適宜ガイドワイヤーで血管を選択する必要があるんだ．基本的には大きな流れに乗っていこうとするけど，どうしても細い feeder なんかはガイドワイヤーで選択する必要がある．だから，誘導のときは中にガイドワイヤーを入れておく．添付品のマンドリンは使用しないから捨ててよい．Marathon の場合は ASAHI CHIKAI 008（朝日インテック）が最も良い組み合わせだ．

A医師 どこまで Marathon は進めたらよいですか？

I先生 **マイクロカテーテル先端は feeder とナイダスの境界部，ナイダス入口部分が最も良い**．OK，ナイダス前方の入口までカテーテルが誘導できたね（図 5）．

Onyx 使用の準備

B医師 それでは，Onyx を打ちましょう．

I先生 ちょっと待って，いろいろ準備があるからね．まず，Onyx 34 と DMSO を取ってください．どちらも専用のシリンジでぴったり 1 mL を吸ってください．黄色が DMSO，白が Onyx だよ．OK，じゃあまず，カテーテルをヘパリンなし生食でよくフラッシュします．2.5 mL のシリンジで 3 回フラッシュしよう．この生食フラッシュの目的は中の血液をよく洗い流すこと．Onyx は血液に触れるとすぐに析出してしまうからね．

改訂 2 版「超」入門 脳血管内治療　**193**

A医師	はい，先生，OK です．
I先生	次に，DMSOだ．この黄色いシリンジでフラッシュしてください．
A医師	はい，先生，1 mL 全部入れたらよいですか？
I先生	あかん，あかん，A先生．さっきも言ったように DMSO は血管毒，あんまりたくさん打つと血管が攣縮を起こす．**DMSO のフラッシュの目的はマイクロカテーテルの中の生食を DMSO に置換すること**だから，マイクロカテーテルの死腔（デッドスペース）分だけ入れたらいい．Marathon の死腔は 0.23 mL だから，約 0.25 mL の DMSO をフラッシュする．次に大事なのは，ロードマップ透視だ．通常，ロードマップは血管のマップを作るが，Onyx ではブランク（空）ロードマップ透視が必要だ．このブランクロードマップ透視で Onyx がどこに入っているかを確認しながら注入する．

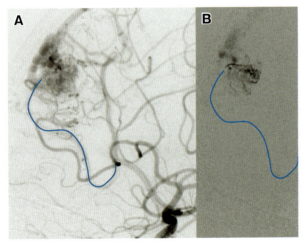

Pitfall

DMSO は血管毒！
強い血管攣縮と内膜障害を引き起こす．必要最小限の DMSO で flush する．

図5　Marathon の誘導
A：比較的屈曲が少なく最も大径の feeder である A#1 に Marathon を誘導，先端はナイダス入口に位置させた．
B：マイクロカテーテル撮影，ナイダスのほぼ全体が描出される．

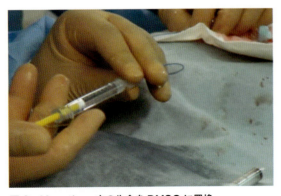

図6　Marathon 内の生食を DMSO に置換
0.25 mL の DMSO をカテーテル内に注入する．

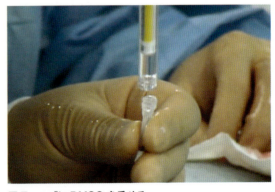

図7　ハブに DMSO を乗せる
DMSO 0.25 mL 注入後，ハブを上に向けて DMSO を表面張力で乗せる．

4章 脳動静脈奇形（AVM）の血管内治療 — ① AVM 塞栓術：Onyx 編

 A医師　先生，NBCA（次節 参照）のときはDSA撮影で打ちますよね？　なぜOnyxはブランクロードマップ透視なんですか？

I先生　NBCA注入は長くてせいぜい1～2分だ．ところが，Onyxは1時間注入を続けることもあるからだ．また，注入中は頻回にブランクロードマップを撮り直すので，術者側ですぐにresetできるようにしておく．僕らは，撮影ペダルにロードマップのresetスイッチを割り付けている（序章 参照）．

B医師　なるほど．

> **Tips**
> Onyx注入中はブランクロードマップを頻回に撮り直す．術者の手元（ボタン）あるいは足下（ペダル）で操作できるようにしておく．

Onyxの注入

I先生　さあ，まずマイクロカテーテル内をDMSO 0.25 mLでゆっくりと置換する（図6）．そしてフラッシュしたら，ハブから取り外して，ハブ部分もDMSOでよく洗って，最後にハブ部分にDMSOを乗せる（図7）．これでほとんど1 mL使用する．

A&B　乗せる？？？

I先生　そう，乗せる．DMSOの表面張力が高いので，ハブの上にDMSOの滴を乗せてから，Onyxシリンジをつなぐ．こうすることでほとんど空気を中に入れずに接続することができる．Onyxはタンタルを含むのでDMSOより密度が大きいから，DMSOを盛ったマイクロカテーテルをOnyxシリンジにかぶせるように接続する（図8）．Onyxシリンジを上に向けた状態でゆっくりとOnyxを注入し，透明のハブの部分をDMSO/Onyxの境界面が通過したら，シリンジを下

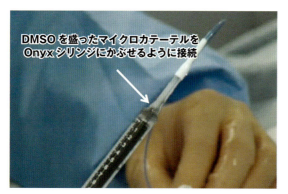

図8　接続

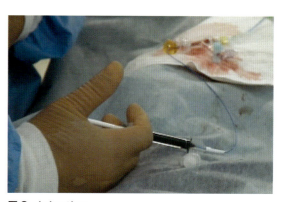

図9　injection

> **Tips**
> カテーテル死腔分の最初の0.2mLのOnyx注入はすばやく行う．ゆっくりと注入すると，カテーテル内のDMSOを混合して希釈されて，視認しにくくなる．

に向けてよい．さあ，いよいよ injection だ（図9）．ブランクロードマップにして，ゆっくり注入だ．カテーテルの中を Onyx が上がってきたね，もうすぐカテーテル先から出てくるよ，焦らずにゆっくり．ナイダスの中に Onyx が入ってきた（図10A），そのまま注入を続けて．

Onyx の逆流

A医師　カテーテル先端まで戻ってきました（図10B）．
I先生　そのまま少し注入を続けて，カテーテル先端部分に Onyx を逆流させてかぶせよう（capping）．
A医師　わざと逆流させるんですか．
I先生　Onyx 塞栓術では，まずカテーテル先端に Onyx 34 のプラグ（栓）を作って，血流を呈した状態を作る（plugging，予習③参照）．血流停止の状態を作ると完全に flow-control の状態となり，Onyx は前方のナイダス方向へ進み始める．これを plug and push technique と言う．
B医師　カテーテル先端に Onyx のプラグができてしまうと，カテーテルが塞がりませんか？　どこから Onyx が出てくるんですか？
I先生　Onyx のプラグは完全には固まっていないんだよ．NBCA と違って，Onyx は血液中に入ると，溶媒の DMSO が徐々に析出して外側→内側と硬化する．内側まで完全に硬化するまで3〜5分かかると言われる．つまり3分以内であれば，中の硬化していない部分を通って Onyx が注入できるんだ．15秒から2分半の間，注入停止すると，注入した Onyx の外側がいったん硬化して殻ができる．注入を再開すると，内部の硬化していない部分を通って，殻のどこかが破れて Onyx が血管内に出て行く．**この注入停止が Onyx の最大のポイント**だ．

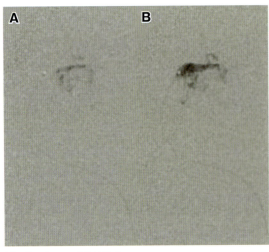

Onyx の挙動をコントロールするのは，注入停止時間（pause）の選択（15秒から2分半）と注入速度．

2分半以上 pause すると，カテーテル内閉塞のリスクが上がる．

図10　Onyx 34 の注入
A：Onyx 34 を注入．ナイダス内に Onyx 34 が出現したが，この時点ではカテーテル先端にかぶっていない．
B：注入を続けると，ナイダスからカテーテル先端まで戻って，先端に Onyx がかぶった状態となった．

B医師 「殻のどこかが破れて」では，どこにOnyxが入っていくか，わからないですね．

I先生 そう，わからない．だから，ナイダスの方向へ進まないときは，また注入停止して再開する．まず，カテーテルの先から出たOnyxがある程度固まるのを待つ．2分程度注入停止しよう．

A医師 ……．

B医師 ……．2分って長く感じますね，もう少しです．

I先生 その間にOnyx 34をOnyx 18に交換しよう．シリンジの交換時もできるだけ空気が入らないように接続しよう．接続したら，ブランクロードマップのリセットだ．新しく作り直して注入再開に備えよう．2分経過，注入再開だ．ゆっくり注入しよう．またカテーテル方向への逆流だ．さらに2分待とう（図11A）．

A医師 ……．

B医師 ……．長いですね．

I先生 2分経過，注入再開だ．ゆっくり注入しよう．また，カテーテル方向への逆流だ（図11B）．

B医師 なかなかナイダスに進まないですね，プラグができていないんですか？

I先生 カテーテル先端にOnyxをかぶせただけでは，まだプラグは完成していない．もう数回，注入を繰り返す必要がある．

B医師 いっそのこと，10分程度注入停止したらどうですか，固まりますよ．

I先生 3分以上注入停止すると，マイクロカテーテル内のOnyxも硬化する．マイクロカテーテル内が完全に硬化すると，二度と注入再開はできない．**無理をして押し続けると，カテーテルが破裂して，カテーテルの途中からOnyxが漏出する可能性がある**．

A医師 怖いですね．だから，15秒から2分半の間で停止を繰り返すんですね．

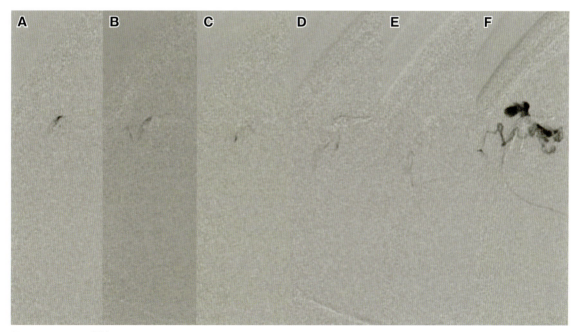

図11 Onyxの逆流

塞栓術の実際

（8回の逆流後）

I先生 さあ，2分経過．ようやく9回目の注入で前方に進み出したね（図11F）．Onyx 34の注入から約15分経過している．ゆっくりナイダスの中に進んでいくだろ（図11）．どんどん押したくなる気持ちになるが，焦らずゆっくり注入を続けよう．ナイダスの中をどんどん進んでいっている．はい，ストップ，drainer方向へ進み始めた．

B医師 もう終わりですか？ NBCAのときはdrainerに進む直前で注入停止してカテーテル抜去でしたが．

I先生 まだまだ，これからがOnyxの醍醐味だよ．まず，30秒待とう．Drainer方向や正常血管のほうなど，進んでほしくない方向に進み始めたら，まず30秒待つ．30秒注入停止すると，注入されたOnyxの外側にまた殻ができる．再開すると，殻のどこかが破れて，別の方向へ進み始める．

I先生 30秒経過，再開だ．今度は別のナイダス部分へ入って，また上部のdrainerだ（図12A）．30秒待とう．

I先生 30秒経過，再開．今度はナイダスからMCAのfeeder（M#2）に逆流している（図12E）．完全にM#2を塞栓しておこう．OK，注入停止．

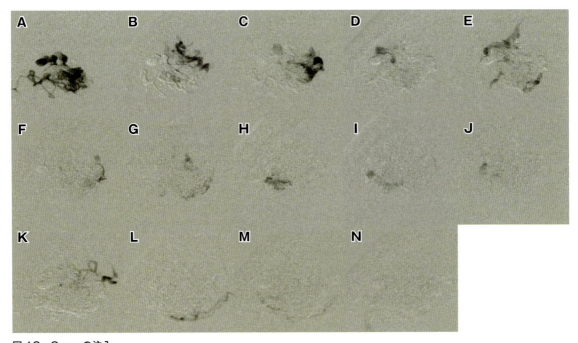

図12 Onyxの注入
A→Nの順にOnyxを注入した．各々の間は30秒の注入停止（pause）の後に再開している．

I 先生	30 秒経過，再開．今度はナイダス底面の ACA の feeder（A#3）への逆流だ（図 12L）．これも feeder なのでしっかり塞栓しておこう．OK，注入停止．
A 医師	先生，ほぼナイダスが映らなくなりました．他の feeder も一緒に塞栓できるんですね．
I 先生	そう，ナイダスが完全に閉塞してくると，他の feeder あるいは drainer のほうへ進んでいく．できるだけ drainer 方向へ進むのを避けて，他の feeder を塞栓してしまおう．
B 医師	先生，カテーテル方向へ逆流してきました（図 12N）．
I 先生	撮影すると，ナイダスはほぼ完全閉塞している（図 13）．他の feeder からもほとんど流入しない状態になったから，終了だ．**カテーテルをゆっくり抜去**しよう（図 14）．
B 医師	カテーテル抜去も「ゆっくり」ですか？？？　カテーテルは接着しないんだから，普通に抜去してはいけませんか？
I 先生	うん，カテーテルは接着はしないが硬化した Onyx の cast の中に埋まっている．また cast は

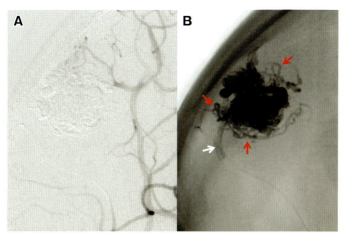

図 13　Onyx の逆流
A：マイクロカテーテル抜去前の DSA，ナイダスはほぼ完全閉塞している．
B：注入された Onyx の cast．注入した feeder への逆流（白矢印）以外に，他の feeder も逆流して塞栓されている（赤矢印）．

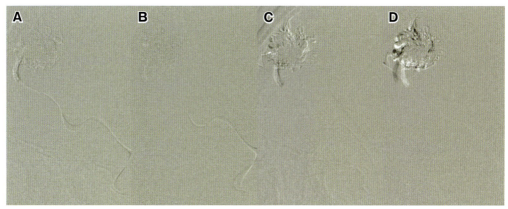

図 14　マイクロカテーテルの抜去
A：ロードマップ撮影時よりもカテーテルを引いた状態．B：カテーテルを戻して，テンションを緩めた状態．C：再びカテーテルを引いて，ナイダスが動き始めた状態．D：カテーテルが抜去された瞬間．

元々の血管径よりも太くなっているのがわかるかい？ 血管を最大限に押し広げながらOnyxが入っているので，Onyxのcastとカテーテル先端部はかなりの力で血管に締められた状態になっている．さらにDMSOの血管作用で血管壁は収縮しようとする力が働いており，カテーテルは実際には簡単には抜去できない．

A医師 どうしたら抜去できるんですか？

I先生 **血管攣縮を起こさないように，とにかくゆっくり抜去する．しっかり鎮痛作用のある麻酔薬を投与しておくことも重要**だ．まず，少しカテーテルを引っ張ってテンションをかけて少し待つ．そして，またテンションを緩めて少し待つ．さらに，もっとテンションをかけて待つ．そして緩める．これを繰り返しながら5～10分かけると……，はい抜けました（図15）．このカテーテル抜去のときもブランクロードマップが有効だ．最も引いているときにマップを作って緩める（図15）．次に引くときはロードマップを見て，前回引いた距離よりももっと引く．これ

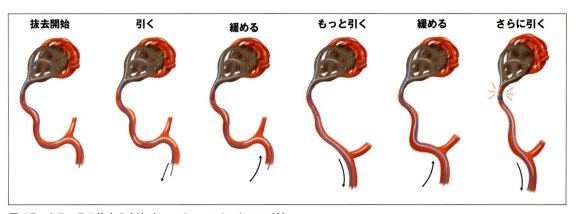

図15 カテーテル抜去の方法（traction and release 法）

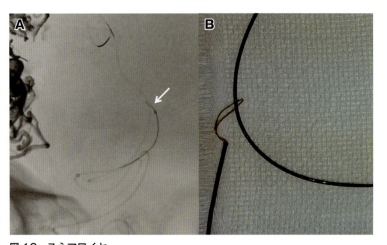

図16 スネアワイヤー
A：ナイダスにトラップされた抜去不能のマイクロカテーテルを軸にスネアワイヤーを頭蓋内まで誘導した．B：スネアで回収したマイクロカテーテル．

Tips

スネア回収する場合，ガイディングは7Frが必要．

を繰り返して引く距離を伸ばしていくと，次第にナイダス自体がカテーテルに引っ張られて動き始める．ナイダスが動き始めたら，カテーテル抜去までもう少しだ．

B医師 どれだけ引いてもナイダスが動かないこともありますか？

I先生 その場合はカテーテルにかかるテンションがナイダスまで伝達しておらず，カテーテルが伸び始めている可能性がある．どれだけ引いてもナイダスが動かない場合，カテーテルが断裂する可能性があるので，スネアワイヤーを Marathon を軸にして頭蓋内まで進めて，できるだけ**ナイダス直近でスネアを締めて Marathon を抜去する**（図 16）．

A医師 怖いですね．

I先生 抜去困難となりやすいのは，小径の屈曲血管．なかでも椎骨脳底動脈の feeder は抜去困難となりやすい傾向がある．**できるだけ ACA や MCA の勝負血管からナイダス塞栓をすること，抜去困難となりそうな血管は無理をせず，長時間注入を避け早めに抜去する**．カテーテルが Onyx に埋没した距離が長くなると抜去しにくくなる．逆流距離は 1 cm 程度を目安にしたほうがよいだろう．注入時間は最大 1 時間程度とする．

B医師 結局，この症例では feeder が少なくとも 5 本ありましたが，1 本の feeder からの塞栓で他の feeder も塞栓することができました（図 17）．

I先生 Onyx では必ずしもすべての feeder にカテーテルを入れて塞栓する必要がない．ナイダスから

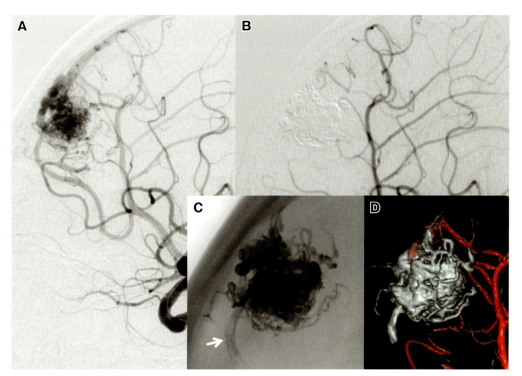

図 17 術前，術後画像
A：塞栓前の DSA．B：塞栓後の DSA．ナイダスはほぼ完全に閉塞している．C：注入された Onyx の cast．流入血管の cast が塞栓前の血管径よりも大きいことに注意．D：塞栓後の 3D 回転撮影．

の逆流で塞栓できることが多いからだ．だから，治療前に勝負血管を同定することが非常に重要だ．

B医師 ほかに Onyx 使用時の注意点はありますか？

I先生 術後管理だね．AVM 塞栓術後は出血しやすいので，必ず全身麻酔を翌朝まで継続したほうがいいだろう．血圧も通常よりも十分に下げて管理したほうがいいね．若年者なら収縮期血圧100mmHg 以下だ．翌朝 CT で術後出血がないことを確認してから覚醒させる．もし，翌朝から摘出術なら，そのまま全身麻酔のまま出棟だね．

A&B よくわかりました．

使用デバイス

7 Fr ガイディングカテーテル
Marathon
Onyx 34 0.325 mL
Onyx 18 2.12 mL
Onyx 注入時間 46 分，カテーテル抜去時間 13 分

●チェックポイント

- ☐ Plug and push technique の原理
- ☐ Onyx と NBCA の硬化機序の違い
- ☐ Onyx 注入手順
- ☐ Onyx の周術期管理
- ☐ Short pause と long pause の使い分け
- ☐ Onyx の勝負血管とは？
- ☐ カテーテル抜去の方法と抜去困難時の対応

4章 ● 脳動静脈奇形（AVM）の血管内治療

② AVM 塞栓術：NBCA 編

1 NBCA とは　　　　　　　　　　　　　　　　　　　　　予習

　NBCA（ビー・ブラウンエースクラップ）は，塞栓物質本体である n-ブチル化シアノアクリレート（n-butyl cyanoacrylate）の略称であり，Onyx と異なり，接着性塞栓物質である．**陽イオンと接触すると重合反応を開始して瞬時に硬化する**（シアノアクリレートは市販の瞬間接着剤とほぼ同じ組成である）．NBCA 自体は放射線不透過性がないため，造影剤と混合する．PVA も造影剤と混合するが，PVA 溶液は生理食塩水なので，水溶性ヨード造影剤と混合すればよい．**NBCA はヨード造影剤とは混ざらないため，リピオドールなどの油性造影剤と混合する**．

　このリピオドールと混合するというのが NBCA の大きな特徴である．Onyx の場合，Onyx 34 と Onyx 18 の 2 種類のみだが，NBCA はリピオドールの混合比を変えてさまざまな濃度を作成することができる．この点が使いやすさであり，反対に初心者にはハードルが高い点でもある．**AVM 塞栓では，25〜80%の間で 5 段階に濃度調節する**（図 1）．

			流入血管塞栓術		
				nidus塞栓術	
NBCA濃度	80%	67%	50%	33%	25%
NBCA：Lipiodol	4:1	2:1	1:1	1:2	1:3
硬化速度	速い				遅い
粘稠度	低い				高い
視認性	普通				良好
遠位到達性	不良				良好*
			流入血管塞栓術の標準濃度	nidus塞栓術の標準濃度	

図 1　NBCA の濃度と特徴

2　NBCA濃度の選択　　　　　　　　　　　　　　　　　　　　　　　　　　　予習

　濃度選択には経験が必要となる．NBCAは高濃度ほど短時間で硬化し，固まるのに低濃度ほど長時間かかる（図2）．100% NBCAは瞬間接着剤のような速さで硬化するが，20% NBCAは完全に硬化（接着）するまで数分必要となる．しかし，**液体塞栓物質の特性は硬化速度だけでなく，塞栓物質の粘度も重要**である．NBCA自体の濃度は粘度にはほとんど影響しないが，**油性造影剤リピオドールは非常に粘稠な液体であり，混合された塞栓物質の粘度に強く影響する**．例えば，20% NBCAは硬化速度は非常に遅いが，リピオドールを80%も含むため，非常に粘稠である．このため，硬化速度が遅いにもかかわらず，あまり遠位まで到達しない（図1）．しかし，リピオドールの粘度は溶液の温度にも依存し，高温ほど粘度が下がる．このため，NBCAは冷蔵庫で保管するが，**リピオドールは恒温槽（37℃）に入れている**．

　混合すると温度が下がるため，混合後は手のひらの中で37℃まで復温する．AVM塞栓でNBCAを使用する場合は，基本的に常に37℃を維持して使用する．さらに温度を上げることでより粘度を下げることも可能だが，初心者は常に同一の環境（同濃度，同温度）のNBCAを継続して使うことで，NBCAのコツがわかってくる．**初心者は，nidus塞栓には標準濃度33%，37℃，流入血管閉塞には50%を標準濃度として使い始めるとよい**．

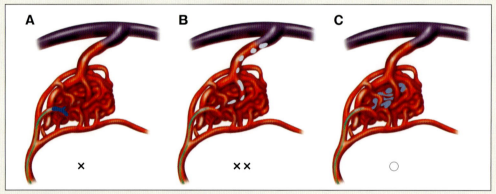

図2　NBCA濃度
A：不適切なNBCA濃度（高濃度）．近位閉塞になり，nidus自体が閉塞しない．
B：不適切なNBCA濃度（低濃度）．Nidusを越えてdrainer閉塞となる．最も危険！
C：適切なNBCA濃度．適切なタイミングで硬化し，nidusで閉塞する．

1st NBCA を用いた AVM 塞栓術

「勝負血管」の同定

I先生 今日の症例は右頭頂葉の AVM（Grade 2）だ（図3, 4）．右頭頂葉の約3.5 cmの AVM で右 MCA から4本の proper feeder（#1, 2, 3, 5）と1本の passing feeder（#4）が流入している．Drainer は nidus 上部から上矢状静脈洞に1本ある．

A医師 先生，ガイディングカテーテルは6 Fr でよいですか？

I先生 6 Fr でよい．**局所麻酔での治療や high-flow AVM の場合は，7 Fr バルーン付きガイディングカテーテルを使用したほうが，NBCA 注入時の血流コントロールがしやすい．**

A医師 どの feeder から狙いますか？

I先生 Onyx のときも話したが，NBCA 使用時も「勝負血管」の同定が重要だ．**NBCA の場合，まず high-flow feeder を処理**しておく．High-flow feeder は NBCA での nidus 塞栓にあまり向いていない．そして，high-flow を処理した後に low-flow feeder を勝負血管として使用する．Onyx と逆になるが，**NBCA の場合，太い血管よりも比較的細めの血管のほうが nidus 塞栓しやすい**（図5〜8）．

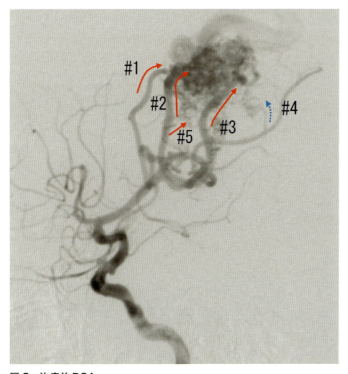

図3 治療前 DSA
中大脳動脈から high-flow feeder が4本入っている（矢印）ほかに，いわゆる passing feeder（矢印点線）が多数入っている．

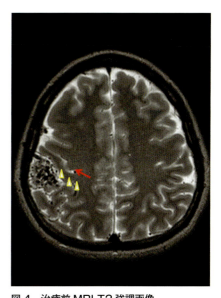

図4 治療前 MRI T2 強調画像
Nidus は中心溝（矢印），中心後回（矢頭）の後方に存在する．

B医師　なぜですか？

I先生　High-flow feederから塞栓する場合，Onyxであれば意図的にプラグを作って，完全な血流コントロールの状態を作り，nidus塞栓できる．ところが，NBCAの場合，プラグがないので，親血管のバルーンで血流コントロールをしたとしても，完全な血流コントロールとならない．したがって，NBCAがカテーテルまで逆流すればただちに抜去しなければならない．通常，nidusの一部のみNBCAが入る程度となりやすい．

B医師　Low-flow feederはなぜよいのですか？

I先生　Low-flowの場合，まず低濃度NBCAを使用できる．つまり，硬化時間に余裕がある．さらに，low-flow feederは血管径が小さい場合が多いので，NBCAが少し血管に入るだけでflowが劇的に遅くなり血流コントロールの状態を作りやすい．さらにマイクロカテーテルによりwedge状態となることもある．こうした状態であれば，カテーテル先端に逆流させないように慎重に注入を継続すれば，1〜2分注入を継続できる．この際，high-flow feederが塞栓済みであれば，nidus内の血流もかなりコントロールされているので，NBCAはnidus内に入っても，血流で飛ばされることなく浸透しやすい．

A&B　なるほど．

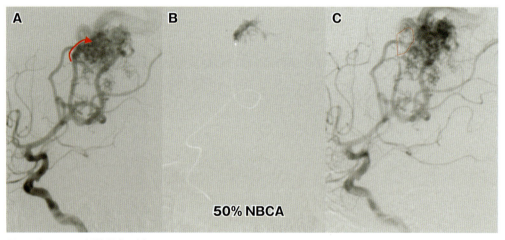

図5　feederの近位閉塞の例1
A：NBCA注入前．マイクロカテーテル先端（矢印の尾部）とnidusはかなり近い．
B：50% NBCA注入後，マイクロカテーテル抜去時．
C：Nidusの前方が消失している．

NBCA濃度選択にかかわる因子
①標的（nidus or feeder?）
②feeder（血管径，血流速度，屈曲度）
③超選択造影（先端と標的の距離，wedgeの有無）

OnyxとNBCAの勝負血管は異なる！Low-flow feederのほうがnidus塞栓しやすい．

high-flow feeder の処理

I先生 まずこの MCA の太い feeder をやっつけよう．NBCA の場合，マイクロカテーテルは何でもよいが，やはり末梢まで誘導するのでフローガイドカテーテルを使用する．

A医師 カテーテル先端の位置はどこがよいですか？

I先生 基本的には nidus に近いほどよい．ただ，カテーテル先端と nidus の距離も，NBCA 濃度選択の際の重要な因子となる．Nidus から離れていれば 1 段階濃度を下げ，逆に nidus に近ければ濃度を 1 段階上げる．#2 の nidus 近傍まで誘導できたようだ．マイクロカテーテルから撮影しよう．すぐに drainer が描出される high-flow feeder のようだ．これは無理をせず，流入血管閉塞にとどめよう．標準濃度の 50％を選択する．

A医師 先生，濃度決定のときに DSA 所見の何がポイントですか？

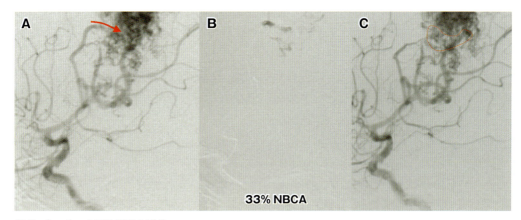

図6 feeder の近位閉塞の例2
A：NBCA 注入前．マイクロカテーテル先端（矢印の尾部）と nidus は近接している．
B：33％ NBCA 注入後，マイクロカテーテル抜去時．
C：Nidus の中央部分の造影が薄くなっている．

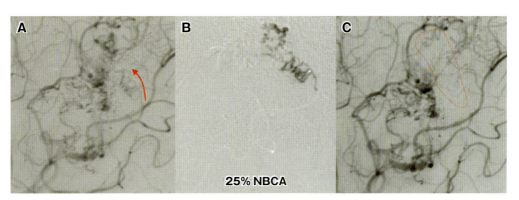

図7 nidus 閉塞の例1
A：NBCA 注入前．Nidus まで少し離れており，feeder も low-flow で細いため，25％を選択．
B：25％ NBCA 注入．Nidus 閉塞できた．
C：Nidus 中央部分が消失．

I先生 いい質問だ．①カテーテル先端と nidus までの距離，②カテーテル先端から nidus までの血管屈曲の程度，③造影剤がどれくらいで drainer まで到達するか？（DSA のフレーム数），④造影剤の wash-out の速度（カテーテル wedge の程度），⑤ feeder から nidus に到達した後の造影剤濃度（急に薄くなる場合は他の血管からの血流が多く残存している）などがポイントだ．これらをもとに，標準濃度 33％から段階的に選択する．

B医師 混合はどのようにして行いますか？

I先生 NBCA とリピオドールの混合比で濃度調整する．NBCA：Lipiodol を 1：1 にすれば 50％，2：1 で 66％，1：2 で 33％，1：3 で 25％という具合に混合する．NBCA は 1 本 0.5 mL なので，0.5 mL 単位でリピオドールを追加する．混合後は，シリンジ内に意図的に気泡を残し，この気泡を上下させて攪拌する．三方活栓に 2 本シリンジを接続して，シリンジ間を往来させて攪拌する方法もある．混合後は助手に手渡し，注入直前まで掌中で保温してもらう．助手が保温中に，**術者はマイクロカテーテルを 5％グルコース溶液で 3 回フラッシュして NBCA を接続する**．

B医師 Onyx は生理食塩水でフラッシュしませんでしたか？

I先生 生理食塩水は Na イオンを含むので，NBCA と接触すると重合反応が始まってしまう．

B医師 そうでした．

I先生 それでは注入しよう．NBCA は DSA 撮影で注入する．**使用している撮影シーケンスが何秒まで連続撮影可能か，確認しておく**．撮影を 1 分程度行うためには，撮影フレームレートを下げないといけない装置もあるからね．

A医師 3 frame/sec で 120 秒可能です．

I先生 では，注入開始．**カテーテル先端から出てくるまでは，一定の速度で注入する**．先端から出て

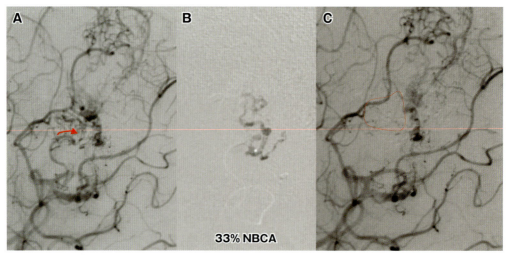

図 8　nidus 閉塞の例 2
A：マイクロカテーテル先端と nidus は近接しているが，feeder は非常に細く low-flow feeder であるため，33％を選択．
B：33％ NBCA 注入．Nidus 閉塞となった．
C：Nidus 前方部分が完全に消失し，中央に小さな nidus が残るのみとなった．

脳動静脈奇形（AVM）の血管内治療 — ② AVM 塞栓術：NBCA 編 **4章**

きたら，カテーテル方向に逆流しない程度の速度を調節しよう．Nidus に入ったが，カテーテル先端に戻ってきたね，抜去しよう．

B医師 カテーテル抜去のときの注意点は何ですか？

I先生 カテーテルは術者・助手どちらが抜去してもよい．抜去のときにカテーテル内の硬化していない NBCA が飛散することがあり得るので，**必ずシリンジには陰圧をかけながら抜去する**．先端が NBCA から離れた後は，ゆっくりと抜去すればよいので慌てない．

勝負血管の塞栓

A医師 次はどの血管にしましょうか．

I先生 それでは，#1 にしよう．カテーテルを誘導してください．

A医師 誘導しました．#2 のときより，nidus にかなり近いところまで入りました．

I先生 超選択造影するとほぼnidus内に位置している．drainer が映るまでの時間は #1 よりやや遅い．#1 と同じ 50％を選択しよう．

I先生 ずいぶん大きな流入血管は処理されて全体の血流は遅くなってきた．

A医師 かなり細い feeder ばかりですね．

I先生 さあ，ここからが大事だよ．#4 にカテーテルを誘導してください．

A医師 細いので時間がかかりましたが，なんとか誘導できました．カテーテルと血管径が同じぐらいですね．

I先生 そのとおり，つまり，カテーテルが wedge された状態となっており，この feeder の血流はかなり遅くなっているはずだ．撮影してみよう．今までの feeder と違って，かなり造影剤の wash-out が遅いね．

B医師 これはチャンスということですね．

I先生 そのとおり．この feeder は血流がコントロールされているので，低濃度 NBCA で nidus 塞栓しやすい．さらに 1 段階下げて，25％を選択しよう．20％や 25％はリピオドール濃度が高いので，特にじっくりと保温しよう．B 先生，しっかり手の中で温めておいてください．

B医師 準備できました．

I先生 では始めよう．血管径が細いので，勢いよく注入すると，あっという間にカテーテルに逆流するから，カテーテルから出てくるまではゆっくりと一定の速度で押し続けよう．はい，カテーテル先端から NBCA が出てきました．

A医師 あまり先に進みませんね．

I先生 まだカテーテルにはかぶっていないので，慎重に注入を続ける．はい，進み始めました．慌てずにゆっくりと注入を続ける．Nidus の中まで浸透している．まだまだ注入を続けよう．予定していた nidus 全体まで浸透した，抜去しよう！

A医師 途中で NBCA が止まりかけましたが，ゆっくり注入を続けると，再び奥に行き始めましたね．

改訂 2 版「超」入門 脳血管内治療 **209**

|I先生| そのとおり．**低濃度 NBCA は一見硬化したように見えても，慎重に注入を続けると前に行き始める**ので，あきらめないように．今の注入も少しだけカテーテルに逆流しているが，硬化時間が遅いので大丈夫だ．現在のマイクロカテーテルはすべて表面に親水性コーティングがしてあるので，接着しかけても抜去不能となることはまずない．それでは，最後の feeder にいこう．

|B医師| #5 にカテーテルを誘導しました．造影してみます．

|I先生| #4 と比較してどう？

|A医師| 血管径は細いですが，#4 に比べると drainer はやや早い phase で映っています．また，#4 と違い，wedge 状態にはなっていないように思います．

|I先生| そうだね，それでは，#4 よりも 1 段階上げて，33％にしよう．Drainer に流れる直前で注入を停止，抜去しよう．さあ，最終造影．

|A医師| 真ん中に少しだけ nidus が残存しますが，ほぼ閉塞しました（図 9）．これで安全に摘出術ができそうです．

> **Tips**
> 低濃度 NBCA は一見硬化したように見えても，慎重に注入を続けると前に行き始める．

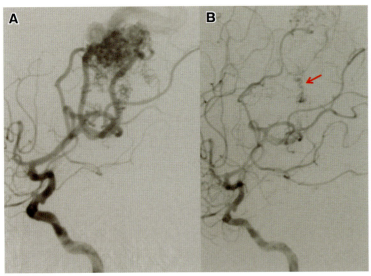

図 9　治療前後 DSA
A：治療前．
B：2 度の塞栓術直後．Nidus 中央部分にわずかに造影される部分（矢印）が残るが，大部分は消失している．

使用デバイス

6 Fr Envoy/STR
Magic 1.5 + Silverspeed 10
#2 50% NBCA 0.25 mL
#1 50% NBCA 0.35 mL
#4 25% NBCA 0.35 mL
#5 33% NBCA 0.25 mL

1 fistulous feeder の塞栓（図10）

補 講

　Fistulous feeder の塞栓にはNBCAが最適である．通常50〜80% NBCAで塞栓をするが，それでも非常に血流が早い場合，drainer 側まで流れてしまうことがある．確実に feeder 側で塞栓するためのadjunctive technique を以下に述べる．

①低血圧麻酔：収縮期血圧を70〜80 mmHg 程度まで下げる．
② Proximal flow control：バルーンガイティングカテーテルなどを用いて，血流コントロールする．
③コイルブロックの併用：fistula の feeder 側にコイルを巻いておくと，NBCAがmigration しにくい．
④カテーテル先端は血管壁に密着させる：血管の真ん中に先端があるとmigration しやすいので，先端を血管壁に密着させる．

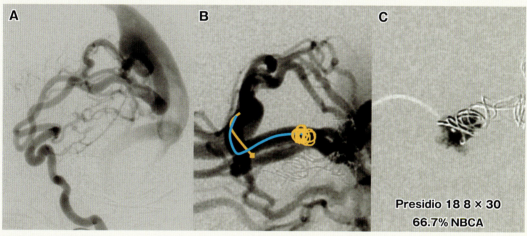

図10
A：high-flow AV fistula.
B：feeder 側でコイルブロックを置き，カテーテル先端を血管壁に当てるようにしてNBCAを注入する．
C：Presidio 18 8×30 を巻いて，66.7% NBCA を注入した．

●チェックポイント

- [ ] Onyx と NBCA の硬化機序の違い
- [ ] Onyx と NBCA の勝負血管の違い
- [ ] NBCA の濃度選択のポイント
- [ ] NBCA 注入手順
- [ ] high-flow fistula の NBCA 塞栓の方法

Side Note ⑥

Onyx と NBCA の使い分け

NBCA

1. 塞栓物質としての特性

　ブチルシアノアクリレート（n-butyl cyanoacrylate）は，瞬間接着剤に用いられる高分子材料で，陽イオンと接触すると重合反応を開始する．強いカテーテル接着性と局所炎症惹起性を有する．放射線不透過性は油性造影剤（リピオドールなど）を混合して得るが，この混合比，すなわち NBCA 濃度により硬化速度を調整する．高濃度 NBCA ほど硬化速度が速くなる．一方，リピオドールはきわめて粘稠度が高い．このため，低濃度 NBCA（すなわち高濃度リピオドール）の硬化速度は遅いが，同時に粘稠度が高くなるため，十分遠位まで到達しにくくなる．このリピオドールの粘稠度を下げるために，20%などの低濃度 NBCA は注入前の加温が必須である．

2. 塞栓術の概念

　強いカテーテル接着性を持つため，塞栓物質は前方に「飛ばす」のが原則で，カテーテル方向へ逆流すれば，ただちに注入停止する．最初の一滴が血流に乗って飛んでいき，血管壁で接着すると，血流が落ち始めて NBCA がナイダス内を充填し始める．適切な「NBCA 濃度」を選択し，適切な「マイクロカテーテル位置」から，適切な「注入速度」で注入し，適切な「タイミング」で注入停止し，カテーテル抜去する，という一連の手技を数十秒から約 1 分というきわめて短時間で行う必要がある．AVM 塞栓術の場合，drainer 閉塞は脳出血などの重篤な合併症を引き起こすため，NBCA 濃度が高いほど安全であるが，ナイダスに到達せずに近位閉塞になりやすい．一方，十分加温した低濃度 NBCA は，ナイダス末梢まで到達しやすいが，同時にナイダスを越えて流出静脈閉塞のリスクを上げる．この NBCA 濃度の選択をはじめ，NBCA 塞栓術の成功には多数の因子がかかわるため「経験」に依存する部分が多い．

脳動静脈奇形（AVM）の血管内治療 — Side Note ⑥ Onyx と NBCA の使い分け **4章**

Onyx

1. 塞栓物質としての特性

　Onyx は，塞栓物質本体である EVOH と，溶媒である dimethyl sulfoxide（DMSO）と，タンタル粒子で組成される．EVOH と DMSO 自体は無色透明であるが，タンタル粒子が黒色である．EVOH は無臭であるが，DMSO がガーリックのような強い臭気を持っている．溶媒である DMSO の局所作用として，高濃度で血管に接触すると強い血管毒性を有するため，Onyx の注入はゆっくりと（最大 0.10 〜 0.15 mL ／分）行う必要がある．DMSO の全身作用として，肺水腫，悪心・嘔吐，心電図変化，気管支攣縮などの副作用が報告されている．

　Onyx は血液と接触すると，溶媒である DMSO は血液中へ拡散し，溶質である EVOH は析出する．析出した EVOH は外側より内側へと固まり始め，内部まで完全に硬化完了するまで 3 〜 5 分ほどかかる．言い換えると，完全に硬化するまでは，析出した Onyx 内部には硬化していない部分が残っており，この部分を通じて Onyx 注入を再開することができる．

　NBCA の硬化は，BCA（ブチル化シアノアクリレート）の重合反応である．この「析出」と「重合」の違いが，Onyx の非接着性塞栓物質としての特徴を形成している．

　Onyx は EVOH 濃度の異なる Onyx 18（6% EVOH）と Onyx 34（8% EVOH）が発売されている．Onyx 18 の「18」は粘度を表しており（18 cSt; センチストーク），Onyx 34 の粘度は Onyx 18 の約 2 倍で，より high-flow な AVM での塞栓に適している．欧米ではさらに高濃度の Onyx HD 500（20% EVOH）も発売されており，動脈瘤の瘤内塞栓などに使用されている．

2. 塞栓術の概念

　上述の塞栓物質の特性の違いのため，NBCA による塞栓術とは治療概念が大きく異なる．いわゆる，「plug and push technique」と「pause technique」は Onyx の代名詞である．

　"plug"（栓）とは Onyx の cast によって血管内にできた「栓」であり，まずこの栓で流入血管の血流を停止する．血流停止後に，Onyx 注入を継続すると（push），Onyx は血管抵抗の少ない遠位側，すなわち nidus 内へと進んでゆく．Nidus 内を Onyx が進んでいる限りは注入を続ける（push）．これを，「plug and push technique」と言う．Onyx が流出静脈に抜けそうになったとき，あるいは逆流してカテーテル側がつまり始めたときは，いったん注入を停止（pause）する．注入再開すると，Onyx は再び血管抵抗の少ない方向へと進んでいき，通常，nidus の別の部分へと cast は伸びていく．注入停止前と同じところに cast が出てくる場合，plug の近位に出てくる場合は再び pause を取る．これを「pause technique」と言い，注入停止と再開を繰り返して Onyx の進行方向をコントロールする技術である．ただし，注入停止時間は 2 分を超えないようにする．2 分以上注入停止すると，カテーテル内の Onyx が硬化して再注入ができなくなる可能性がある．この状態での注入継続はカテーテル破裂を起こして重大な合併症につながる．

改訂 2 版「超」入門 脳血管内治療　213

	NBCA	Onyx
塞栓物質	n-butyl-cyanoaclylate（NBCA）	ethylen vynyl alcohol（EVAL）
硬化機序	重合反応（発熱・炎症を伴う化学反応）	析出反応（発熱・炎症を伴わない）
放射線視認性	油性造影剤（またはタンタル粉末）	タンタル粉末
濃度	20 ～ 80%で無段階に調製可能	Onyx18（6% EVAL） Onyx34（8% EVAL）
マイクロカテーテル	何でも使用可能	Marathon のみ（ハブ部分が DMSO 対応）
接着性	あり	なし （ただし，長時間注入・逆流によるカテーテルトラップあり）
準備	5% glucose でフラッシュ	DMSO でフラッシュ
注入	continuous, not constant 原則的に注入一時停止（pause）なし feeder ごとに 1 回のみ 数秒から 2 分程度 DSA 撮影	slow continuous constant 注入停止（pause）あり 抜去するまで何度も注入可 数十分から 1 ～ 2 時間 ブランクロードマップ透視
被曝量	少ない	多い（拡大透視を多用するため）
カテーテル抜去	原則的に逆流すればただちにカテーテル抜去	plug 形成後，1 時間注入可 抜去まで数十分要することもある
勝負血管	小径血管（カテーテル wedge）	長い血管 （ナイダスと正常血管分岐部間の距離） 直線状血管 中から大径血管
禁忌血管	なし	fistulous feeder 高度屈曲血管 末梢小径血管

脳動静脈奇形（AVM）の血管内治療 — Side Note ⑥ Onyx と NBCA の使い分け　**4章**

> 小径，末梢 feeder　→　低濃度 NBCA

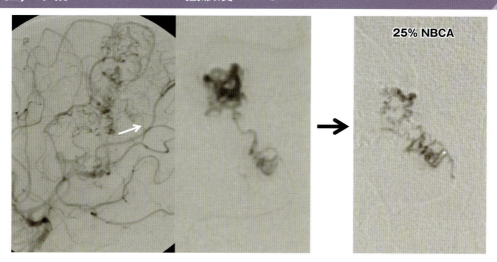

> fistulous feeder　→　高濃度 NBCA with/without coils

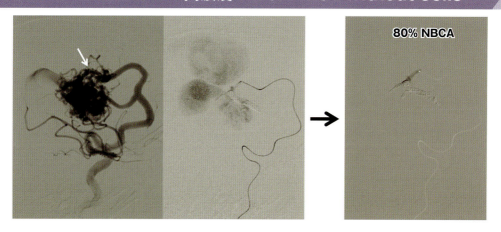

> 直線状，大径 feeder　→　Onyx

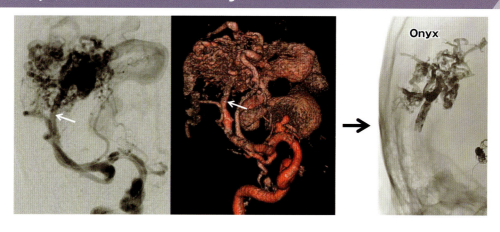

4章 脳動静脈奇形（AVM）の血管内治療

③ AVM塞栓術：Pressure cooker techniqueによる根治的塞栓術

1st Pressure cooker techniqueによるAVM塞栓術　症例

Pressure cooker techniqueとは？

I先生　今日の症例は左後頭葉の脳動静脈奇形だ（図1A）．1カ月前に脳内出血で発症して（図1B），右上1/4盲が出現した．

A医師　後頭葉のAVMはやっかいですね．feederがだいたい前方から来るので（図2A，矢印），術野ですぐに捕まえられない……．

B医師　エンボリ（embolization）の出番ですね！

I先生　うん，実はこの症例はTAE（transarterial embolization，経動脈的塞栓術）で完全閉塞させるのに良い条件が整っているので，完全閉塞させて摘出術を回避したいんだ．それに，1カ月前にあった1/4盲が改善して視野障害もなくなってるんだ．

A医師　このAVMは，摘出にいけば視放線は損傷する可能性高いですもんね．

B医師　TAEで完全閉塞させるための条件って何ですか？

I先生　**Compact nidusでdiffuse componentがないこと，single feeder/single drainerであること，バルーンカテーテルを誘導可能なfeederがあること**などだね．

A医師　この症例ではfeederは1本太いのが発達していますが，drainerは5本あるようですね（図2B，矢印）．たしかにcompact nidusです．

I先生　うん，そうなんだ．この5本のdrainerを確実に閉塞できるかが完全閉塞のポイントだね．

B医師　drainerを閉塞するんですか？ drainerを閉塞したら出血するのではなかったですか？

I先生　もちろんnidusを完全閉塞したうえでの話だが，**drainerも閉塞させないと再発のリスクを残す**んだ．

B医師　drainerをつぶしてもいいんだったら，簡単じゃないですか？？

I先生　言うは易しだが，実際は結構難しいよ．ある程度nidusが閉塞してくると，どんどんカテーテルのほうに逆流してくるからね．

A医師　つまり，**どれくらいしっかりしたプラグを作れるか**ということですね．

脳動静脈奇形（AVM）の血管内治療 — ③ AVM 塞栓術：Pressure cooker technique による根治的塞栓術　4章

I先生　そう，だからバルーンカテーテルなんだ．René Chapot 先生の **Pressure cooker technique** というやつだよ．

B医師　Pressure cooker って，圧力鍋のことですよね？

I先生　つまり，nidus の蓋となるプラグをバルーンで代用させて，Onyx を nidus や drainer のほうへ強制的に浸透させる方法だ．圧力鍋でおでんを作ると，大根に味がよく染みるだろ？

B医師　なるほど，良いネーミングですね．

A医師　だから，バルーンカテーテルが nidus 直前まで誘導できることがもう一つの条件なんですね．

I先生　そう，もっと詳しく言うと，**DMSO 対応の Scepter バルーン**（MicroVention/Terumo）を誘導しなければいけない．

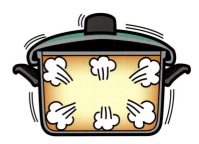

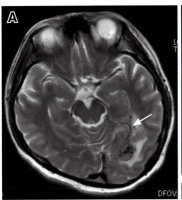
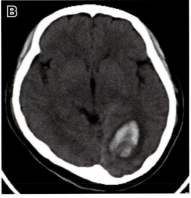

TAE で完全閉塞させるための主な条件
- Compact nidus で diffuse component がないこと
- Single feeder/single drainer であること
- Feeder が発達していてバルーンカテーテルを誘導できる

図1　左後頭葉 AVM
A：術前 MRI では太い PCA の feeder が nidus 前方より入る．
B：出血発症時の CT．

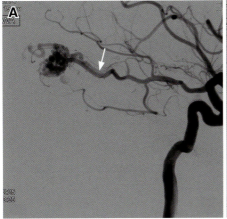
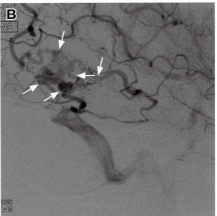

図2　術前 DSA
A：nidus 前方より PCA の太い feeder が1本入っている．
B：drainer は全部で5本認める．

B医師 そうでした．DMSO 非対応のマイクロカテーテルでは，ハブの部分が溶けるんでしたね．

Scepter バルーンカテーテルの誘導

A医師 先生，システムは 6 Fr ガイディングカテーテルでよいですね？

I先生 うん，Scepter バルーンカテーテル 1 本のみの誘導だから，6 Fr で十分だね．ただし，アクセスの問題で **Scepter が nidus 直前まで誘導できない場合は中間カテーテルが必要**となる．

A医師 先生，この症例は P1 も Pcom も発達しているので，後大脳動脈には内頸動脈経由も椎骨脳底動脈経由のどちらも可能ですが（図3），どちらがよいですか？

I先生 いい質問やね．一般的には**内頸動脈のほうが頭蓋骨に固定されている距離が長いので，カテーテル抜去時の血管偏位が少ない**と思う．

A医師 なるほど．では，左内頸動脈に 6 Fr ガイディングカテーテルを誘導します．

B医師 では，引き続き，Scepter を誘導します．Scepter は C と XC のどちらがよいですか？

I先生 Feeder はしっかりと閉塞しないといけないので，より**大きな血管径まで対応可能な Scepter XC（最大径 5.9 mm）がよい**だろう．Scepter C は最大径 4.9 mm までだね．それから AVM 塞栓の場合はバルーンをしばらく拡張しておくので，**バルーン先端のパージホールはスチームで閉鎖**しておいたがほうがいいだろう．塞栓中に何度も追加拡張しないといけなくなるからね（補講①参照）．

A医師 Scepter XC 4 × 11 mm が誘導できました．nidus 直前でよいですか？

nidus までのアクセスが屈曲が多い場合，中間カテーテルが必要．

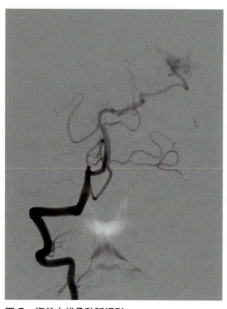

図3　術前右椎骨動脈撮影
内頸動脈撮影と同じ feeder が描出されるが，こちらのほうが屈曲が強い．

I先生 うん，nidusとバルーン先端の間に正常血管が分岐していると厄介だから，できるだけ遠位まで誘導しよう．うん，いいよ．

A医師 では，バルーンから撮影します（図4）．

I先生 うん，次はバルーンを拡張して血流遮断してから撮影して．**血流遮断すると正常血管が見えてくることがある**からね．

A医師 血管はなさそうです．

Onyx 注入

I先生 では，Onyx塞栓を始めよう．まずは，しっかりとバルーンを拡張させて血流遮断しよう（図5B）．血流遮断が確認できたら，Onyx 18を注入していいよ．

B医師 Marathon（Medtronic）マイクロカテーテルの死腔は0.23 mLですが，Scepterはいくつですか？

I先生 **Scepter XC，Scepter Cともに0.44 mL**だ．Marathonと同じようにまず0.40 mL強のDMSOで置換しよう．

A医師 先生，いきなりplug & pushのようにどんどんnidusに入っていきます！（図5C，D）

I先生 最初からバルーンでプラグができているからね．ここから注意したいのは，**nidusは必ずdrainerにつながる**ということだ．

B医師 あたりまえじゃないですか？　先生．

I先生 いや，そういうことじゃなくて．**nidusに入っていくOnyxはそのまま押し続けると必ずdrainerに入り始める**ということなんだ．**根治的な塞栓術でも，最初の段階はdrainerに入らないように意識**したほうがよい．十分にnidus全体が塞栓されたと判断したら，drainerも塞栓する．

B医師 なるほど，その判断が難しいですね．

I先生 一つのポイントは，**nidus全体のOnyxキャストが術前のnidusよりも少し大きくなるく**

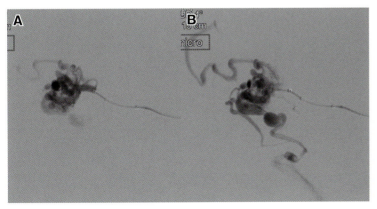

Pressure cookerで注入するときのpauseはshort pause（15～30秒）のみ，long pauseは使わない．

図4　Scepterからの超選択撮影
A：動脈相早期（バルーン拡張）でバルーン先端とnidusの間に正常血管は描出されない．
B：動脈相後期（バルーン拡張）でも正常血管の描出はない．

らい閉塞されていることだ．それくらい閉塞されていると，nidus は全体が閉塞していることが多い．この段階までくれば安心して drainer まで閉塞できる．

A医師 先生，前方に抜ける drainer の起始部まで来ました！（図 5E）

I先生 うん．じゃあ，いったん pause しよう．

B医師 どれくらい pause すればよいですか？ いわゆる plug & push のときは long pause と short pause があったと思いますが．

I先生 うん，**pressure cooker のときは short pause** しか使わないね．15〜20 秒程度でよいと思います．

A医師 先生，後方の nidus が塞栓されて下に抜ける drainer の起始部近傍の varix まで来ました（図 5F）．

I先生 うん，いいよいいよ．じゃあ，そろそろ，すべての drainer を塞栓することを意識して流していこう．

A医師 今度はまた別の drainer に来ました（図 5G）．……次は，また前方の drainer に来ました（図

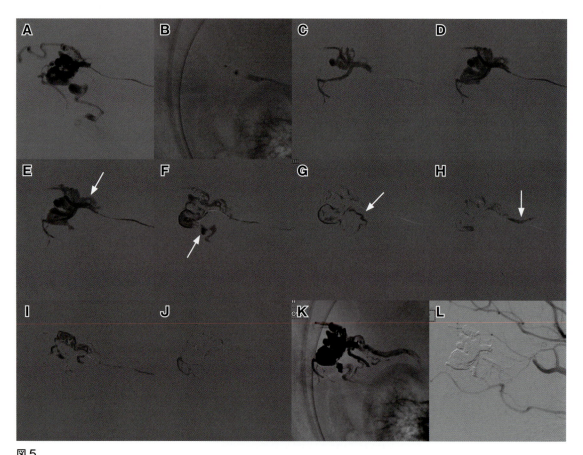

図5
A：バルーン拡張前の超選択造影，B：バルーン拡張，C：Onyx 18 注入開始，D：nidus 塞栓，E：drainer 1 本が閉塞，F：下方の drainer が閉塞，G：前方の drainer が閉塞，H：前方の drainer が閉塞，I：nidus 塞栓，J：下方の drainer が閉塞，5 本すべての drainer が閉塞した，K：nidus 全体と 5 本の drainer が閉塞した，L：AVM の feeder/nidus/drainer すべてが描出されない．

5H）．
- **I先生**：うん．じゃあ，この drainer は完全に閉塞しよう．そのまま流し続けて．
- **A医師**：はい，今度は一番上の drainer に来ました（図 5I）．Drainer 近傍の nidus も閉塞しているようです．
- **I先生**：いいよ，あと後方に抜ける drainer にまだ Onyx が来てないね．
- **A医師**：あっ，先生，最後に後方に抜ける drainer に来ました！（図 5J）
- **I先生**：うん，いいだろう．術前画像と比較してもずいぶん Onyx キャストは大きいし（図 6），すべての drainer が閉塞したね．じゃあ，バルーンを解除して撮影してください．
- **A医師**：はい，nidus はまったく映りませんし，drainer の描出もありません（図 5K）．
- **I先生**：いいだろう．じゃあバルーンを抜去してください．
- **B医師**：ほとんど抵抗なく抜去できました．
- **A医師**：一応，根治的な塞栓術ができたと思いますが，フォローアップの DSA はしたほうがよいですか？
- **I先生**：うん，必ず6カ月後頃にフォローアップ DSA はやってください（図 7）．

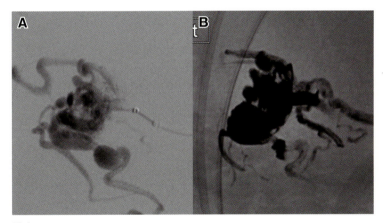

図 6
A：Onyx 注入前の nidus．
B：nidus に入った Onyx の cast．術前描出される nidus よりも一回り大きな cast が形成されている．

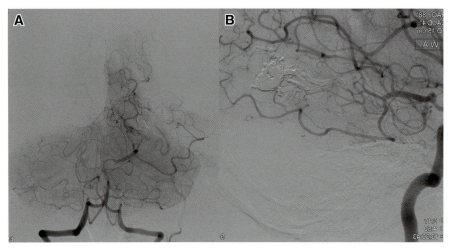

図 7
6 カ月後のフォローアップ DSA でも AVM は完全閉塞している．

1 Scepter バルーンのパージホール閉鎖　　補 講

　Scepter バルーンはエア抜き用のパージホールがバルーン先端に開いており，このパージホールをあらかじめ閉鎖しておかないと，拡張しても数分でバルーンが収縮してくる．バルーン自体に蒸気を直接当てないようにイントロデューサーなどで保護しながら，カテーテルチップ（バルーン先端ではない）を蒸気に 1 〜 2 秒当てるのみでパージホールは閉鎖する（図 8）．

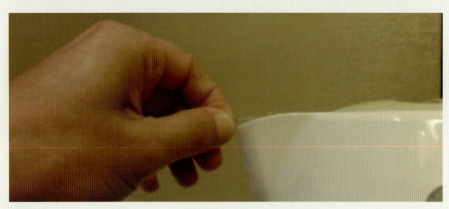

図 8

2 Pressure cooker の plug は何がよいのか？ 補講

　本症例ではバルーンで Pressure cooker の蓋を形成した．Scepter XC バルーンカテーテルが nidus 近傍まで誘導できれば最も確実な方法である．一方，feeder の血管径や走行によっては，必ずしもバルーンが誘導できないこともある．そんなときによく使われるのが，ダブルカテーテルによるコイル留置である．2 本の Marathon マイクロカテーテルを同じ feeder へ順に誘導し，2 本目の Marathon（コイル留置用）は 1 本目（Onyx 注入用）よりも 2 cm ほど近位に誘導する（図 9）．2 本目の Marathon からコイル（Barricade コイルなど）を 3 本ほど留置して，Onyx 用の Marathon を jail する．コイル用の Marathon は抜去して，Onyx 用の Marathon から Onyx 塞栓を開始する．バルーンの「蓋」ほど確実な plug とはならず，ある程度 nidus 塞栓が進行するとコイル塊の隙間を通ってカテーテルのほうへ逆流してくる．逆流が見られたら，この feeder からの塞栓は終了である．

　この他，2 本目の Marathon から NBCA を注入して，Onyx 用のマイクロカテーテルを jail する方法もある．バルーンと同様の確実な「蓋」が形成できるが，NBCA に接着したカテーテルが抜去できないので，先端が離脱可能なデタッチャブルカテーテルが必要である．

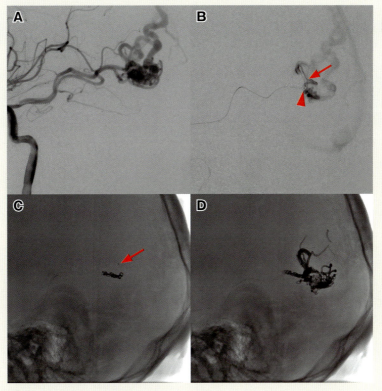

図 9　コイルによる pressure cooker
A：後頭葉 AVM．
B：nidus 直前まで Marathon（矢印）を誘導し，別の Marathon（矢頭）を少し近位まで誘導．
C：近位側の Marathon からコイルを留置して Marathon を抜去，遠位側の Marathon（矢印）はそのまま置いておく．
D：遠位側の Marathon から Onyx 18 を注入．

使用デバイス

6 Fr ガイディングカテーテル
Scepter XC 4 × 11 mm
Marathon
Onyx 18
DMSO 0.40 mL

◉チェックポイント

- □ Pressure cooker technique の原理
- □ Pressure cooker の「蓋」の作り方
- □ AVM 根治術のターゲットは？

5章 ● 硬膜動静脈瘻（dAVF）の血管内治療

① dAVF 塞栓術：経静脈的塞栓術（TVE）編

1 海綿静脈洞の構造（図1） 予習

海綿静脈洞部硬膜動静脈瘻（cavernous dural arteriovenous fistula〔dAVF〕）**では経静脈的塞栓術**（transvenous embolization：TVE）**が最も根治的な治療**である．**TVEでは，海綿静脈洞**（cavernous sinus：CS）**へのアプローチ方法が最も重要**であり，CSに流入する静脈と脳神経の位置関係を正しく理解しておく必要がある．特に，各静脈の出口がどこにあるかを知っていることは，シャントおよび流出路を閉塞する順番を考えるうえで，非常に重要である．

脳神経の位置関係では，外転神経がCSの内側壁の最も外側を走行していることが重要であり，過剰なコイルパッキングで麻痺を生じやすい．

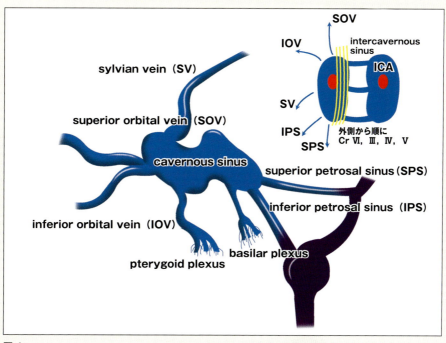

図1

1st 海綿静脈洞部 dAVF

症例

セットアップ

I先生 症例は cavernous dAVF だ（図2）．複視（右外転神経麻痺）と耳鳴で発症した75歳の女性だよ．DSA で右上行咽頭動脈（APhA）と左中硬膜動脈（MMA）から左海綿静脈洞（CS）へのシャントが認められる．流出路は，①左上眼静脈（SOV），②iCS→右シルビウス静脈（SV）→右ラベ静脈→右S状静脈洞，③iCS→右下錐体静脈（IPS）への順行性流出の3系統だ．Cavernous dAVF は TVE が最も根治的な治療であり，CS へのアプローチ方法が最も重要だ．CS に流入する静脈の位置関係を整理しておこう．

A医師 セットアップはどうしましょう？

I先生 今日は TVE でやるから，大腿動脈，大腿静脈に 6 Fr シースをそれぞれ1本ずつ入れておいてください．**TVE のときは強力なヘパリン化は必要ない**ので，ACT 200 を目安にしよう．では，ヘパリン 3,000 単位でヘパリン化しよう．右外頸動脈（ECA）に 6 Fr ガイディングカテーテルを留置してください．

マイクロカテーテルの誘導

B医師 TVE をやるのに，どうして ECA に診断カテーテルではなくガイディングなんですか？

I先生 いい質問だ．外頸動脈のおもな流入血管（中硬膜動脈など）にマイクロカテーテルを誘導して超選択的造影をするからだよ．**マイクロカテーテルからの超選択造影はシャント部位が CS のどこにあるかを診断するうえで非常に重要だ**．じゃあ，A 先生，右 APhA にできるだけ内腔

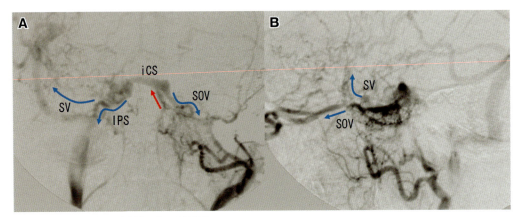

図2 左ECAG（A：正面像，B：側面像）
左中硬膜動脈から左海綿静脈洞（CS）にシャントしている．流出路は，左上眼静脈（SOV）への逆流と，intercavernous sinus（iCS）を通って対側の CS から sylvian vein（SV）への逆流が認められる．

| 5章 硬膜動静脈瘻（dAVF）の血管内治療 ― ① dAVF 塞栓術：経静脈的塞栓術（TVE）編

の大きなマイクロカテーテル（Marksman, Prowler Select Plus など, Side Note ②マイクロカテーテル選択 参照）を誘導して，超選択撮影をしてください．

A医師 なるほど，外頚動脈撮影よりも超選択造影（図3A）のほうが，CS のどこにシャントしているか，はっきりわかります．シャント部位は右側ではなく正中を越えて左側の CS にあるようです．

I先生 そのまま右 APhA から3次元回転撮影をしよう．マイクロカテーテルで自動注入器は使用できないので，用手注入で撮影しよう．

A医師 すごい，流入動脈と CS シャント部位，CS と各流出経路の関係がよくわかります（図4）．

I先生 続いて，ガイディングカテーテルを左 ECA に誘導し直して，左 MMA から超選択造影をしてください．

A医師 シャント量は少ないですが，やはりシャント部位は左 CS にあります（図3B）．APhA のシャント部位とほぼ同じ位置です．

I先生 TVE では fistula，つまり**静脈洞の病的部位を常に意識してコイルを充填しないと，いつまで経ってもシャントが消えない**ということが起こりうる．必要以上の CS のパッキングは新たな神経圧迫症状をきたすこともあるからできるだけ避ける．どの部分を詰めたら病変が消えるかをよく検討してから詰め始める．使用コイル本数の少なさにこだわって無駄な撮影ばかり繰り返すのは馬鹿げているが，「詰め残し」を避けるためにはどこを詰めるべきかを意識すること

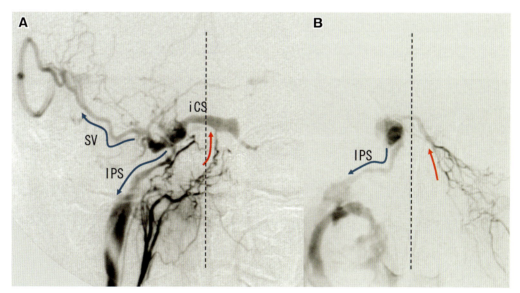

図3 超選択撮影
A：右上行咽頭動脈の超選択撮影．シャントは正中（点線）を越えて，左 CS へ入り，iCS を通って右 CS → IPS, SV へと流出する．
B：左中硬膜動脈の超選択撮影．シャントは左 CS に入り，右 CS → 右 IPS へと流出する．

　シャント部位の同定には，マイクロカテーテルを用いた feeder の超選択造影，特に3次元回転撮影の MIP 像が有効である．

は重要だ．この症例では，左 CS の内側部分（A の部分）がおもなシャント部位のようだ（図 4）．左 SOV の起始部も含めて B の部分をパッキングしよう（図 5）．

B 医師　A のみを詰めるだけではだめですか？

I 先生　その場合，万が一，詰め残したり，再発した場合は左 SOV に直接シャントを形成する可能性がある．すでに逆流をしている左 SOV は塞栓しておいたほうが安全だろう．

CS へのアプローチ

A 医師　CS へのアプローチはどうしますか？

I 先生　右 IPS が主要な流出経路になっているので，まずは右 IPS → 右 CS → iCS → 左 CS とアプローチしてみよう（図 5）．このアプローチの場合，主要なドレナージ通路をすべて経由してシャント部位にアプローチできるので，最も安全だ．

B 医師　どういうことでしょうか？

I 先生　カテーテルがすべての流出経路の出口を経由しているので，万が一，詰め残してシャントが残存したときに，dangerous drainage のみを残すということがない．

B 医師　なるほど．逆に左 angular vein → 左 SOV → 左 CS とアプローチした場合はどうでしょうか．

I 先生　最後にアプローチルート（左 SOV）を閉塞すると，二度と CS に入れない．もし詰め残した場合は，右 SV など dangerous drainage のみを残すことになり得る．

B 医師　なるほど．

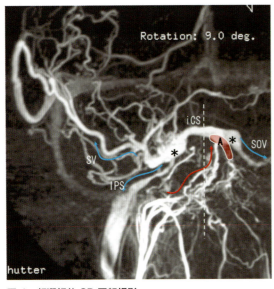

図 4　超選択的 3D 回転撮影
右上行咽頭動脈からの超選択的 3D 回転撮影．流入動脈とシャント，CS（＊）と流出経路がよくわかる．シャント部位（CS の病的部位）は A の部分と考えられる．

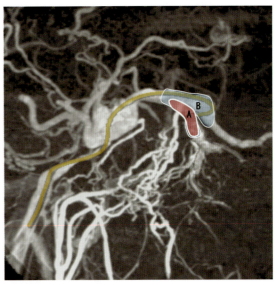

図 5　CS へのアプローチ

3段システム

I先生 では、右内頚静脈（IJV）に 6 Fr ガイディングカテーテルを留置して、右 IPS には 4 Fr カテーテルの先端を入れて、この 4 Fr からマイクロカテーテルを上げよう（図 6）。3 段システムだね。

B医師 わざわざ 3 段にするのはなぜですか？ 6 Fr ガイディングカテーテルから直接マイクロカテーテルを入れてはだめなんですか？

I先生 うん、たしかにそれでもいけることもある。ただ、IPS は DSA で見えていても必ずしもスムーズに通過するとは限らない。また、閉塞した（閉塞しているように見える）IPS の中をマイクロカテーテルを進めないといけないこともある。こういった場合、内頚静脈のガイディングカテーテルだけでは十分なサポート力がない。**IPS の入り口（頚静脈球への出口）にカテーテルが wedge した状態であれば、マイクロカテーテルを進めていくうえで強いサポート力を得る**ことができる。だから、4 Fr カテーテルを IPS に入れるんだ。

A医師 先生、3 段システムが留置できました。

I先生 すばらしい。**頚静脈球から IPS への誘導は必ず 2 方向から同時観察しながら、正面像で内側方向、側面像で前方方向にワイヤーが進んでいることを確認**しよう（図 7）。一方向だけの透視では、誤った方向に掘っているのを気付かず、撮影すると extravasation ということがあり得る。シングルプレーンの場合、注意しよう。

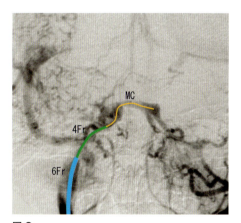

図 6
海綿静脈洞への経 IPS アプローチのための 3 段システム。

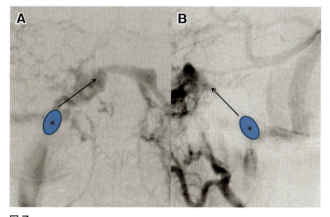

図 7
下錐体静脈洞（IPS）出口は頚静脈球（*）の正面像（A）で内側方向、側面像（B）で前方方向に必ず存在する。

IPS 経由の CS アプローチでは、6Fr＋4Fr＋マイクロカテーテルの 3 段システムでサポート力を確保する。

IPS へのカテーテル誘導では、biplane が必須。正面像で内側、側面像で前方にワイヤーを向ける。

マイクロカテーテル，マイクロワイヤーの選択

B医師 マイクロカテーテル，マイクロワイヤーはどのようなものを使用したらよいですか？

I先生 静脈，特に CS の中には，多数の隔壁があり DSA で映っているとおりにスムーズには進まないことが多い．したがって，**カテーテルはコシがあって押す力（pushability）が強いものがよい**．最近では Excelsior SL-10（Stryker）でもほとんどの 18 コイルも使用可能なので SL-10 でもよい（Side Note ②マイクロカテーテル選択 参照）．マイクロワイヤーは，**蛇行した血管でも先端にトルク（回転力）が伝わりやすい（トルク伝達性）ワイヤーがよい**．GT ワイヤー（Terumo），ASAHI CHIKAI Black（朝日インテック）などがよいだろう．先端が柔軟なコイルタイプのワイヤー（ASAHI CHIKAI など）は CS 内ではすぐに使えなくなることが多い．

A医師 先生，IPS から CS には簡単に入りましたが，なかなか目的のシャントには入りません．

I先生 そうなんだ，CS の中は見えない隔壁があるので，なかなかアンギオで見えているとおりには進まない．だから，ワイヤーでいろいろな方向を探って，目的地に到達するルートを探さないといけない．ここが，動脈内操作と静脈内操作の大きな違いだ．静脈の中は，見えない壁もあるし，開通していても映っていない静脈もある．動脈中で血管が映っていない方向にカテーテルが進んでいけば血管穿孔だが，静脈の中ではそうとは限らず，映っていない静脈路に進んでいる可能性もある．思わぬ方向に進んでいっても，慌てず動脈側から撮影をして確認しよう．静脈からの超選択造影は思わぬ合併症となることがあるので，できるだけ避けたほうがよい．

A医師 あっ，先生，ワイヤーをクルクルと回しながら，CS の天井方向に進めたら，fistula の方向に進んでいきましたっ！！！（図8）

I先生 そう，CS の中では一直線に fistula の方向に進んでいくことは少ないので，**クルクルとワイヤーを回しながら，いろいろな方向を試していると，シャント部に入っていく**ことがあるよ．このクルクル操作を行うためには，トルク伝達性に優れたマイクロワイヤーが必要で，GT ワイヤーが最も優れている．よし，そのまま奥までカテーテルを進めて，動脈側から撮影しよう．うん，まさに fistula の先端に入ったね（図8）．じゃあ，ここからコイルで詰めてこよう．

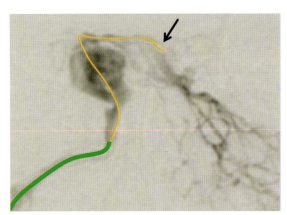

図8
マイクロカテーテル先端（矢印）が fistula 内に到達している．

動脈内ではワイヤーをクルクルを回す必要はないが，静脈内はクルクル回したほうが入りやすい！

マイクロカテーテルからの静脈洞撮影はカテーテル位置によっては静脈破裂をきたし得るので，まずは動脈造影で確認する．

コイルの選択

B医師 先生，コイル選択についてはどうですか？

I先生 うん，コイル選択についても動脈瘤のときとは大きく違うよ．**①やわらかく，短い範囲（距離）で tight packing できるもの，②1次コイル径が大きい，③形状記憶が弱いもの，④3Dタイプよりはヘリカルタイプ**，などが重要だ．Axium（Medtronic），Galaxy（Codman），Target XL（Stryker）などがよいだろう．また，HydroCoil 14，HydroCoil 10（Terumo）はコイル使用本数を減らせるので，CSのパッキングにも向いている．じゃあ，ここから詰めてこよう．**短い範囲で詰めるために，できるだけコイルの間隙を少なく，カテーテルを奥に押しつけながらコイルを巻くとよい**．

A医師 じゃあ，先生，GDC 18 soft を入れてみます．少しカテーテルが押されてきました．

I先生 うん，ここは重要で，**カテーテルを再度先端方向に押しつけて，できるだけコイルの間隙を少なく留置する**必要がある．コイルのすき間を作ると，閉塞するまでにたくさんのコイルが必要となる．カテーテルを押すためには，pushability（カテーテルを押す力）が加わりやすいカテーテル，つまりコシのあるカテーテルが重要だ．ここで右 IPS の 4Fr がいきてくる．IPS に 4Fr が入っていないと，カテーテルを押し込んだときに，頸静脈球でループを作ってしまう．

A医師 GDC 18 soft 2×8を4本入れると，CSの中までカテーテルが出てきました．撮影すると，左 ECAG では dAVF が消えていますが，右 ECAG ではまだ残っています（図9）．

I先生 うん，狙いどおりだね．予定どおり，左 SOV を詰めて，iCS へと詰め戻ってこよう（図10）．

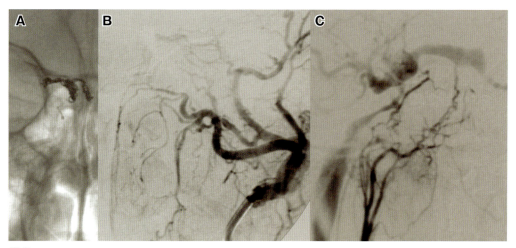

図9
A：GDC 18 soft 2×8を4本挿入．
B：左 ECA からのシャントは消失．
C：右 ECA（APhA）からのシャントが残存している．

I 先生 じゃあ，念のため，6 vessel study をして他の血管から映らないことを確認しよう（図 11）．大丈夫だね，終了！

I 先生 もちろん．罹患静脈が大きければ，たくさんのコイルが必要だ．ただ，罹患している静脈全体を詰めることと，盲目的に CS 全体をパッキングすることはまったく違う．CS 全体が罹患静脈になっていることはまれで，CS 自体を詰める場合でも CS の一部をパッキングすれば治癒することが多い．重要なのは，どこにシャントがあり，どこを詰めたらいいのか，術前によく検討すること，そして，dangerous drainage を残さないようなアプローチルートを考えることだ．**シャントの同定には，マイクロカテーテルを使用した超選択撮影とマイクロカテーテルからの 3 次元回転撮影（特に MIP）が非常に有効**だ．SOV や SV を残すと，シャント残存時や再発時に dangerous drainage となることがあるので，マイクロカテーテルがこれらの起始部を経由するアプローチがよい．

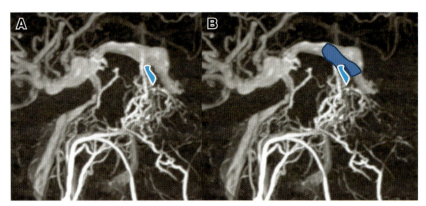

図 10
A：まずこの部分をコイル塞栓．
B：続いて，左 SOV → iCS と詰め戻る．

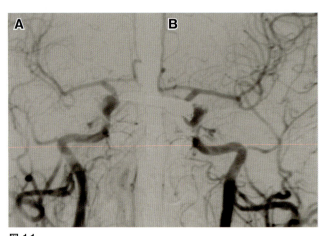

図 11
A：右総頚動脈撮影，B：左総頚動脈撮影．いずれも残存シャントを認めない．

使用デバイス
6 Fr Envoy/MPD（外頚動脈）
6 Fr Envoy/STR（内頚静脈）
4 Fr CX/IPS（下錐体静脈洞）
Radifocus 035/150 cm
Excelsior SL-10/STR
GT ワイヤー 012
GDC コイル

硬膜動静脈瘻（dAVF）の血管内治療 — ① dAVF 塞栓術：経静脈的塞栓術（TVE）編　5章

2 isolated sinus の治療　　予習

　Cognard type Ⅱa＋b（いわゆる isolated sinus）の治療は，①閉塞区間経由の TVE，②経動脈的塞栓術（transarterial embolisation：TAE, 次節 参照），③穿頭＆静脈洞パッキングの順に試みる．Isolated sinus は Onyx や NBCA を用いた TAE でも根治可能であり，2018 年に Onyx を用いた TAE が承認見込みである．

2nd TS junction 部 dAVF　　症例

閉塞部を通してアプローチ

I 先生　次の症例は，TS junction 部硬膜動静脈瘻で，流出静脈洞が両方向とも閉塞している，いわゆる isolated sinus だ（図12）．Cognard type Ⅱa＋b，Borden type Ⅲ だ．どう治療する？

A 医師　isolated sinus 直上に穿頭して sinus packing でしょうか．

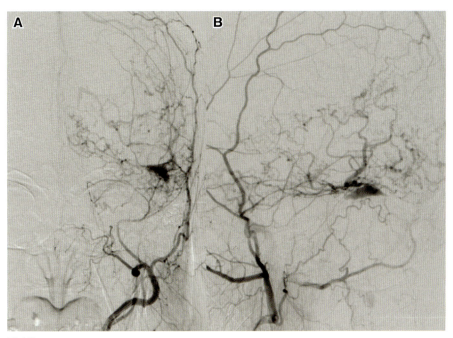

図 12
A：左 ECAG（正面像）．横静脈洞 S 状静脈洞移行部の dAVF を認め，静脈洞は近位側，遠位側共に閉塞している．
B：左 ECAG（側面像）．Labbé 静脈→皮質静脈への強い逆流を認める．

I先生	もちろん穿頭&静脈洞パッキングも一つの選択肢だが，最終手段と考えよう．まず，静脈洞の閉塞区間が短ければ，閉塞部を通して病変部にアプローチできることがある．左外頚動脈撮影と左椎骨動脈撮影の同時造影をしてみよう．
A医師	あっ，なるほど．左上錐体静脈洞（SPS）の流入部以遠のS状静脈洞はかろうじて開通しています（図13）．
I先生	isolated sinusとこの開通している左S状静脈洞の距離は非常に短いだろ？
B医師	ここを通すわけですね．どういう道具でやるのがよいですか？
I先生	この場合もやはり静脈に留置するガイディングカテーテルが最大のポイントだ．マイクロカテーテルだけではサポートが弱く，閉塞区間を突破することができない．まず，左IJVに6Frガイディングカテーテルを誘導して，S状静脈洞に4Frセルリアンを誘導しよう．閉塞部ぎりぎりまで誘導する（図14）．
A医師	意外に簡単にここまでいきました．

biplane systemを使用

| I先生 | 問題はここから．**閉塞区間を突破するためには，必ずbiplane systemを使用して，2方向から進んでいる方向があっていることを確認しながら，ワイヤーを進める．** |

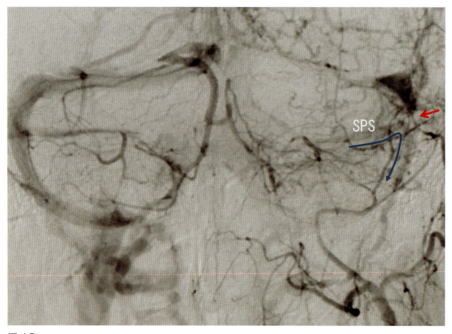

Tips

閉塞部経由アプローチでは，マイクロカテーテルの強いサポート力が必須．ガイディング＋セルリアン＋マイクロカテーテルの3段システムを使う．

図13
左ECAと左VAGの同時撮影．左VAGではSPSが描出され，SPS出口とisolated sinusの間が閉塞部位（矢印）である．

|A医師| マイクロカテーテルとワイヤーは何を使いますか？

|I先生| **マイクロカテーテルは追従性が優れたものがよい**．バランスがよいのは Excelsior SL-10 だろう．**ガイドワイヤーは pushability に優れ，ある程度の硬さがあるものがよい**．Traxcess や GT ワイヤーがよいだろう．Traxcess を使用する場合は，先端をあまり曲げすぎると，突破力がなくなるので，緩やかなカーブを整形するだけでよい．

|A医師| 2 方向から見て isolated sinus に向ければよいのでこちらの方向に進めると……，あっ，ツルっと滑って入りました．

|I先生| そう，造影してみよう．動脈造影だよ．

|A医師| 2 方向どちらから観察しても，isolated sinus の中に入っています（図 14）．

|I先生| では，ゆっくりとカテーテルを進めて，**マイクロカテーテルを isolated sinus の中で 1 回転させる**（図 14）．回転させておけば，コイル塞栓の際に誤って抜けてしまうことがないからね．

|A医師| 先生，入りました．あとはコイルを入れるだけですね？

コイル塞栓

|I先生| では，コイル塞栓をしよう．静脈洞パッキングなので，できるだけ 1 次コイル径の大きなものを使用しよう．SL-10 で留置可能な Axium，Galaxy，HydroCoil 10 などがよいだろう．

|A医師| では，Axium coil で閉塞します．

|I先生| **コイル塞栓開始後は ACT 150-200 程度の軽度のヘパリン化でよい**．あまり効かせすぎると，なかなか閉塞しない．ただし，外頸動脈や総頸動脈に留置しているカテーテルはきちんとヘパリン生食で持続灌流しておくこと．

|A医師| だいたいパッキング完了です（図 15）．造影すると……，シャントは消失しました！（図 16）

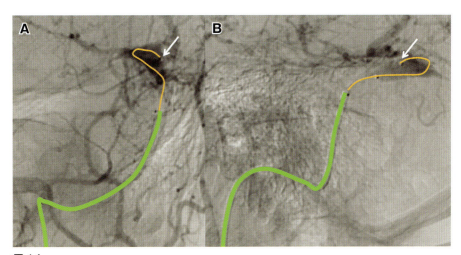

図 14
A：正面像．左内頸静脈に 6 Fr ガイディングカテーテル，左 S 状静脈洞に 4 Fr を閉塞部ぎりぎりまで誘導して，閉塞部位をマイクロカテーテルで突破する．
B：側面像．マイクロカテーテルは isolated sinus 内で 1 周させる．

| 先生 | よし，治療終了だ．6 vessel study を行い，他の静脈還流が障害されていないかを確認しておこう．
| B医師 | 閉塞区間が長くて，通過できない場合はどう治療しますか？
| 先生 | **isolated sinus の治療は，①閉塞区間経由の TVE，② TAE，③穿頭＆静脈洞パッキングの順に行う**．isolated sinus は TAE でも根治可能な場合がある．今後，Onyx が dAVF でも使用可能となれば，TAE の役割は大きくなるだろう．

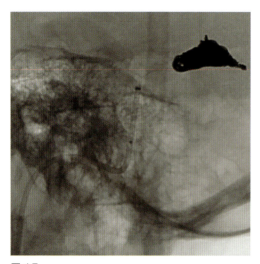

図15
isolated sinus のパッキングが終了．

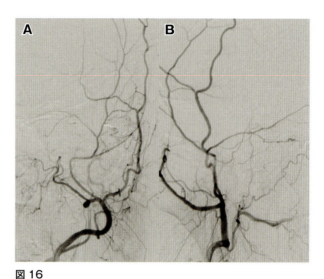

図16
A：左 ECAG（正面像）．
B：左 ECAG（側面像）．いずれもシャントの完全消失を認める．

使用デバイス
4 Fr 診断カテーテル（総頚動脈）
6 Fr Envoy/STR（内頚静脈）
4 Fr セルリアン 125 cm（S状静脈洞）
Excelsior SL-10/STR + Traxcess（isolated sinus）
Axium コイル

静脈造影を行う場合は，まず動脈造影を行って目的静脈に入っていることを確認してから慎重に行う．

マイクロカテーテルの早期逸脱を防ぐため，isolated sinus 内で1周させておく．

●チェックポイント

- [ ] シャント部位の同定方法
- [ ] 海綿静脈洞の解剖とアプローチルート
- [ ] 海綿静脈洞へのアプローチシステム
- [ ] 静脈洞パッキングのコイル選択
- [ ] 閉塞静脈洞へのアプローチシステム

5章 ● 硬膜動静脈瘻（dAVF）の血管内治療

② dAVF 塞栓術：経動脈的塞栓術（TAE）編

1 TAE の適応　　　　予習

　海綿静脈洞（CS）部の硬膜動静脈瘻（dAVF）は経静脈的塞栓術（TVE）が標準的治療である．しかし，drainer が SOV のみで逆行性アプローチとなるような場合，facial vein や angular vein の屈曲度によっては非常に難しいアプローチとなる．シャント部位が CS のごく一部に限局しており，feeder である副硬膜動脈からシャントまでの距離も短く，drainer が 1 本のみのような場合は，経動脈的塞栓術（TAE）のみで根治が可能な場合がある．また，isolated sinus で閉塞静脈洞経由アプローチができない場合や，TVE 後の再発症例なども TAE の適応となる．

2 TAE の役割　　　　予習

　TAE には，「TVE の前処置としての TAE」と「根治を狙う TAE」とがあり，目的と戦略が異なる．**「TVE の前処置としての TAE」は，high-flow シャントをつぶして全体の血流を落とすことが目的**である．high-flow シャントを閉塞しておけば，TVE で完全閉塞を得やすくなる．この場合，必ずしもシャント部位（静脈側）まで閉塞する必要はなく，feeder の proximal occlusion でも目的は達成される．一方，**「根治を狙う TAE」では，必ず静脈側まで閉塞する必要があり，シャント部位から drainer 起始部まで液体塞栓物質が到達すれば目的は達成される**．

1st 海綿静脈洞部 dAVF

症例

根治を目的とした TAE

I 先生 この回では dAVF の経動脈的塞栓術（TAE）について学ぼう．1例目は海綿静脈洞部 dAVF だ．53歳男性で左眼の眼球突出・眼球結膜充血で見つかった症例だ（図1A）．DSA では左副硬膜動脈（AMA）から左海綿静脈洞（CS）へのシャントがあり，左上眼静脈（SOV）のみに流出している（図2A）．左内頚動脈からもわずかにシャントが認められる（図2B）．3D-DSA でははっきりと feeder，CS，drainer の関係がわかる（図3）．

B 医師 経静脈的塞栓術（TVE）が標準ではないんですか？

I 先生 CS の dAVF は TVE が標準的治療だ．しかし，この症例に対する TVE の場合，drainer が SOV だけなので，facial vein → angular vein → SOV → CS の逆行性アプローチとなる．Facial vein や angular vein の屈曲度によっては非常に難しいアプローチだ．一方，TAE の場合，シャント部位が左海綿静脈洞のごくごく一部に限局しており，feeder である副硬膜動脈からシャントまでの距離も短い．さらに drainer が1本のみだ．このような場合は TAE のみで根治が可能な場合がある．動脈側からシャント部位まで glue を飛ばすには，いろいろとコツがあるので，今日はそれを勉強しよう．まず 6Fr のガイディングカテーテルを左外頚動脈に上げて，マイクロカテーテルを副硬膜動脈に誘導しよう．

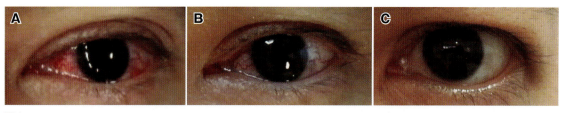

図1
A：左眼の結膜充血と眼球突出を認める． B：術後3日後，改善を認める． C：術後7日後，結膜充血と眼球突出は完全に消失した．

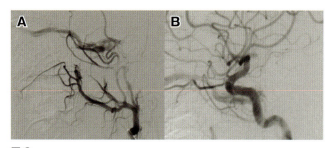

図2
A：左外頚動脈撮影．左副硬膜動脈がおもな feeder となっており，drainer は左上眼静脈のみである．
B：左内頚動脈撮影，meningohypophyseal trunk からのシャントを認める．

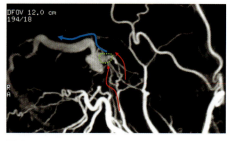

図3
3D-DSA．副硬膜動脈（赤矢印）から海綿静脈洞のシャント（緑破線）を経て，上眼静脈（青矢印）に流出する．

マイクロカテーテルからの3D回転撮影

B医師 先生，glue を打つので，Magic（Balt）や Marathon（Medtronic）などの flow-guided catheter を使いますか？

I先生 うん，たしかに glue を打つときは flow-guided を使うが，まずここは Marksman（Medtronic）などの大径のマイクロカテーテルを上げてください．

A医師 先生，マイクロカテーテルからの超選択造影ですね？

I先生 そのとおり．マイクロカテーテル撮影（図4）に加えて，マイクロカテーテルからの3D回転撮影もやる（図5）．副硬膜動脈からの3本の feeder はすべて1カ所に集まって SOV に流出している．根治を得るためにどこを詰める？

B医師 TVE で根治する場合，図5のDからEを詰めるわけですよね？ 場合によってはCも．TAE ではBからC，ですか？

I先生 うん，いい線いってる．最も重要なポイントは，**TAE，TVE どちらの治療でも，CとDを閉塞すれば根治する**ということだ．TAE ではC＋Dに加えてBも閉塞することが多く，TVE ではC＋Dに加えてEを閉塞すること多いが，いずれにせよ重要なのはCとDが閉塞されていること．TAE や TVE でCだけの閉塞は再発のリスクが残る．TVE でDだけの閉塞ではかなりの tight packing をしないとシャントは消失しない．CとDが閉塞されていることが重要なんだ．

A&B なるほど．

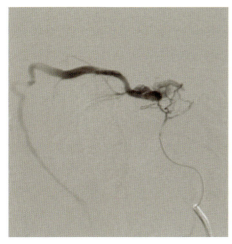

図4
副硬膜動脈の超選択撮影．
AMA→ CS→ SOV→ angular vein→ facial vein と流出する．

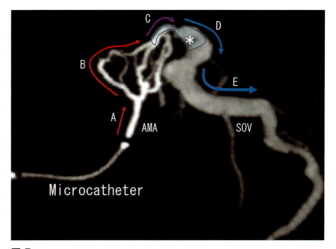

図5
マイクロカテーテルからの 3D-DSA．副硬膜動脈（AMA）のA部，網目状に発達した AMA のシャント血管（B部），シャント血管が集束するC部，海綿静脈洞のシャント部位（D部），上眼静脈（SOV）のE部．根治を得るための TAE では＊部分を閉塞する．

リピオドールの粘性

I先生 早速TAEを始めよう．じゃ，まずMagic 1.5を副硬膜動脈に誘導してください．flow-guidedと言っても，AVMと違って，dAVFのfeederはそれほど血流が速くないのでflowだけでは奥まで入らないよ，適宜ワイヤーを使って誘導しよう．OK，入った．じゃあ，NBCAの準備をしよう．

B医師 何%でいきますか？

I先生 dAVFでTAEで根治を狙う場合，glueは確実にシャント部位に到達させないといけない．High-flowと言ってもAVMほどではないこと，またマイクロカテーテル先端からシャント部位までやや距離が離れていることが多いため，20%などの超低濃度NBCAを選択することが多い．

A医師 なるほど．じゃあ，NBCAとリピオドールが1:4ですね．

I先生 ここでもう一つ重要なポイント．低濃度NBCAほど重合スピードが遅くなる．しかし，**同時にリピオドールの濃度が上がると，glueの粘度が上がるため，遠位に到達しにくくなる**．したがって，低濃度NBCAの効果を発揮するためには，リピオドールの粘性を下げておく必要がある．そのためにはどうする？

A&B ？？？

I先生 温度だよ．**リピオドールは温度が上げると粘性が下がる．NBCAとの混合後にヒートガン（150℃）で十分に加熱すると粘稠度が下がる**．

B医師 先生，混合が終わりました．ヒートガンで加熱します．

注入開始

I先生 まず5%グルコースでカテーテル内をよくフラッシュしてマイクロカテーテルのハブ周りを洗浄して，NBCAを接続して，さあ注入開始だ．Feederを通り過ぎてシャント部位までいったね（図6）．撮影すると，うん，かなりシャントは減ったけど，まだシャント部が残ってるね．じゃあ，副硬膜動脈のもう1本の別のfeederに入れてください．

B医師 OKです．

I先生 注入開始の前に低濃度NBCAの注入法について．**低濃度NBCAを打つ際に，glueが一見feederで止まっているように見えても，まだ重合が完了していない場合が多いので，押し続けるとそのまま進んで行くことがある**．早くカテーテルを抜去したくなる気持ちをぐっとこらえて，逆流させないようにじわじわと押し続けると前方に進み始める．それから，**注入完了後**

フローガイドカテーテルの誘導も，分岐部ではガイドワイヤーも併用する．

にカテーテルを抜去した後にglue castが流れていくこともあるので，カテーテル抜去後ももう少し透視で移動がないことを確認すること． じゃあ，2回目，いこう．さあ，今度はしっかりとシャント部に入ったよ（図7）．撮影してみよう，うん，消えたね（図8）．総頚動脈撮影でもシャントは消失している．

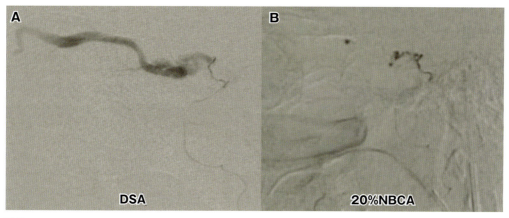

図6
副硬膜動脈からの20％NBCA注入（側面像）．

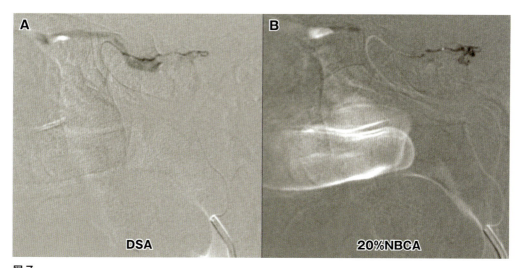

図7
副硬膜動脈からのNBCA注入2回目（側面像）．シャント部位が完全閉塞された．

リピオドールの粘性を下げるため，注入直前にヒートガンやドライヤーで加熱する．

低濃度NBCAの注入は，逆流させないようにじわじわとゆっくり押し続ける．止まったように見えても，再び進み始めることも多い．

TAE，TVE の注意点

A 医師 なるほど，glue の使い方次第で TAE でも根治ができるんですね．どういう状況でこのような詰め方をしますか？

I 先生 まず，TAE のみしか方法がない場合．例えば，isolated sinus のような場合．あるいは，dural AVF の TVE 後の再発症例．再発すると，なかなか TVE ではアプローチができないからね．逆に，**TVE が安全に可能な症例では無理に TAE で根治を狙う必要はないよ**．

B 医師 先生，もし TVE でこの症例を治療する場合はどういう点に注意しますか？

I 先生 この場合，まず下錐体静脈洞アプローチで海綿静脈洞に入るが，シャントはすべて SOV に流れているため，必ずしも IPS アプローチでシャント部位に到達するのは簡単ではない．それからシャント部位に到達したとして，できれば図 5 の C 部までマイクロカテーテルを入れたい．C 部からコイルを巻き戻して D まで詰めれば十分だろう．IPS からシャントに到達できない場合，顔面静脈経由で SOV の逆行性アプローチもあり得る．

A 医師 先生，まもなく dural AVF に対する Onyx 塞栓術が承認されると聞きました．

I 先生 そのとおり．Onyx は遠位のシャント部位まで到達しやすいので，根治する確率はさらに上がる．また，NBCA をあまりたくさん静脈側に流すと，海綿静脈洞内の炎症が心配だが，Onyx はほとんど炎症反応を起こさないので心配ない．

A & B よくわかりました．

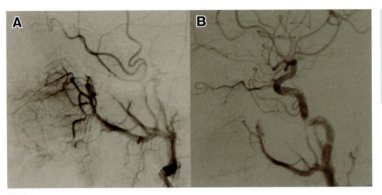

使用デバイス
6 Fr Envoy/MPD（外頚動脈） Transit 2（NBCA） Magic 1.5（NBCA） 5％グルコース 20％ NBCA

図 8
左外頚動脈撮影（A）と左総頚動脈撮影．2 回の NBCA 注入でシャントは完全閉塞した．

低濃度 NBCA はカテーテル抜去後に migration することもある！

2nd falcotentorial junction部 dAVF

勝負血管

I先生: 次の症例は，falcotentorial junction 部の dAVF だ（図9，10）．静脈洞への流出がないため，TVE が困難だ．根治を目的とした TAE を行う必要がある．

A医師: Feeder は posterior meningeal artery（#1）と PCA の dural branch（#2）のようです（図9，10）．

B医師: どちらから塞栓しますか？

I先生: 「勝負血管」という言葉を知っているかい（図11）？ 数ある feeder のなかでどの feeder から fistula の閉塞を狙うか，どの feeder が最も fistula の閉塞に適しているかをよく考える必要がある．

B医師: 治療しやすそうな血管から始めていったらダメなのですか？

I先生: **勝負血管からの glue 注入で完全に fistula を閉塞するためには，他の血管からのシャントが先に処理されているほうが完全閉塞を得やすい**．勝負血管からの glue 注入のときに他の血管からシャントが入ってくると，glue が fistula に入ってきてもうまく閉塞できないことが多いからだ（図11）．

A医師: この場合は #1，#2 のどちらが勝負血管でしょうか（図12，13）？

I先生: **中等度のシャント量，カテーテル先端から fistula までの距離が短い，カテーテル先端から**

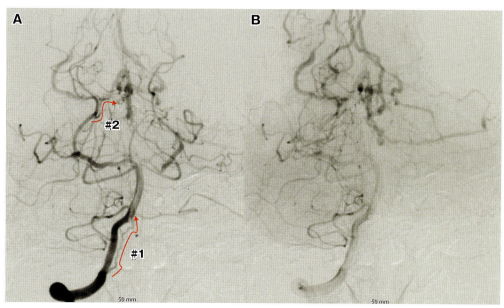

図9
A：右椎骨動脈撮影動脈相（正面像）．falcotentrial junction部の dural AVFを認める．Feederは後硬膜動脈（#1）と後大脳動脈の硬膜枝（#2）である．
B：右椎骨動脈撮影静脈相（正面像）．経静脈的塞栓術は困難である．

fistula **までの間に屈曲が少ないなどの条件を満たす血管が勝負血管**と言える．#1 はカテーテルの誘導自体が難しそうだし，falcotentorial junction の fistula 部分まで非常に距離が長い（図12）．一方，#2 は parietooccipital artery から分岐した後，fistula までの距離が非常に短い（図13）．#2 が勝負血管だろう．

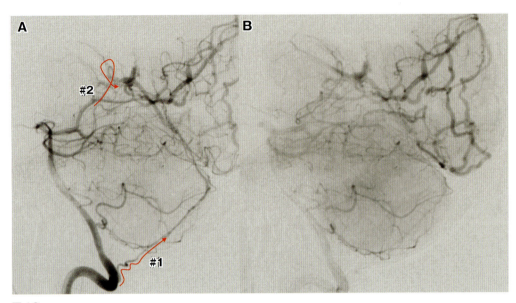

図10
A：右椎骨動脈撮影動脈相（側面像）． B：静脈相（側面像）．

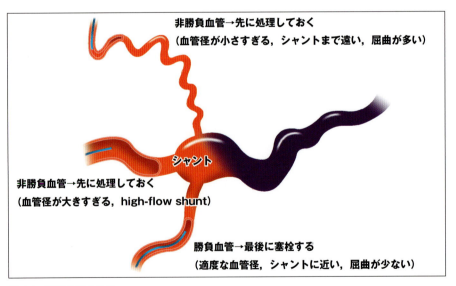

図11　勝負血管の条件

勝負血管の前に，非勝負血管は先に処理（閉塞）しておく．

閉塞

B医師 それでは，勝負血管以外を先に処理するので，まず #1 に Marathon を誘導して撮影します．

I先生 予想どおり，fistula までは非常に遠い（図14A）．おそらく fistula まで glue は届かないと思うが，proximal occlusion を行うだけでも，勝負血管からの TAE がやりやすくなる．20% NBCA でいこう．粘稠度が高いので，よく手の中で温めて温度を下げないように．

A医師 予想どおり，feeder occlusion となりました（図14）．続いて，#2 にいきます．超選択造影すると，かなり fistula までは近いようです（図15A）．どこを閉塞すればよいのですか？

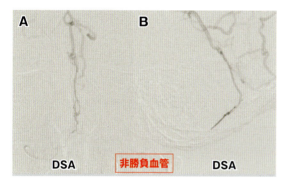

図12　非勝負血管
後硬膜動脈（#1）超選択撮影（A：正面，B：側面）．カテーテル先端からシャント部位までは離れている．

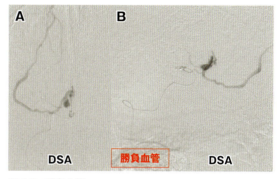

図13　勝負血管
後大脳動脈硬膜枝（#2）の超選択撮影（A：正面，B：側面）．カテーテル先端からシャント部位までは近く，屈曲が少ない．「勝負血管」として適している．

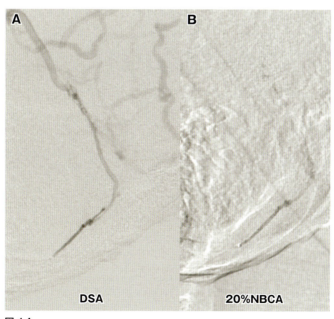

図14
後硬膜動脈（#1）から DSA 撮影後（A）に 20% NBCA 注入（B）．シャントまでは届かず feeder occlusion となっている

I先生 A は feeder，D は drainer なので，B から C にかけて閉塞すれば成功だろう．特に C の varix（図 15A ＊）が glue で閉塞できれば大成功だ．20％ NBCA でいこう．この勝負血管からの注入は長時間注入となる可能性が高い．DSA 撮影が何分まで可能かチェックしておく．

B医師 3 frame/sec で 2 分間です．2 分を超えたら，もう一度 DSA をやり直します．

注入

I先生 よし開始．最初の数滴は静脈側に流れるが，その後，血流が落ちてくる．カテーテルに逆流させないようにゆっくり注入を続けて．varix に入り始めたね（図 15B），そのまま．1 分経過したので，DSA 撮影ペダルを踏み直して注入継続．OK，ほぼ varix が閉塞した，抜去しよう（図 15C）．

A医師 撮影します．消えました（図 16）！　念のため，6 vessel study をして残存シャントがないかをチェックします．どこからもシャントは描出されません．

B医師 よかった．今日の 2 例で dAVF の TAE がよくわかりました．特に「勝負血管」の同定はとても大事ですね．

I先生 そのとおり．それから，TAE 単独治療は TVE と比較すると再発がやや多いので，MRI のフォローアップは長めに（3 年）しておくように．

A&B ありがとうございました．

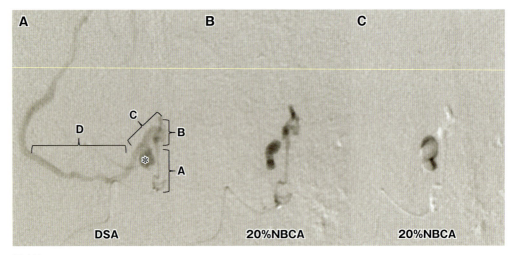

図 15
A：DSA撮影．feeder（A），シャント部位（B, C），drainer（D）が描出されており，C部位には varix（＊）が認められる．
B：20％ NBCA注入（注入開始 2 分まで）．Varix 内に glue が注入され始めた．
C：20％ NBCA注入（注入開始 2 分以降）．Varix 内を完全に充填した

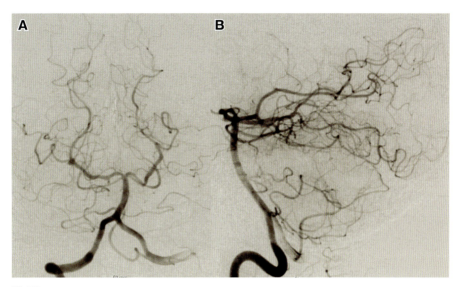

図16
右椎骨動脈撮影（A：正面，B：側面）．2回のNBCA注入によりシャントは閉塞した．

 低濃度NBCAの注入は長時間注入可能．DSAの最長撮影時間となったら，慌てずに注入停止して再撮影・再開すればよい．

使用デバイス
6 Fr Envoy/STR
Marathon
ASAHI CHIKAI 10
20% NBCA

3rd テント部 dAVF

症例

Onyx を用いた TAE

A医師 3例目はOnyxを使ったTAEですね．NBCAとはどう違いますか？

I先生 うん．やはり何と言っても，**非常に高い血管浸透性**だね．もう一つは，**治療手技自体は非常にシンプルなこと**かな．NBCAは濃度調整と注入手技による「職人芸」的な要素があるが，Onyxは戦略が正しければ誰がやっても同じ結果を得ることができる．

B医師 僕でもできますか？

I先生 もちろんだ．ただし，非常に小さな血管へも浸透していくので，**脳神経栄養血管や危険吻合などの解剖知識は非常に大事**だよ．

B医師 今日のテント部dAVF（図17）では，どんなことに注意したらよいですか？

I先生 まず，どの血管からシャントを狙うかだけど，ほとんどの症例ではテント動脈は使えない．カテーテル挿入自体が難しいこと，Onyxを内頚動脈に逆流させたときのリスクが高いからだね．後頭動脈からの硬膜枝も多いが，後頭動脈自体の蛇行と，硬膜枝の分岐角度が強いことが多く，あまり適してないことが多い．中硬膜動脈（MMA）から入っていれば，一番良い適応だね．

B医師 MMAならどの血管でも安全なんですか？

I先生 Petrosal branch は避ける．顔面神経などへの栄養血管が出ていることが多いからだ．Petrosquamous branch が入っていれば，最も良い．

A医師 この症例はpetrosquamous branchが入っていますが，あまり太くはないです．上行咽頭動脈（AphA）の硬膜枝のほうが太いです（図18）．どちらがよいのでしょう？

I先生 Petrosquamous branchだね．確かに細いが，蛇行が圧倒的に少なく，マイクロカテーテルがシャントポイント直前まで誘導可能だと思うよ．この症例の場合，上行咽頭動脈は後硬膜動脈に吻合して流入動脈となっているだろう．この硬膜血管につながる部分を越えることは難しそうだろ？ただし，**AphAからの血流は一時遮断しておいたほうが，Onyxはシャントポイントに到達しやすくなる**．

B医師 NBCAのときに，勝負血管を残して他の血管を先に処理するのによく似てますね．

I先生 うん，そうだね．このような血管が複数あれば，先にコイルやNBCAで止めておいてもよいが，1本だけならOnyx注入中のみバルーンで一時遮断しておけばいいよ．

合併症回避のために，脳神経栄養血管や危険吻合などの解剖知識は必須！

硬膜動静脈瘻（dAVF）の血管内治療 — ② dAVF 塞栓術：経動脈的塞栓術（TAE）編　**5章**

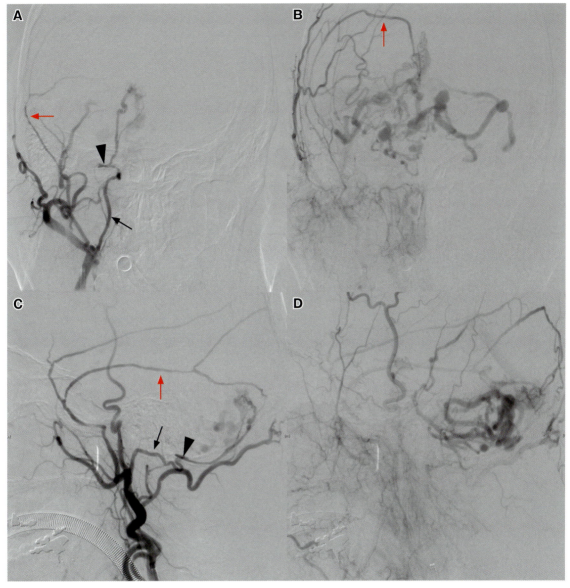

図17
A：右外頸動脈撮影正面像．動脈相早期．
B：右外頸動脈撮影正面像．動脈相後期．
C：右外頸動脈撮影側面像．動脈相早期．
D：右外頸動脈撮影側面像．動脈相後期．
黒矢印：上行咽頭動脈，赤矢印：中硬膜動脈 petrosquamous branch，矢頭：後硬膜動脈

 Onyx を直接注入するのに適さない血管も，流量が多い場合，バルーンで一時遮断しておくことでシャントへの到達性が上がる．

Pressure cooker technique

A医師 では，バルーンと Marathon が入ればよいので，7 Fr で準備します！

I先生 うん，ただし，Marathon は 2 本使うよ！

A&B ？？？

I先生 コイル！

A&B Pressure cooker！！！

I先生 そう，**dAVF の根治的 TAE では必ず静脈まで閉塞させないといけないので，AVM 以上に plug の安定性が大事**だ．Scepter かコイル併用して，pressure cooker technique でやろう．この症例は petrosquamous branch なので，Scepter は無理だからコイル併用だね．

A医師 では，7 Fr から Marathon を 2 本誘導します．1 本目の Marathon はシャントポイント直前，2 本目は 1 本目の 1 cm 近位くらいまで誘導できました（図 18）．

B医師 では，コイルですね？ Barricade コイル（Balt）を留置します．

A医師 8 本留置しました．MMA の描出がなくなりました（図 19）．

I先生 いいだろう．じゃあ，コイル留置に使った Marathon は抜去しよう．Onyx 用の Marathon を抜去しないように注意してください．その後，Scepter を AphA に誘導して一時遮断の準備しよう．

A医師 なんとか AphA 起始部まで誘導できました．閉塞確認します（図 20）．

I先生 うん，やはり結構ここから入ってるね．一時的にこれを止めておくだけでずいぶん MMA からの Onyx は注入しやすくなるよ．

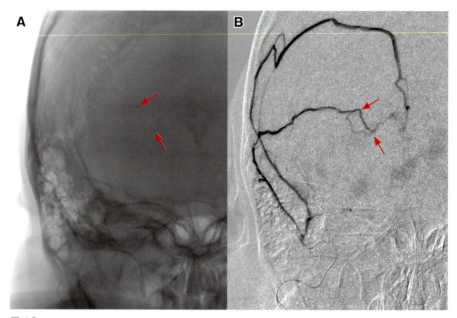

図 18
2 本の Marathon カテーテル（矢印）が MMA に留置された．

硬膜動静脈瘻（dAVF）の血管内治療 — ②dAVF塞栓術：経動脈的塞栓術（TAE）編　5章

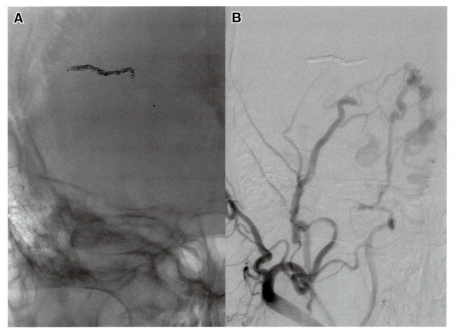

図19
近位側のカテーテルからコイルを留置して抜去した．

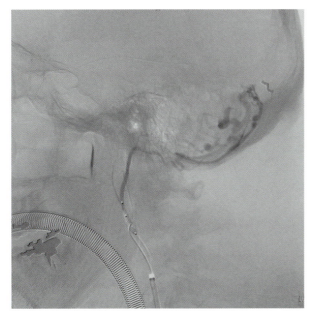

図20
Scepterバルーンを上行咽頭動脈へ誘導して，超選択造影を行っている．

硬膜動静脈瘻のOnyx TAEは根治治療であり，必ず静脈までOnyxを到達させなければならない．Pressure cookerを積極的に使用する！

Marathonカテーテルから留置可能なコイルは，BarricadeコイルとEDコイル．

改訂2版「超」入門 脳血管内治療　251

Onyx 注入

A医師 では，MMA からの Onyx 注入を開始します．Onyx 18 でよいですね？

I先生 はい．その前にどこまで閉塞したらよいかを明確にしておこう．AVM と dAVF の塞栓術の違いは？

A医師 AVM の場合は基本的に術前塞栓術なのでできるだけナイダスを塞栓して，流出静脈は閉塞せずに残すようにしました．根治的塞栓術の場合のみ，流出静脈を閉塞します．

I先生 そう．一方，dAVF の場合は**流出静脈自体を閉塞させることが目的**となる．そして流出静脈のどこまでを閉塞させるかをあらかじめ考えておく必要がある．この症例の場合（図21），矢印の部分で **caliper change（血管径が大きく変化する）と direction change（血管の方向が変わる）がみられる**ので，ここがシャントポイントだ．つまり，矢印よりも近位は動脈，遠位は静脈となる．少なくともシャントポイントを越えて，最初の varix までは閉塞させることとしよう．

B医師 先生，varix はいくつもありますが，最初のやつだけでよいですか？

I先生 うん，たしかに遠位側にいくつも varix が形成されているが，基本的にシャント自体が閉塞すれば varix は血栓化するので，あまり積極的に varix を閉塞させる必要はないよ．ただし，すべての血管からのシャントが消失していることが前提だよ．

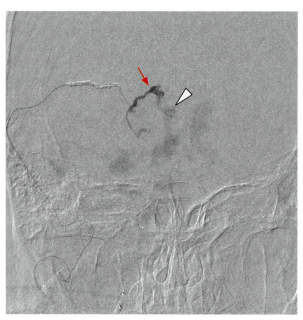

図21
Petrosquamous branch をコイルで閉塞後，遠位側の Marathon より超選択撮影．赤矢印のところで血管径が急に太くなり血管走行が 90°ターンしており，シャントポイントと同定される．最初の varix（矢頭）まで完全に閉塞することを目的とした．

硬膜動静脈瘻（dAVF）の血管内治療 — ②dAVF 塞栓術：経動脈的塞栓術（TAE）編　5章

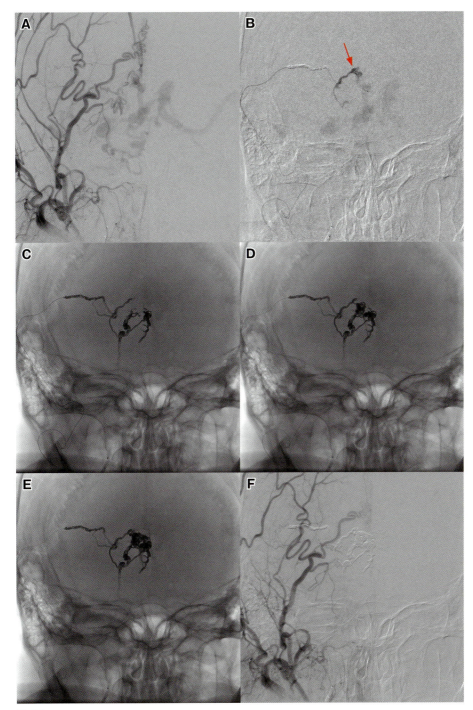

図22
A：右外頸動脈撮影にて petrosquamous branch はコイルで消失している．
B：コイル塊の遠位側の Marathon より選択撮影．シャント（矢印）が明瞭に描出される．
C：Onxy 18 注入開始．コイル塊による plug により，Onyx は容易に静脈側に到達したが，まだシャントポイントは閉塞していない．
D：さらに注入継続し，シャントポイント近傍の varix が閉塞した．
E：さらに注入継続し，シャントポイントに Onyx の cast が入ったことを確認した．
F：右外頸動脈撮影にて，シャントが消失したことを確認した．

I先生　では，いこう！
A医師　まず，いきなり静脈側に行きましたが，シャントは消失していません（図22）．
I先生　では，15秒の short pause で再注入してください．
A医師　結構忙しいですね．はい，varix に入り始めました．
I先生　そのまま，完全に最初の varix が閉塞するまで注入してください．
A医師　どんどん varix が膨らんでいきます！
I先生　そう，**Onyx は血管が少し膨らむくらい注入しないと完全閉塞しない**よ．一滴でも到達すれば血栓化して閉塞する NBCA とは大きな違いだね．
A医師　先生，シャントが完全に消えましたっ！
I先生　うん，ではカテーテル抜去前に他の血管からのシャントも消えているかを確認しよう．では，AphA の遮断を解除して，総頸動脈撮影してください（図23）．
B医師　消えています．
I先生　いいだろう，では Marathon を抜去してください．コイルで plug を作ったときは Onyx の逆流が少ないから，簡単に抜去できるだろ？
A医師　はい，するっと抜けました．念のために，椎骨動脈撮影もしておきます（図23）．

シャントポイント同定のコツ
- 血管径と血管走行が大きく変化する！
- 静脈側は必ず太い
- 血管拡張はすでに静脈側（varix）
- 動脈と比べて，静脈側の蛇行が強い
- シャントポイントには他の血管からも feeder が入る
- 流出静脈は通常 1 本で，その後，複数の静脈に分岐することが多い

複数の血管から feeder が入っている場合は，あらかじめ診断カテーテルを入れておく．注入停止中に他の血管からのシャント消失を確認するためである．

硬膜動静脈瘻（dAVF）の血管内治療 — ② dAVF 塞栓術：経動脈的塞栓術（TAE）編　5章

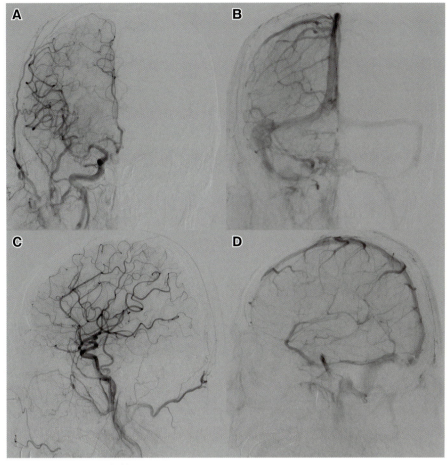

図 23　最終の右総頸動脈撮影
A：正面像動脈相，B：正面像静脈相
C：側面像動脈相，D：側面像静脈相
いずれもシャントの描出は消失している．

Onyx が静脈側に抜けても，ただちに注入停止してはいけない！ そのまま流入継続して，描出される流出静脈よりも少し太い cast が形成されるまで注入する！（1 滴でも到達すれば血栓化する NBCA との違い）

> **使用デバイス**
>
> Marathon
> Onyx 18
> Barricade コイル 8 本
> Scepter XC 4 × 10 mm

改訂2版「超」入門 脳血管内治療　255

1 Onyx TAE に適した血管　　　補講

　テント動脈（tentrial artery）は，内頚動脈錐体部より meningohypophyseal trunk を介して分岐するが，内頚動脈の血流方向と逆向きに分岐している場合がほとんどで，マイクロカテーテルの誘導自体が非常に難しい．内頚動脈内でバルーンカテーテルを拡張させて，マイクロカテーテルを U ターンさせて誘導する方法など，ひと工夫が必要な場合が多い．また，Onyx 注入に伴う逆流は内頚動脈での塞栓症に直結するため，Onyx TAE では使いにくい．通常，この血管を標的とすることはないが，この feeder からの血流が多い場合，内頚動脈内のバルーンで一時遮断をすることは多い．

　後頭動脈（occipital artery）は，一般的に血管径の大きな feeder であるが，後頭動脈自体の屈曲・蛇行・ループ形成が強い場合が多く，硬膜血管まで到達することが困難な場合が多い．

　中硬膜動脈（middle meningeal artery）は，一般的に Onyx TAE の良い標的となる．Tentrial dAVF の場合，petrosquamous branch や petrosal branch が feeder となっていることが多いが，petrosquamous branch が最も使いやすい．神経栄養血管がなく，Onyx の逆流に伴う合併症が少ないためである．ただし，血管径は非常に細いため，マイクロカテーテルの誘導には非常に気を使う．シャント直前まで誘導できれば，カテーテルはほとんど wedge 状態となるため，容易に Onyx のプラグ形成しやすい．血管の蛇行が少なく，カテーテル抜去困難となることも少ない（図 24）．

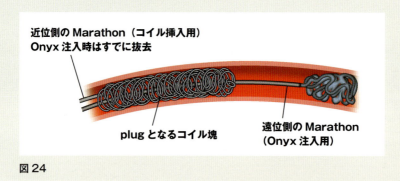

図 24

●チェックポイント

- □ 根治的 TAE と補助的 TAE の区別
- □ 低濃度 NBCA の使用方法
- □ TAE で根治を狙う場合のターゲットの同定
- □ NBCA の「勝負血管」の条件
- □ Onyx を使った TAE の戦略
- □ Scepter またはコイルを併用した pressure cooker technique

6章 ● 頸動脈狭窄症の血管内治療

①頸動脈ステント留置術(CAS)の基本

1 CASの適応（図1）

予習

　CEA（carotid endarterectomy, 頸動脈内膜剥離術）ハイリスク→CAS（carotid artery stenting）選択ではなく，CASハイリスク→CEA選択ということも重要である．特に，MRIによるプラークイメージングは確立した撮像方法であり，CASハイリスクの代表選手である不安定プラークの除外には必須の検査である（補講3, p.269参照）．また，アクセスルートの状態が悪い（大動脈瘤や下肢動脈硬化病変など）ケースや，高度CKD，AS（aortic valve stenosis, 大動脈弁狭窄症）合併などもCASハイリスクである．

　CEAは確立された非常に良い外科治療なので，CASリスクが高い場合は，躊躇せずにCEAの選択を検討する．安易に，高齢者という理由でCASを選択しないようにする．

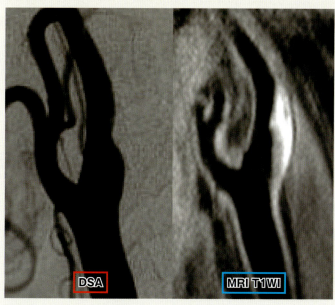

図1
DSAによるNASCET狭窄率はきわめて軽度だが，体積の多い不安定プラークから塞栓症をきたした症例．

1st 症例 FilterWire EZ & Carotid Wallstent を用いた CAS

術前確認事項

I先生 CAS 症例では，腸骨動脈や大動脈の蛇行が強い場合が多いので，必ず術前に CT angiography（CT アンギオ）でチェックしておくこと．ただし，腎機能障害（chronic kidney disease：CKD，慢性腎臓病）がある場合は，注意する．

B医師 えっ？？？ CKD で造影剤を使わないほうがよいのであれば，CAS できないのでは？

I先生 いい質問だ．CAS で使用する造影剤はせいぜい 30 mL 程度，2 倍希釈造影剤でも頸動脈は十分造影できるので，最小 10 mL 程度で可能だ．一方，CT アンギオはヨード濃度 370 のものを約 80 mL 使用する．CAS をやる前に CT アンギオで腎機能障害を増悪させてしまうから十分注意する．通常，eGFR ＜ 60 以下の症例では，CT アンギオは省略したほうがよい．eGFR ＜ 30 では CT アンギオは禁忌としておくべきだ．**CKD 症例（eGFR ＜ 60）では，検査・手術前日より生理食塩水による水分負荷を行っておく．**

A医師 わかりました．ヘパリンはどうしますか？

B医師 CAS のときは少し多めがよいのですね？

I先生 というよりは，filter protection を使用するときは血栓によるフィルター閉塞を防ぐために，少し多めに入れることが多い．**FilterWire など filter protection を使用する場合，活性化凝固時間（activated clotting time：ACT）で 300 秒が目安だ．一方，Guardwire や Parodi 法など balloon protection の場合は，ACT250 ～ 300 秒程度でよい．**

CAS の術前管理

CKD	前日から生理食塩水負荷
降圧薬	当日朝以降，血圧が回復するまで中止
糖尿病治療薬	当日朝のみ中止
抗血小板薬	当日朝も中止しない
ワーファリン	前日までにヘパリンに置換，当日朝ヘパリン中止してカテ室でプロタミンで中和

CAS 前に必要な術前検査

- 脳 MRI（虚血病変の有無）
- 頸動脈プラーク MRI
- 頸動脈超音波（石灰化病変の有無）
- 頸動脈および脳血管 CTA（側副血行の有無）
- DSA（狭窄度計測，側副血行の有無）
- 脳 SPECT（重度虚血の除外）
- 冠動脈 CT アンギオ（心筋梗塞リスクのチェック）
- 心エコー（心機能評価，大動脈弁狭窄の除外）

頸動脈狭窄症の血管内治療 — ①頸動脈ステント留置術（CAS）の基本　6章

各デバイスの特徴

I先生　1例目は，FilterWire EZ と Carotid Wallstent（いずれも Boston Scientific）で治療しよう．大きな潰瘍を伴った症候性病変で，MRI で soft plaque と診断されている（図2A, B）．

B医師　FilterWire と以前よく使用されていた Angioguard（Cordis）の違いはなんですか？

I先生　まず，回収できるデブリスの容積が異なる．傘状の Angioguard に対して，バッグ状の FilterWire は約4倍体積が多い．このため，圧倒的にフィルター閉塞が少ない．フィルターを固定するワイヤーが，Angioguard では傘の中心を貫いているのに対し（同心性），FilterWire ではバッグの端に付いている（偏心性）．このため，Angioguard は血管の長軸に対して垂直に展開しないと血管全体をカバーしないが，FilterWire は斜めになっても血管全体をカバーする．斜めになる角度によって，血管径が3.5〜5.5 mm まで1種類で対応できる．さらに，Angioguard は血管壁に8点で固定するのでどうしても8角形と円の間にはスペースが存在するが，FilterWire は円で固定するので理論的にはスペースがない（図3）．

B医師　Precise（Cordis）と Wallstent はどうですか？

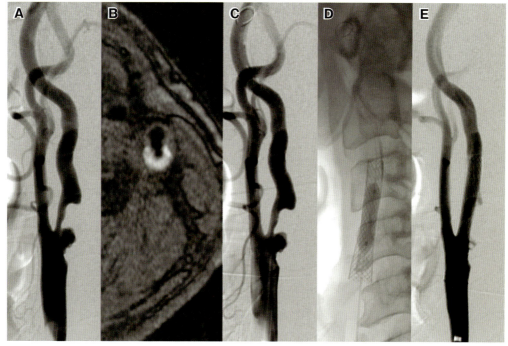

図2
A：総頸動脈分岐部の潰瘍を伴った症候性病変．
B：MRI（T1）で high-intensity であり，lipid-rich soft plaque と診断した．
C：FilterWire EZ 展開後．
D：Wallstent 10 × 24 mm を留置後，後拡張．
E：最終造影．ステント外には潰瘍への造影剤流入がわずかに残存している．

I先生 これは Open-cell stent (Precise) と closed-cell stent (Wallstent) の特性の違いだ (図4). Precise は cell (ステントの網目スペース) が開くので, 屈曲した血管にもよく密着する. 留置時のステント短縮がない. 拡張力が非常に強い. 一方, プラークをステント外に留めておく力は弱く, 開いた cell からプラークの逸脱が見られることがある. **Wallstent は cell が開かないので, 隙間が小さく, プラークをステント外に留めておく力は強い** (図4A, C). 一方, 屈曲した血管ではステントが浮くことがあり, 留置時に少しステント長が短縮する, 拡張力がやや弱いなどの欠点もある.

A医師 この症例では, プラーク量が多くてやわらかい, 血管の屈曲が少ないので, Wallstent を選択したのですね.

I先生 逆に, **屈曲病変, 硬い石灰化病変では Precise のほうが優れている**. Precise のほうが Wallstent よりも radial force が強い.

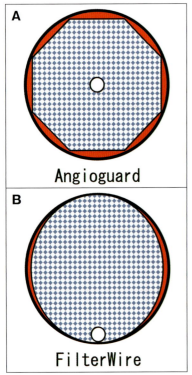

図3 血管長軸方向から観察した, 2つの filter が血管内に展開された様子
A: Angioguard は 8点で血管壁に固定するため, フィルターと血管壁の間にスペースができやすい.
B: FilterWire EZ は円状ワイヤーで固定するため, スペースができにくい.

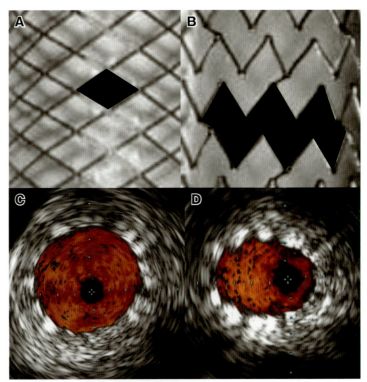

図4 Closed-cell stent (Wallstent, A & C) と Open-cell stent (Precise, B & D) の違い
A: Wallstent の cell area は小さいため, プラークのカバー効果が強い.
B: Precise の cell area は大きいため, プラークのカバー効果は弱い.
C: 血管内エコー像. Wallstent は常に真円状に拡張する.
D: 血管内エコー像. Precise は屈曲部では楕円状に拡張する.

前拡張

A医師 先生，FilterWire を狭窄部遠位に誘導しました．では，展開します．
I先生 よろしい．
B医師 では，バルーンを誘導します．
I先生 あかん，あかん．B先生，FilterWire を使うときも必ず DSA でフィルターの状態を確認して（図2C）．Angioguard と違って，少々の屈曲部でもよく密着するが，**最大の弱点は血管径 5.5 mm までしか対応できない**こと．例えば，対側閉塞症例では病変血管は拡張していることが多く，しかも狭窄部の just distal は狭窄後拡張でさらに拡張している．このような場合は，FilterWire は十分遠位まで（頭蓋移行部）上げてから展開する（図2C）．あまり近位で展開すると，血管径が 5.5 mm を超えており，フィルターが密着していないことがある．

Stent 留置

I先生 じゃあ，前拡張のあとはステント留置しよう．Wallstent 10 × 24 mm を留置しよう．
B医師 先生，Wallstent 留置は何に注意すべきですか？
I先生 Closed-cell stent の特性を知っておく必要がある．まず，短縮効果だ．10 × 24 mm というのは，ステントが 10 mm（最大）まで拡張したときの長さ（最小）だ．デリバリーカテーテル内のステントはどれぐらいの長さがあるか知ってる？
B医師 3 cm ぐらいですか？
I先生 51 mm だ．つまり約 50％ も短縮することになる．つまり，留置するときは，ステントの近位端が短縮してどのあたりに留置されるかイメージしなければいけない．
B医師 先生，留置し始めて近位端がプラークをカバーしそうにないときはどうしたらいいですか？
I先生 Precise の場合は resheath（再びステントを留置前の状態に戻すこと）できないので，もう1本重ねるしかないが，Wallstent は半分程度留置された状態であれば元に戻せる．**Deploy の際は，右手（シャフト側）を固定して左手（シース側）をゆっくり引くが，resheath の際は，逆に左手（シース側）を固定して右手（シャフト側）を引く．**

- **Precise の適応**

  適した病変　　屈曲，石灰化
  適さない病変　著しい soft plaque

- **Wallstent の適応**

  適した病変　　非屈曲血管，ICA と CCA の血管径差が少ない
  適さない病変　石灰化，著しい屈曲病変，ICA と CCA の径差が著しく大きい

後拡張

A医師 先生，留置できました（図5A, B）．近位端が留置される瞬間に短縮するのがよくわかります．後拡張して造影します．フィルターは閉塞していないので，このまま血管内エコーをして回収します（図2D, E）．Precise は再狭窄部が楕円状ですが，Wallstent は真円状ですね（図4C, D）．

I先生 そう，これも closed-cell stent の特徴だ．Open-cell の Precise は strut が開くところと開かないところができるので（cell の大きさが変わる），楕円状に広がる場合が多い．Wallstent ではすべての cell が開かないので，常に真円だ．

アコーディオン現象

B医師 先生，ステントの遠位側に血管の折れ曲がりができることがあると聞きましたが，これは Wallstent の特徴ですか？

I先生 そのとおり．Closed-cell stent は open-cell stent と比べると，conformity が悪い．Conformity とは血管へのなじみ具合のことで，open-cell は曲がった血管に合わせてステントが密着するが，Closed-cell は曲がった血管を直線上に立たせようとする．このため，**頭蓋底部に固定された内頸動脈と直線化された狭窄部の間の部分がたわんで折れ曲がりができる**ことがある．これをアコーディオン現象と言うんだ（図6）．

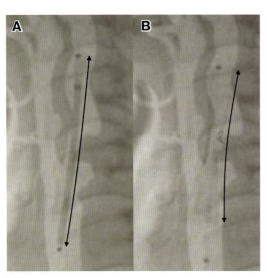

図5
A：Wallstent 10 × 24 mm 留置前．
B：留置後，近位端が 10 mm ほど短縮している．

Wallstent は近位端が少し短縮するので，近位側をカバーし損なわないように注意する．

Wallstent は大きな血管側に移動しようとする特性があるため，あまり総頸動脈側に偏って留置すると，術後にステントの migration をきたすことがある！

Wallstent のリシースは，アウターシース側を固定して，シャフト（ステント）を引き込む．

頚動脈狭窄症の血管内治療 — ①頚動脈ステント留置術（CAS）の基本　**6章**

B医師　どうしたらいいんですか？ PTA をするんですか？

I先生　何もしてはいけない．経過観察していると，アコーディオン現象は治ってくる（図6C）．ちなみに，ステント遠位端と頭蓋底部の距離が短いほど，この現象は起こりやすい．

A&B　よくわかりました．

I先生　フィルターバッグの中にはやわらかそうなデブリスが入っているね（図7）．

B医師　先生，最終造影でステント外に造影される部分がありますが．

I先生　潰瘍の部分だね．この部分は徐々に血栓化するので気にする必要はない．終了しよう．

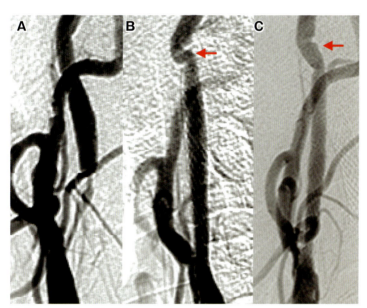

Tips
Wallstent 留置後のアコーディオン現象は特に追加治療は必要ない．自然に remodeling されるのを待つ．

Tips
基本的には控えめな後拡張が前提だが，Wallstent は radial force がやや弱いので，Precise 使用時よりも後拡張は大きめに行う．

図6　アコーディオン現象
A：Wallstent 10 × 24 mm 留置前．
B：Wallstent 留置直後．ステント遠位側に血管の屈曲が生じている．
C：1年後．血管の屈曲は消失している．

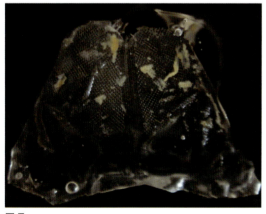

Check！
屈曲血管，内頚動脈遠位部への Wallstent 留置でアコーディオン現象は起きやすい．

図7
フィルターバッグ内には黄色のコレステロールプラークを認める．

使用デバイス
9 Fr Optimo
FilterWire EZ
前拡張：なし
Carotid Wallstent 10 × 24 mm
後拡張：Stering 6.0 × 20 mm

改訂2版「超」入門 脳血管内治療　263

2nd Guardwire を用いた CAS

症例

Guardwire の特徴

I 先生　次は Carotid Guardwire（Medtronic）による CAS をやろう（図 8）．Guardwire はどのような症例で使う？

A 医師　正直，フィルターが使えるようになったら，Guardwire は要らなくなると思っていました．

I 先生　たしかに，欧米では圧倒的にフィルターの CAS のほうが多く，balloon protection は日本のお家芸と言ってもよい．今，この balloon protection が見直されている．

B 医師　どうしてですか？ なんか時代を逆行しているようにも思うのですが．

I 先生　Filter protection には利点も多いが，大きな欠点がある．Filter protection は**プラークの捕捉**

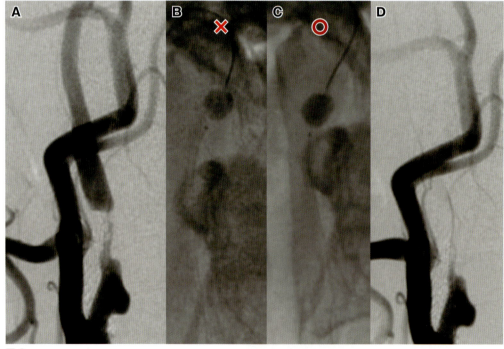

図 8
A：内頚動脈高度狭窄．
B：Guardwire を頭蓋移行部で 4 mm まで拡張，バルーンは球状である．
C：6 mm まで拡張，バルーンは俵状になっており，しっかりと血管に固定されている．
D：内頚動脈の遮断を確認．

　Guardwire protection は最も手技がシンプルで pitfall が少ない．

264　改訂 2 版「超」入門 脳血管内治療

容量に限度があり，液体状プラークには効果が少ないことだ．**液体状プラークを確実にブロックできるのは，balloon protection のみ**だと言われている．また，フィルターにはいろんな pitfall があることを勉強したと思うが，**balloon protection による CAS は非常に手技がシンプル**だ．シンプルな手技というのは，治療法として完成度が高い．

B 医師：フィルターは屈曲病変が苦手ですが，Guardwire はどうですか？

I 先生：もちろん屈曲病変で Guardwire を誘導しにくいことはあるが，フィルターよりははるかに誘導は容易だ．

A 医師：なるほど．では，MRI でべったりと一様に高信号に光る soft plaque の場合，高度屈曲病変などは balloon protection がいいということですね．

I 先生：そう．もちろん CEA が第一選択だが，何らかの事情で CEA が難しい場合は balloon protection がいいだろう．この症例は soft plaque で，Acom（前交通動脈）を介する cross flow も良好なので，内頸動脈の遮断耐性（tolerance）は問題なさそうだ．Balloon protection でやろう．

Guardwire の誘導

A 医師：では，Guardwire を誘導します．狭窄部は簡単に通過しました．では，内頸動脈は約 4 mm な

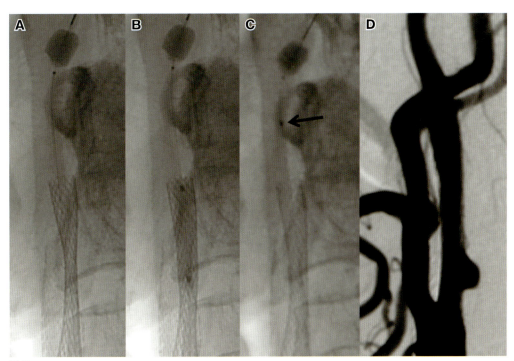

図 9
A：Wallstent 10 × 24 mm を留置．
B：5 × 20 mm バルーンで後拡張．
C：吸引カテーテルをバルーン直下（矢印）まで誘導して，血液吸引．
D：内頸動脈は良好に拡張している．

ので Guardwire を 4 mm で拡張します（図 8B）．

I 先生 もちろん 4 mm ぐらいで内頸動脈は閉塞するが，これでは簡単にバルーンが動いてしまうので，5 〜 6 mm までしっかりと膨らませておこう．Guardwire のような compliant balloon は少しぐらい過拡張しても血管へのダメージはない．Guardwire protection の最も重要なことは，確実な内頸動脈遮断だ．**しっかりと俵状になるまで拡張して血管に固定**する．万が一，途中で動いて遮断が解除されると，デブリスはすべて脳内に流れてしまう．

A 医師 はい，OK です．6 mm まで拡張しました（図 8C）．動きません．撮影すると，内頸動脈は完全に閉塞しています（図 8D）．

Stent 留置

I 先生 では，始めよう．前拡張してステント留置，最後に後拡張．さあ，血液を吸引しよう（図 9）．
B 医師 どれぐらい吸引すれば大丈夫ですか？
I 先生 基本的には，吸引した血液にデブリスが混じらなくなるまで．過去には 300 mL 吸引したこともあるよ．
B 医師 貧血になりませんか？
I 先生 なることもある．ただ，デブリスがまだ混じる状態でバルーンを解除すると，遠位塞栓は必発だ．ここは勇気を出して，吸引し続けよう．
A 医師 4 回目の吸引でデブリスがなくなったので（図 10），バルーンを解除して終わります．なんだか簡単ですね．
I 先生 そう，balloon protection の最大の利点は手技がシンプルなこと．シンプルな手技は pitfall が

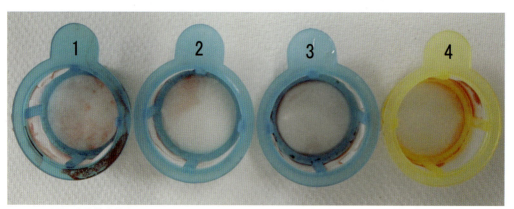

図 10 吸引した血液を濾過したフィルター
左から 1，2，3，4 回目．1，2 回目の吸引では白色のデブリスを認めるが，3，4 回目の吸引ではデブリスを認めない．

 Guardwire のポイントはバルーンの確実な拡張！
俵状になるまで（通常 5.5 〜 6.0mm）拡張して，引いても動かないことを確認する．

頚動脈狭窄症の血管内治療 — ①頚動脈ステント留置術（CAS）の基本

少ないからね．しかし，内頚動脈の遮断耐性がない（intolerance）場合はフィルターを使う必要があるから，filter protection にも慣れておく必要があるよ．

A & B わかりました，ありがとうございます．

> **使用デバイス**
> 9 Fr Cello
> Carotid Guardwire
> Ikazuchi 2.5 × 20 mm
> Carotid Wallstent 10 × 24 mm
> Stering 4.0 × 20 mm
> 7 Fr Export

1 Carotid Guardwire の preparation（図11）

　Carotid Guardwire は preparation がやや面倒なデバイスの一つである．Preparation の目的はバルーンのエア抜き（造影剤への置換）である．まずインフレーターと接続チューブを接続し，造影剤原液を二目盛りまで入れる．続いて，ヘパリン生食をシリンジいっぱいまで入れる．これでシリンジ内は倍希釈造影剤となる．インフレーターとインフレーターデバイスを接続する．Guardwire のゴールドマーカーをインフレーターデバイスに固定し，ポート内をシリンジ内の希釈造影剤で満たす．満た

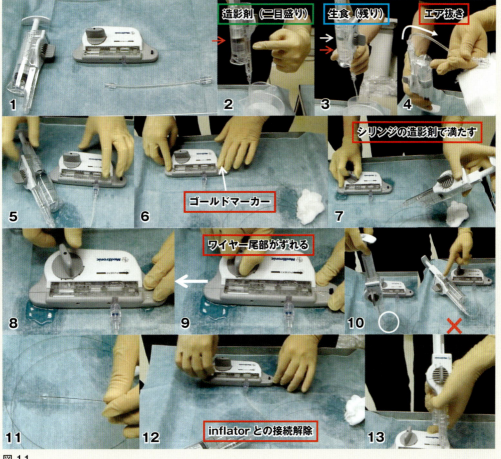

図 11

しながら，ポートをクローズする．フルクローズすると同時に，Guardwire のインフレーターポートがオープンし，ワイヤー尾部が後ろにスライドする．シリンジで陰圧をかけて，シリンジを立てておき，造影剤に置換する．横に寝かせると，エアを抜いてエアを入れることになるので注意が必要である．Test inflation を行う．エア抜きが完了していると，速やかにバルーンは拡張するが，エア抜きが不十分であると，バルーンの拡張は非常に遅い．

2 Palmaz stent の載せ替えテクニック（図 12） 補 講

　末梢血管で用いられる Palmaz stent（Cordis）は 70 cm の短いバルーンカテーテルに装着してあるため，鎖骨下動脈などで使用する場合，100 cm のバルーンカテーテルに載せ替える必要がある．まず，載せ替えるバルーンと Palmaz stent がマウントされたバルーンを 0.035 inch のガイドワイヤーでバルーン同士を接続する．Palmaz stent の両端フレアを広げる．固定が外れるので，Palmaz stent をゆっくりと新しいバルーンにスライドしていく．バルーン中央で Palmaz stent の両端をしっかりと固定する．Palmaz stent が動かないことを確認する．固定が緩い場合は，ステント中央をクランク状（Z状）に少し折り曲げるとしっかり固定される．誘導中の滑落を予防するため，エア抜き（dry aspiration）は留置予定部位に到達してから行う．

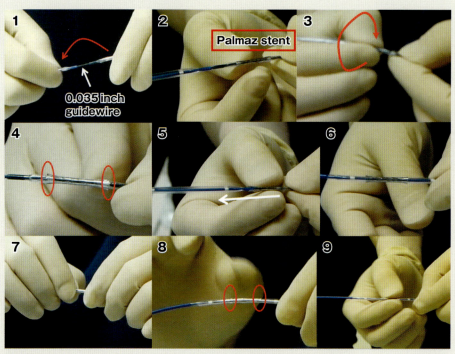

図 12

3 MRI プラークイメージング　　補講

現時点では，MRI によるプラーク診断が最も信頼性が高い．hyper = risky では病変の性質を見誤るので，よく整理しておく（表1）．下に代表的なプラークの例を示す（図13～15）．一般的には，T1WI でのプラーク信号値を胸鎖乳突筋信号値で割った plaque muscle ratio（PMR）を不安定プラークの指標とする．筆者らの施設では，PMR 1.5-2.0 やや不安定，>2.0 非常に不安定，と評価している．

表1 プラークイメージング

	T1WI	T2WI	TOF	T1WI-CE
Lipid-rich necrotic core	iso to hyper	variable	iso	(−)
Fibrous cap	iso to hypo	iso to hyper	hypo	(+)
Intraplaque hemorrhage	hyper	variable	hyper	(−)
Loose matrix	iso to hypo	hyper	iso	(+)
Calcification	very hypo	very hypo	vert hypo	(−)

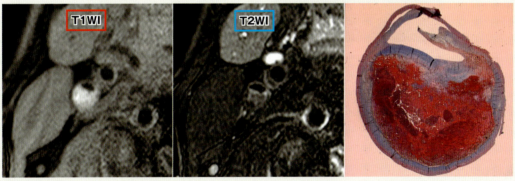

図13
プラーク内出血（T1 hyper T2 iso）

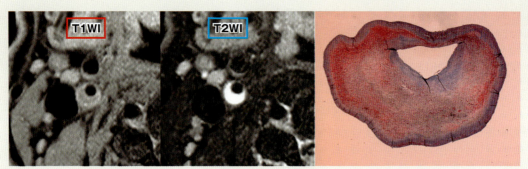

図 14
Loose Matrix 中心のプラーク（T1 iso T2 hyper）

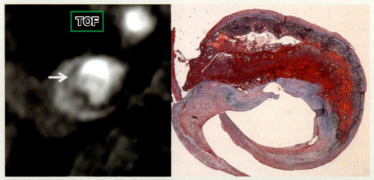

図 15
Fibrous cap（TOF hypointense band）の破裂（矢印）を伴ったプラーク．内部には
プラーク内出血を認める．

●チェックポイント

- [ ] フィルタープロテクションとバルーンプロテクションの利点と欠点
- [ ] FilterWire EZ と Angioguard の違い
- [ ] 徐脈低血圧の出現しやすい症例とは？
- [ ] open-cell stent と closed-cell stent の利点と欠点
- [ ] プラーク MRI の読み方

6章 頸動脈狭窄症の血管内治療

②頸動脈ステント留置術（CAS）の応用

1st 症例　MOMA Ultra を使った Proximal protection

術前検討

I 先生　今日の症例はちょっと面倒だよ．
B 医師　78 歳の両側病変ですか．
A 医師　どちらも無症候性ですね．
I 先生　病変を見てみて（図 1）．
B 医師　高度狭窄で，狭窄部がやや長めですね．

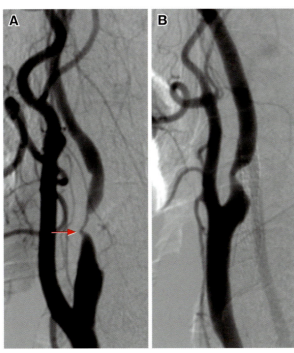

図 1
A：左頸動脈撮影．今回の治療病変．最狭窄部がやや長く，途中で 90°近い曲がり（矢印）がある．
B：右頸動脈撮影．

A医師 しかも，最狭窄部が少し曲がってますね．

I先生 どういうセットアップでやろうか？

B医師 まず，プロテクションはバルーンは避けたいですね，イントレ（intorelance）でしょ，おそらく．

I先生 対側もまあまあの狭窄だし，Acom も効いてなさそうだ．フィルターだね．

A医師 でも，フィルターの誘導も少し苦労するかもしれませんね．この最狭窄部で少し折れてるのが気になります．

I先生 うん，いいカンしてるね，A先生．**フィルターを上げるのが手間取るかもしれないから，MOMA Ultra**（Medtronic）**を併用**しようと思うんだけど．

A医師 なるほど，**フィルター展開できるまで proximal protection** することができますね．

I先生 ステントは？

A医師 無症候性の安定病変ということなので，何でもいいですね．

I先生 じゃあ，ステントはいつもどおり，Precise でいこう．

distal protection device 誘導困難が予想される場合，MOMA → distal protection の 2 段階プロテクションが有効．

MOMA 誘導

I先生 そうだね．じゃあ，準備しようか．

B医師 9 Fr シースが入りました．では，MOMA 上げますよ．

I先生 おいおい，ちょっと待ってくれよ！ MOMA は直接上げれないよ！ 使ったことないんか？

B医師 はい，はじめてです．だって，先生，ルーチンでは MOMA 使わないじゃないですか！

I先生 ……．まぁ，いいよ．MOMA はインナーカテーテルが通らないから，ガイドワイヤーでエクスチェンジで誘導するんだ．**MOMA の誘導時はガイドワイヤーは Amplatz Extra-Stiff**（Cook Medical）**を必ず使うこと！**

B医師 じゃあ，インナーカテーテルと Amplatz で誘導……

I先生 おいおい，ほんまに素人やな．**Amplatz Extra-Stiff で血管を選択してはいけないよ**．あくまで交換用．まずは普通のガイドワイヤーでカテーテルを上げてから，Amplatz に交換だよ（図2）．

B医師 なんだか面倒くさいですね．わかりました．ちなみに Radifocus（Terumo）の stiff ワイヤーではだめですか？

I先生 **Radifocus の stiff では，MOMA のサイドポートの部分で折れてしまうことがあるよ**（図3A）．急がば回れだ．手間がかかるけど，きちんと手順どおりやろう．手順どおりやれば必ず

MOMA のサイドポート部分は非常に脆弱でキンクしやすい．誘導に Amplatz が必要となるのは，この部分でのキンクを避けるためである．

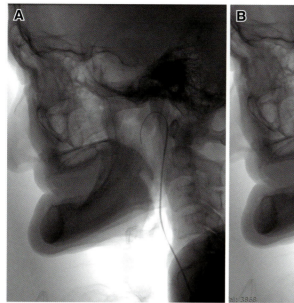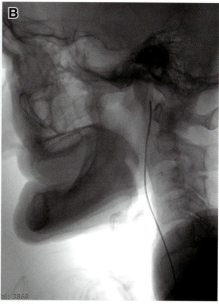

図2
A：外頚動脈遠位に4Frカテーテルを通常のRadifocusワイヤーで誘導．
B：Radifocusを Amplatz Extra-Stiff guidewireに交換して，4Frを抜去．

上がるから．

B医師 では，まず通常の4FrカテーテルとRadifocusの35ワイヤーを外頚動脈に誘導します（図2A）．

I先生 そうそう，きっちりと外頚動脈本幹に4Frを上げてください．

B医師 では，ガイドワイヤーをAmplatz Extra-Stiff 260 cmに交換します（図2B）．

I先生 ゆっくり慎重にね．Amplatzは最強ガイドワイヤーだけど，先端で血管穿孔するリスクもあるからね．「諸刃の剣」だよ．

B医師 はい，ゆっくり慎重にいきます．

I先生 ガイドワイヤーエクスチェンジのときは，正面と側面パネルの位置も大事だよ．

B医師 ？？

I先生 やはり，意識していなかったか．

A医師 **正面パネルは大動脈弓を，側面パネルは頚部のガイドワイヤー先端を見る**ためにセットする，ですよね？

I先生 そのとおり！

B医師 わ，わかりました．なんとか，Amplatzに交換できました．

I先生 では，MOMAを誘導しよう．Amplatzワイヤーが大動脈弓部でまっすぐになっていることが

> **Tips** エクスチェンジ操作のときは，わざと2つの管球のアイソセンターを外して，正面でアーチ，側面で頚部を見る．

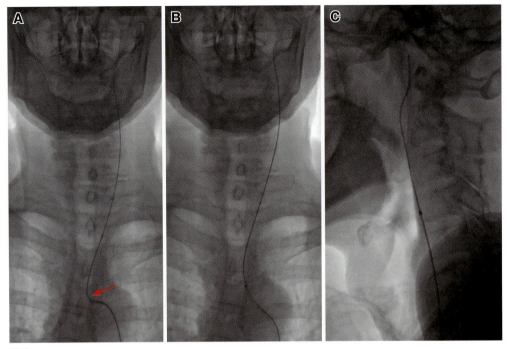

図 3
A：Radifocus stiff ワイヤーで MOMA を誘導しようとすると，アーチ部分で MOMA がキンクしそうになっている．
B：Amplatz Extra-Stiff ワイヤーで誘導すると，アーチ部分は直線化してキンクは生じない．
C：外頸動脈起始部に MOMA を誘導．

　　　　　大事だよ（図 3）．曲がっていると，MOMA が折れるからね．
B 医師　なかなか MOMA っていうのはデリケートなガイディングですね．
I 先生　そりゃ，そうだよ．サイドポートからステントを誘導するようになっているからね．ここが一番弱い．
B 医師　では，忘れずにマンドレルを挿入して，MOMA を誘導します！（図 4）
I 先生　マンドレルなしで誘導すると，必ず折れちゃうよ．
B 医師　はい，大動脈弓にかかりました．
I 先生　では，A 先生，側面でガイドワイヤーが先進しないように見ておいて．B 先生，正面像に集中して，**近位マーカー（バルーン）のすぐ遠位にあるサイドポート（透視では見えない）の部分が折れないように，ガイドワイヤーをまっすぐにキープ**して MOMA を誘導して．
B 医師　はい，まったく折れるような挙動なく誘導できました．
I 先生　では，外頸動脈起始部に遠位マーカー（バルーン）が位置するように位置決めしてください．**あまり近位ぎりぎりだと安定せずに，途中で総頸動脈にスリップする**から注意してね．
B 医師　はい，外頸起始部より少し遠位まで上げました．
I 先生　OK．では外頸を止めて撮影しよう．
B 医師　はい，では，マンドレルと Amplatz は抜去します．
I 先生　ちょっと待って，B 先生．一応，ガイドワイヤーはもうちょっと残しといて．マンドレルだけ

頚動脈狭窄症の血管内治療 — ②頚動脈ステント留置術（CAS）の応用　**6章**

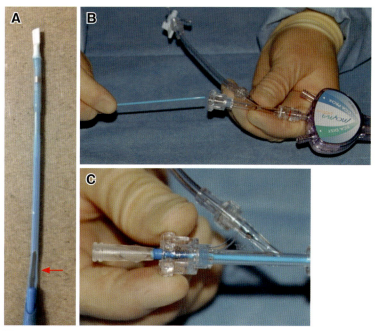

図4
A：MOMA Ultra ガイディングカテーテル．サイドポート部分（矢印）からデバイスが血管内に出る．この部分は強度が非常に弱い．
B：誘導時は添付のマンドレルを使用する．
C：マンドレルは添付の Y コネクターからしっかりと遠位まで挿入する．

MOMA の最大の弱点は，サイドポート部分の支持性が弱いこと．誘導時はこの部分を強化するためにマンドレルを使い，Amplatz ワイヤーを用いる．

最終的な位置決めが終了するまで，ガイドワイヤーは残す．

抜去してください．
A医師 **外頚動脈での位置決めが終わるまで，ワイヤーは置いておく**，ですね？
I先生 さすが，B 先生，そのとおり．いったんガイドワイヤーを抜去してしまうと，再挿入は大変．サイドポートが空いているからね．また，マンドレルを入れないといけない．
B医師 そうか，マンドレルはサイドポートを一時的に塞いでいる役割もあるんですね．
I先生 そう，とにかく特殊なカテーテルだから，手順どおりにやろう．
B医師 はい，先生，位置はどうでしょうか（図5A）？
I先生 うーん，ちょっと外頚ぎりぎりの位置だね．ちょっとでも抜けるとバルーンが総頚にスリップするから，もう少しだけ遠位に上げよう．
B医師 では，バルーンをいったん解除してもう少し遠位に上げます．このときはもうマンドレルは要

らないですね？

I先生 ここはもうまっすぐだから，マンドレルを入れなくてもいいよ，ガイドワイヤーだけで遠位に上げてください．

B医師 はい，これでどうでしょう（図5B）？

I先生 うん，これなら安心だね．

A医師 先生，その代わりにsuperior thyroidは完全に開いてますが，仕方ないですか？

I先生 そうだね，仕方ない．ガイディングカテーテルは，ステント誘導時は結構下に落ちてくるから，バルーンがぎりぎりだとちょっと不安だね．

B医師 先生，いいアイデアがありますよ！

I先生 ？

B医師 近位と遠位のバルーンをずっと膨らませておけば，さすがにガイディングはほとんど動かないですよね！ それなら，外頚ぎりぎりでも大丈夫では？

I先生 ははは．イントレ症例やで．なんのためにフィルター選んだんや？

B医師 そうでした……．

I先生 この症例では，MOMAはあくまでフィルターの補助的な役割だからね．

A医師 では先生，もしプロテクションをMOMAだけでやらないといけない場合で上甲状腺から内頚動脈への順行性血流が残るようなら，外頚ぎりぎりにして上甲状腺も止めるというのはありで

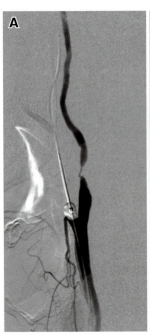
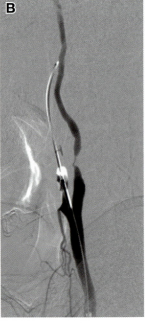

添付のYコネクター以外を用いると，マンドレルがMOMAの遠位端まで届かないことがある．

図5
A：MOMA遠位バルーンは外頚動脈起始部ぎりぎりに位置する．
B：遠位バルーンは外頚動脈の起始部より2cmほど遠位に位置しており，安定している．

頚動脈狭窄症の血管内治療 ― ②頚動脈ステント留置術（CAS）の応用　**6章**

すか？

I先生 それはありだね．ただし，MOMA を近位ギリギリに位置するよりも，**少しバルーンを過拡張して上げれば，上甲状腺も止まる場合も多い**よ．

A医師 なるほど．バルーンがコンプライアントなんで，上下に伸びるからですね．

I先生 そう，では早速 CAS に行こうか．

A&B はいっ！

FilterWire 誘導

B医師 では，まず FilterWire を誘導します．MOMA は遠位バルーンだけ膨らませておいたらいいですね？

I先生 そうだね，**トレランスがある症例なら，フィルター展開するまで近位バルーンは膨らませておいてもいい**よ．今日はイントレ予想だから，できるだけ遠位だけでいこう．

B医師 では，ロードマップにして，と．

I先生 待って，待って．こんな**高度狭窄病変でロードマップはまったく役立たない**よ．頚部は嚥下と呼吸で可動するからね．循環器内科医が PCI するときに，ロードマップなんか使うか？

B医師 そうですね，でもマップがないとなんとなく不安で．

I先生 **助手に造影剤を入れてもらいながら誘導する**んだよ．A 先生，ハーフの造影剤，お願いします．

A医師 はい，こんな感じですね．

B医師 なるほど．では，またワイヤーを通すタイミングで打ってください．あれ，おかしいな，誘導できない（図 6A）．

A医師 やっぱり，この狭窄部の折れ曲がりが効いてますね．

I先生 A 先生のお見立て，お見事！マイクロカテとワイヤーならどうってことないけど，FilterWire はトルクがかかりにくいし，こういう病変は難しいね．

B医師 どうしましょう．Buddy wire technique というのを聞いたことがありますが．

I先生 いくつか選択肢はあるけど，マイクロカテーテルとマイクロワイヤーを先に誘導して buddy wire として FilterWire を誘導する方法が一つだね．他には，A 先生？

A医師 **マイクロワイヤーを通せれば，Spider**（Medtronic）**を上げる方法**もあります．

I先生 そうだね，Spider ならワイヤーガイドで誘導できるね．他には？

A医師 うーん，それくらいでしょうか．

I先生 もう一つは PTA だよ．**今日は MOMA を上げてるから，安全に PTA できる**やろ？

A医師 なるほど，いわゆるプレプレ PTA ってやつですね．

I先生 そう．Gateway 1.5 mm とか 2.0 mm で十分だよ．じゃあ，近位バルーンも拡張して一度撮影してください．

B医師 はい，ほとんど上甲状腺からは入ってこないようですね．では，Gateway 1.5 × 20 mm と Traxcess で病変クロスします（図 6B）．A 先生，造影剤をお願いします．

改訂 2 版「超」入門 脳血管内治療　**277**

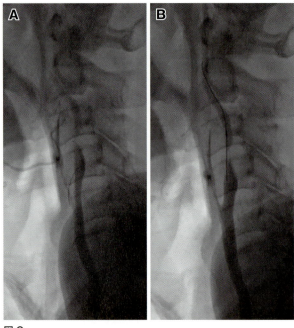

> Tips
> CAS 高度狭窄病変時は，ロードマップ OFF で希釈造影剤を入れながら誘導する．

図6
A：FilterWire の直接誘導を試みたが，誘導できず．
B：Gateway 1.5 mm バルーンとマイクロガイドワイヤーで病変クロスした．

A医師　はい．
B医師　近位遮断してるから造影剤が残っててやりやすいですね．あ，簡単に通った！
I先生　いかに FilterWire の誘導性能が低いかってことだね．では，そのいわゆるプレプレをやろうか．
B医師　はい，では，ノミナル 6 気圧でプレプレします（図 7）．
I先生　OK．一応，**20 mL ほど血液吸引してから撮影**しようか．
A医師　そうですね．はい，血液には特に何もないです．
B医師　では，とりあえずバルーンはこのままで撮影します．少し拡張してるかな？
I先生　うん，そんなもんだよ．1.5 mm だからね．でも，病変がちょっとまっすぐになってないか（図 7C）？
B医師　確かに．これならさっきより誘導しやすそうです．
I先生　では，今のところ，イントレ症状も出てないようだから，このまま近位遮断のまま，もう一度，FilterWire を誘導しよう．
B医師　はい．あれ，嘘みたいに簡単に通りましたっ！
I先生　では，FilterWire を展開して，MOMA の近位バルーンは解除してください．あとは，普通の CAS やから，任していいかな？ これから神戸行かなあかんねん．
A&B　はいっ！
B医師　では，さすがにこの状態ではステントを通せないから，もう一度 PTA ですね．

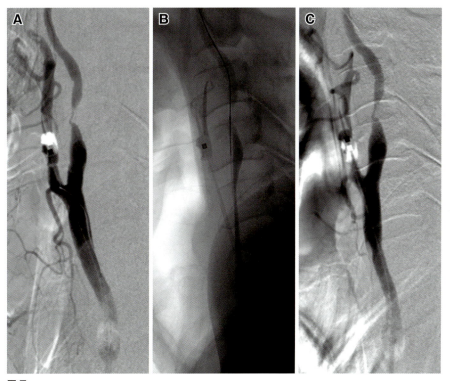

図 7
A：近位バルーンも閉塞して，近位遮断下での撮影．
B：Gateway 1.5 × 20 mm で PTA．
C：病変はわずかに拡張するのみだが，狭窄部がやや直線化した．

Proximal protecion 時に血液吸引せずに順行性造影すると，遠位塞栓を起こす可能性がある．

A医師 そうだね，じゃあ，IVUS してから 2.5 mm バルーンで PTA しよう（図 8）．
B医師 はい，では，続いて，ステントはどうしましょう？
A医師 この症例は ICA の遠位だから，ICA だけに置いたらどう？
B医師 そうですね，じゃあ，Precise 6.0 × 30 mm でいいと思います．
A医師 うん，いいと思うよ．
B医師 では，最後に 3.5 mm バルーンで後拡張しますね．
A医師 OK．フィルターも問題なし．IVUS して終わろう！
B医師 はい，緊張しました．一応，I 先生に無事終わったとメールしときますね．

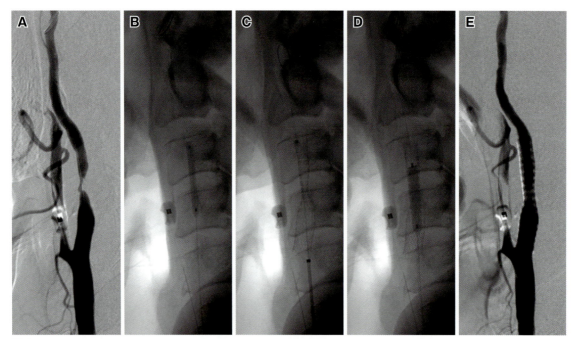

図 8
A：FilterWire の直接誘導ができた．フィルター展開後，近位バルーンは解除した．
B：2.5 mm バルーンで前拡張．
C：Precise 6 × 30 mm を CCA に出さずに ICA だけに留置した．
D：3.5 mm バルーンで後拡張した．
E：病変の拡張を確認した．

使用デバイス

4 Fr カテーテル
Radifocus ワイヤー
Amplatz Extra-Stiff guidewire
MOMA Ultra ガイディングカテーテル
マンドレル
Traxcess
Gateway 1.5 × 20 mm
Precise 6 × 30 mm

1 FilterWire 誘導困難症例 【予習】

高度狭窄病変，高度屈曲病変，ICA 起始部が CCA に対して直角に分岐する症例などでは，FilterWire 誘導が困難な場合がある．高度屈曲病変では FilterWire をなんとか誘導できても回収困難となることもあるので，balloon protection のほうが無難である．

2 nd FilterWire 誘導困難症例 【症例】

▶ FilterWire の誘導

I 先生　次は，FilterWire 誘導困難症例だ（図 9）．この症例は，CEA 後の再狭窄症例だが，再狭窄部前後で 90°の屈曲があること，ICA 起始部が CCA に対して直角分岐なので，誘導困難が予想される（図 10A）．Guardwire を使いたいが，Acom がないため，intolerance 症例と予想される．まず，9 Fr バルーン付きガイディングカテーテルを誘導しよう．

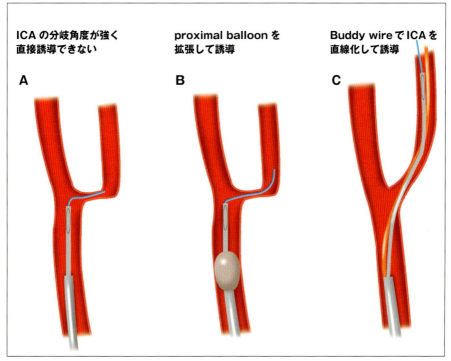

図 9

A医師 では，FilterWire を誘導してみます．先端はどのように整形したらよいですか？

I先生 重要なポイントだ．直径約 10 mm の総頸動脈のなかでガイドワイヤーが ICA を選択するためには，約 12〜13 mm の半径のカーブが必要だ（1章「3rd マイクロカテーテル誘導」参照）．常に，親血管側（近位血管）の直径に合わせたカーブを作るとよい．カーブが小さすぎると，親血管内でクルクル回るだけで，内頸動脈には引っかからない．

A医師 なんとか，大きいカーブが内頸動脈起始部にかかりますが，その後の狭窄を通過しません．まず，ガイディングカテーテルのバルーンを拡張してみます．

B医師 バルーンを拡張すると，通過しやすくなるのですか？

I先生 ガイディングカテーテル先端が固定される．ガイディングカテーテル先端の向きが変化するので，これだけで誘導可能となることもある．まず，最初に試すべき方法だね．

A医師 やはり，通過しません．ワイヤーの向きを変えたいのですが，なかなか回転しません（図 10B）．

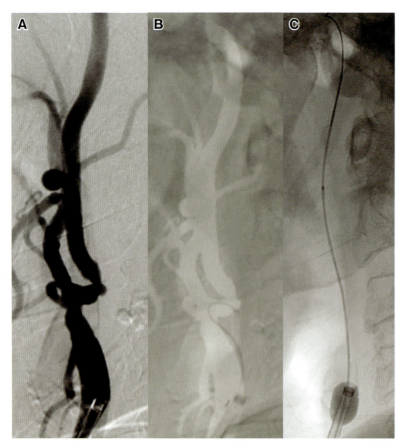

図 10
A：CEA 後の再狭窄症例．ICA 起始部は CCA に対して直角に分岐しており，分岐直後にも直角の屈曲がある．
B：FilterWire 先端は ICA 起始部にはかかるが，その後の直角分岐を通過しない．
C：ガイディングカテーテルのバルーンを拡張して，Transit 2 と ASAHI CHIKAI ガイドワイヤーで病変を通過させた．これにより，2カ所の直角分岐は直線状となった．

Buddy wire technique（図11）

I先生 FilterWireやAngioguardは通常のガイドワイヤーに比べて接合部が多いので，「トルク伝達性」が弱い．つまり，ワイヤーの手元の動きが1：1対応で先端に伝わりにくい．いったん直接誘導はあきらめて，まず通常のマイクロガイドワイヤーで病変通過しよう．

A医師 はい，ASAHI CHIKAIマイクロガイドワイヤー（Asahi Intecc）とTransit 2マイクロカテーテル（J&J）で簡単に病変通過することができました．

B医師 マイクロカテーテルも使用したほうがいいのですね？

I先生 ガイドワイヤーだけで誘導できることもあるが，やはりマイクロカテーテルでサポートしながら誘導するほうが簡単だ．そのままTransit 2を病変遠位に誘導すると，**屈曲部がほとんど直線化された**ね！（図10C）　この状態を維持して，FilterWireを誘導してみよう（図12A）．この方法を **Buddy wire technique** と呼ぶ．Buddyとは「相棒」の意味だよ．Buddy wire

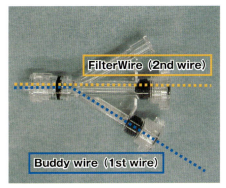

図11
先に通すガイドワイヤー（Buddy wire）を横のポート，後から通すFilterWireを真ん中のポートから挿入する．逆に挿入するとステント誘導が困難となるので注意．

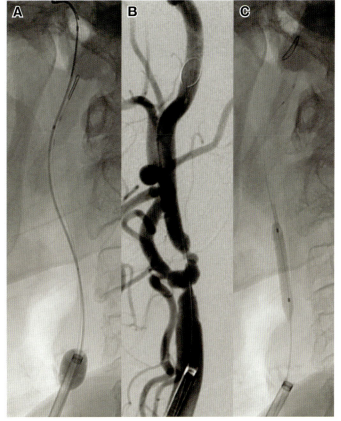

図12
A：そのまま，トリコネクターのメインポートのほうから，FilterWireを狭窄部遠位に誘導．
B：Buddy wireであるASAHI CHIKAIを抜去して，FilterWireを展開．
C：前拡張．

Buddy wireはトリコネクタのサブのポートから挿入する！

（抜去するほうのワイヤー）は必ずトリコネクターのサブのほうから挿入して，メインのほうはFilterWire，ステント誘導などに使う（図11）．サブのほうからステント挿入するとkinkして誘導困難となることがある．

A医師 はい，直線化されているので，簡単に誘導できました．では，Buddy wire を抜去して，バルーンを解除，FilterWire を展開します（図12B）．

I先生 あとは，通常の FilterWire CAS と同じだ（図13）．

B医師 マイクロカテーテルはいつも狭窄遠位に上げる必要がありますか？

I先生 その必要はない．ワイヤーだけで直線化される場合は，わざわざマイクロカテーテルを狭窄部通過させて遠位塞栓のリスクを上げることはない．

B医師 Buddy wire の誘導の際は，遠位塞栓の危険はないですか？

I先生 もちろんある．高度狭窄や不安定プラークの場合は，proximal protection（Parodi）で Buddy wire を誘導したほうがいいだろう．

A&B わかりました．

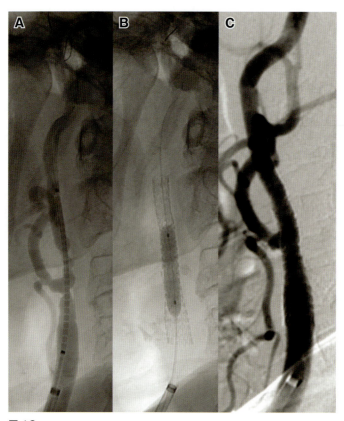

図13
A：ステント留置．
B：後拡張．
C：最終造影．

2 上腕動脈アプローチ　予習

大腿動脈の穿刺ができない場合は，上腕動脈からのアプローチを考える．胸腹部動脈瘤，両側腸骨動脈閉塞などが良い適応となる．

3rd 上腕動脈アプローチ　症例

症例

I 先生　最後は上腕動脈アプローチによる CAS をやろう．この CT アンギオを見てごらん（図14）．左外腸骨動脈が閉塞しており，右大腿動脈と左大腿動脈のバイパス術（F-F bypass）を施行されている．バイパスは右鼠径部の大腿動脈に吻合されており，穿刺ができないんだ．81歳の超高齢で3カ月前に心筋梗塞既往もあるので，CEA もリスクが高そうだ．

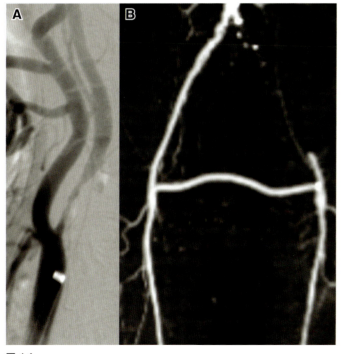

Tips
大腿動脈の穿刺ができないときは，上腕動脈からのアプローチを検討する．

図14
A：右内頚動脈高度狭窄．
B：左総腸骨動脈は閉塞しており，鼠径部の右大腿動脈から左大腿動脈へバイパスが施行されているため，鼠径部穿刺ができない．

|A医師| ガイディングカテーテルを上げられるかどうかがポイントですね.
|I先生| 大腿動脈アプローチに比べると少し難しい. 右総頸動脈の場合, 鎖骨下動脈から直接, 右総頸動脈へガイドワイヤーを誘導できるので, 比較的容易だ. 左頸動脈の場合, 大動脈弓を経由しないといけないので, 右側より少し難しい.

ヘパリン化～ステント留置

|I先生| まず, 4Frシースを右上腕動脈に留置したら, 6Frシャトルシースに交換しよう. 6Frシャトルシースが右鎖骨下動脈まで留置できたら, ヘパリン化開始だ.
|B医師| シャトルシースが入ったら, ヘパリン化したほうがいいのですね.
|I先生| ここからの**エクスチェンジ操作は血栓形成のリスクがあるので, ヘパリン下で行う**. 次に, 診断用4Frカテーテルのシモンズ型を右ECAまで誘導 (図15, 16). そして, ガイドワイヤーを260cmのエクスチェンジ用に交換する (図16). できるだけ硬い, サポート力の強いガイドワイヤーを使用する. Radifocusのハーフスティッフタイプ, スティッフタイプがいいだろう.
|A医師| はい, ワイヤーは顎動脈まで誘導できました.
|I先生| では, ガイドワイヤーを残して4Frシモンズ型カテーテルを抜去 (図16C), 6Frインナーカテーテルを慎重に右総頸動脈に誘導しよう (図16A, B). ガイドワイヤーの先端が動かな

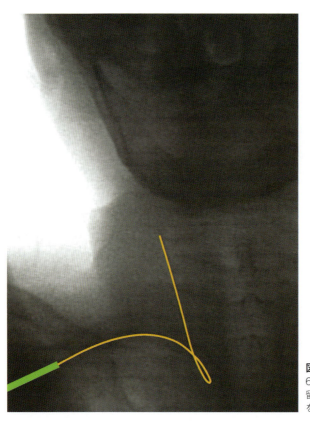

シャトルシースを入れてからのエクスチェンジ操作は血栓形成のリスクがあるため, ヘパリン下で行う.

図15
6Frシャトルシース (黄緑) を右鎖骨下動脈に留置して, 4Frシモンズ型診断カテーテル (黄色) を右総頸動脈へ誘導する.

いように慎重に．インナーカテーテルが総頚動脈まで誘導できれば，あとは6 Frシャトルシースをゆっくり総頚動脈まで追従させよう（図16C）．ここまで来れば，あとは通常のCASと同じだ（図17，18）．

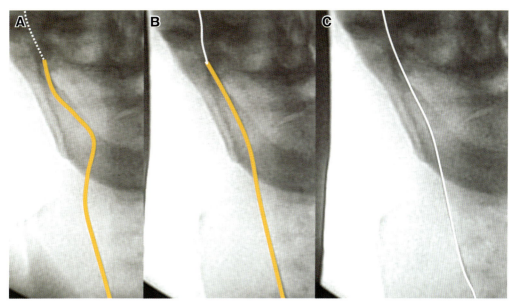

図16
A：4 Frシモンズ型カテーテル（黄色）をRadifocusガイドワイヤー035で外頚動脈まで誘導．
B：RadifocusガイドワイヤーをRadifocusハーフスティッフタイプ260 cmに交換．
C：4 Frシモンズ型カテーテルを抜去．

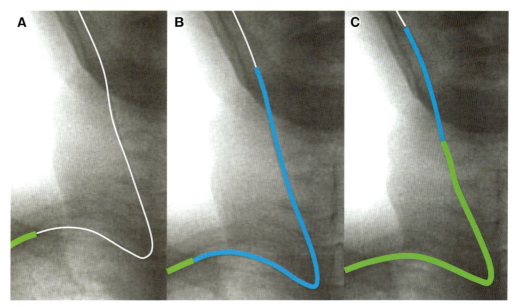

図17
A：6 FrシャトルシースとRadifocusハーフスティッフガイドワイヤーが外頚動脈に留置された状態．
B：6 Frカテーテルを右総頚動脈へ誘導．　　C：6 Frシャトルシースを右総頚動脈へ誘導．

シャトルシースの利点

B医師 先生，ところで，「シャトルシース」を使う利点は何ですか？

I先生 「シャトルシース」というのは，シースとガイディングカテーテルが一体化したようなもの．「シース」なので，「○Fr」は内径表示だ（ガイディングカテーテルは外径表示）．通常のCASでは，8Frのガイディングカテーテルを上げるために，8Frのシースを入れる．8Frのシースの外径は約10Fr（8＋2Fr）なので，動脈壁には8＋2Fr＝10Frの穴が開いていることになる．通常，大腿動脈アプローチのCASで使用する8Frのガイディングカテーテルの内腔は約0.080 inch（約6.2Fr）なので，8Frのシースを入れる代わりに，6Frのシャトルシースを頚動脈まで上げればいいことになる．つまり，約2Frほど動脈壁の穴は小さくて済む．シャトルシース（Cook）以外にも，Destination（Terumo）なども同様の目的で使用する．

　大腿動脈アプローチのときは，Angiosealで止血が容易なので8Fr（または9Fr）のロングシースと8Frガイディングカテーテル（または9Frバルーン付きガイディングカテーテル）で行っている．一方，上腕動脈アプローチの場合，Angiosealが使用できない，大径シースは強い疼痛を誘発するという理由で，6Frシャトルシースを使っている．

A&B なるほど，よくわかりました．

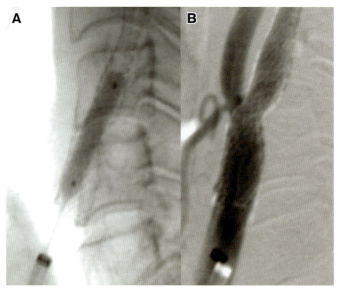

使用デバイス
4Fr シース
6Fr シャトルシース
4Fr シモンズ型カテーテル
Radifocus ガイドワイヤー 035
Radifocus ハーフスティッフタイプ 260cm
6Fr インナーカテーテル

図18
A：後拡張
B：最終造影．

●チェックポイント

- ☐ Parodi（modified Parodi）を選択すべき症例
- ☐ Parodi法の利点と欠点
- ☐ FilterWire誘導困難症例の誘導方法
- ☐ 上腕アプローチからのガイディングカテーテル誘導の手順

7章 ● 頭蓋内血管の血管形成術

頭蓋内ステント留置術

1 Wingspan ステントシステム　　予習

　Wingspan（Stryker）のステント径は 2.5/3.0/3.5/4.0/4.5 の5種類，ステント長は 9/15/20 mm の3種類である（表1）．ただし，2.5 mm 径は 20 mm 長はなく，3.5 mm 以上径は 9 mm 長がない．

　遠位ステントマーカーと近位ステントマーカーのほかに，外筒先端のマーカーと近位バンパーが視認できる．通常，近位ステントマーカーと近位バンパーの間には数 mm の隙間がある（図1）．留置の際は，まず内筒のみを少し押して（図2）近位バンパーと近位ステントマーカーの間の隙間をなくしてから，外筒をゆっくりと抜去すると，ステントの位置決めがしやすい（図3）．

表1　Wingspan のステント径

ラベル表示の ステント径	拡張時 ステント径	推奨血管径 （mm）
2.5 mm	（2.8 mm）	>2.0 and ≦2.5
3.0 mm	（3.4 mm）	>2.5 and ≦3.0
3.5 mm	（3.9 mm）	>3.0 and ≦3.5
4.0 mm	（4.4 mm）	>3.5 and ≦4.0
4.5 mm	（4.9 mm）	>4.0 and ≦4.5

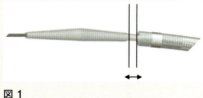

図1
（Stryker 社より許諾）

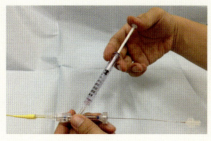

図2

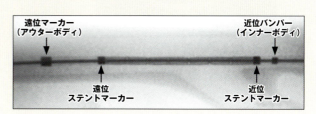

図3
（Stryker 社より許諾）

1st 内頚動脈錐体部高度狭窄

C4部の血管形成術

I先生 今回は頭蓋内ステントだ．症例は70歳，男性，2カ月前に左大脳の分水嶺領域の脳梗塞（図4）を起こして，右内頚動脈錐体部（C4部）の高度狭窄を指摘された（図5）．抗血小板薬2剤投与を開始したが，たびたび一過性黒内障発作を起こしている．頭蓋内血管の血管形成術の中でも，C4部の血管形成術は比較的安全だ．なぜだがわかる？

A医師 **周囲を頭蓋骨に囲まれており血管破裂のリスクが少なく，比較的血管径が大きいので再狭窄が少ない**ことです．

I先生 そのとおり．頭蓋内血管に対する血管形成術の最も重篤な合併症は，血管破裂だ．周囲を軟部組織に囲まれている頚部血管と異なり，頭蓋内血管は通常，くも膜下腔に存在しており，外側の支持組織がなく，血管解離→血管破裂は致死的なくも膜下出血を起こす．

B医師 頭蓋内と言っても，C4部は硬膜外なので，比較的安全なのですね．

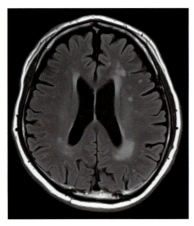

図4
左大脳半球の分水嶺領域にhemodynamic strokeを示唆する陳旧性脳梗塞を認める．

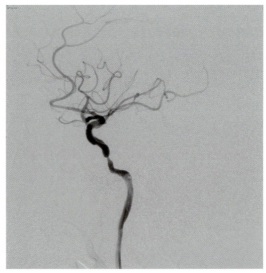

図5
Hemodynamic strokeの原因と考えられる左内頚動脈錐体部の高度狭窄を認める．

狭窄率と正常血管径

I 先生　病変はこんなやつだけど，B 先生，狭窄率はいくつになる？

B 医師　えっと，狭窄率は NASCET 法だと，[1 −（遠位内頚動脈血管径 / 正常部血管径）] × 100 ですよね？？

I 先生　だめだ，こりゃ．NASCET 法は頚部内頚動脈狭窄の狭窄度計算方法だよ．頭蓋内血管は WASID 法が一般的だ．

B 医師　あっ，そうでした．**WASID 法は [1 −（狭窄部血管径 / 正常部血管径）] × 100** だから……．あれっ，正常部血管径って，どこを測ればよいのですか？

I 先生　WASID では**基本的には正常部血管径は近位部の正常血管**と規定されている[1]．

B 医師　でも，脳血管撮影で「正常血管」って定義するの難しいですよね？

I 先生　そのとおり，だから部位によって「正常血管」の定義が詳しく決まっているんだ．まず，中大脳動脈，頭蓋内椎骨動脈，脳底動脈の場合，近位部で最も血管径の大きい直線部位が第 1 選択だが，近位部に動脈硬化が明らかな場合（例えば，中大脳動脈起始部狭窄），遠位部で最も血管径の大きな直線部位を第 2 選択とする．もし，すべての部位（例えば中大脳動脈 M1 部がすべて細い）が狭窄している場合，近位血管（内頚動脈）で最も遠位の血管径の大きな部位を正常血管径として定義する．

A 医師　内頚動脈はまた別に定義されているんですよね？

I 先生　内頚動脈錐体部を第 1 選択として，錐体部全体が狭窄している場合は頭蓋外内頚動脈の最遠位部を第 2 選択とするんだ．

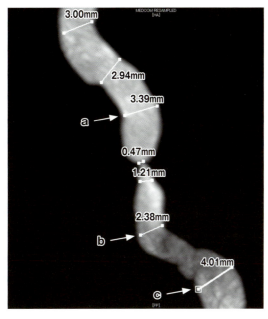

NASCET 法は頚部内頚動脈狭窄の狭窄度計算方法．頭蓋内血管は WASID 法で求めるのが一般的．

図 6　回転血管撮影による 3 次元再構成画像
最狭窄部は 0.47 mm と計測され，近位部もびまん性に狭窄が続いている．遠位部は post-stenotic dilatation を認める．

B医師 ややこしいですね．この病変の場合，近位部の錐体部は動脈硬化で明らかに細いので，遠位部を正常とするのではなく，頭蓋外の部分のcを正常とするんですね（図6）？

I先生 そのとおり．

セットアップ

I先生 では，始めよう．今日のセットアップはどうなってる？

A医師 Wingspanステント（図7）を使う方針でよいですか？

I先生 現時点では頭蓋内血管で承認されている唯一のステントはWingspanステントだ．必ずしもbestのデバイスとは言えないが，negativeな結果となったSAMMPRIS試験[2]以降，企業も開発に二の足を踏んでいる状態だね．

B医師 では，基本的にはどの血管でもWingspanを使えばよいですか？

I先生 Wingspanが誘導できればそれでよいのだが，M1などは難しい場合もあるので，**より誘導性能が高いbare metalの冠動脈ステントもスタンバイ**しておくとよい．最近の冠動脈領域はほとんど薬剤溶出ステント（drug-eluting stent：DES）しか使わないから，血管撮影室に常備していない場合も多いからね．**C4部や椎骨動脈ならWingspanでまず問題ない**だろう．

A医師 では，今日はWingspanなので，9 Frバルーンガイディング＋DAC（Stryker）のシステムでよいですね？

I先生 そう，8 Frガイディングカテーテルまたは9 Frバルーンガイディングだね．Wingspanは専用のDACという中間カテーテルが使える．

B医師 バルーンガイディングを使うかどうかの基準はありますか？

I先生 頭蓋内ステントは遠位塞栓予防デバイスが使用できないので，C4部の血管形成術のように**バルーンガイディングで完全な血流停止にできる場合はバルーンガイディングを使っている**．M1や脳底動脈はバルーンガイディングを使っても，血流停止ができないので，8 Frガイディングカテーテルを使っている．

B医師 なるほど，遠位塞栓予防デバイスの代わりに，proximal protectionにするわけですね．

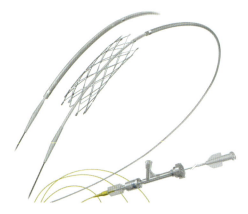

図7 Wingspanステント
（画像提供：Stryker）

真腔の確保

A医師: では、先生、9 Fr Optimo（東海メディカルプロダクツ）をまず内頚動脈起始部まで誘導します。

B医師: では、続いて、DAC を Radifocus-035 ガイドワイヤー（Terumo）で誘導します。

I先生: 狭窄部をガイドワイヤーが通過しないように十分注意して。よろしい。

B医師: 順調ですね。では、いよいよ Wingspan システムを誘導しますっ！

I先生: あかん、あかん。Wingspan は最後の最後。まずはマイクロカテーテルで確実に真腔を捉えて、前拡張だ。

A医師: 了解です。では、いつもどおり、Excelsior SL-10（Stryker）と Traxcess（Terumo）で真腔確保します。

B医師: マイクロガイドワイヤーの先端は急性再開通のときみたいに J カーブですか？

I先生: はぁー、違う、違う。**閉塞病変みたいに「見えない敵」と戦うときは J カーブが最も安全**だが、狭窄病変は「見えている敵」だ（図8）。ガイドワイヤーの先端で確実に狭窄部を捉えよう。

A医師: ロードマップはどうですか？

I先生: いい質問だね。CAS のときはロードマップは動くので信用しない、使わないと言ったが、頭蓋内血管は動かない血管なのでロードマップを使ってもいいだろう。ただし、局所麻酔では動

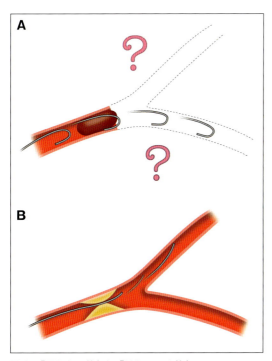

閉塞病変のように「見えない敵」と戦うときは J カーブが最も安全だが、狭窄病変は「見えている敵」。ガイドワイヤーの先端で確実に狭窄部を捉える。

CAS の場合とは異なり、頭蓋内血管は動かないため、ロードマップを使ってもよい。ただし、局所麻酔では動いていることもあるし、抵抗を感じる場合は透視下で造影剤を流しながら通過させるのがよい。

図8 「見えない敵」と「見えている敵」
A：閉塞病変は「見えない敵」。J ワイヤーで通過する。
B：狭窄病変は「見えている敵」。ワイヤー先端で通過する。

いていることもあるし，**抵抗を感じる場合は透視下で造影剤を流しながら通過させるのがよい**だろう．

A医師 必ずマイクロカテーテルとマイクロガイドワイヤーの lesion cross で始めたほうがよいですか？

I先生 狭窄がそれほど強くなければ，バルーンカテーテルを直接誘導しても構わないよ．エクスチェンジ操作をスキップできるからね．

B医師 エクスチェンジ操作が増えても，マイクロカテーテルから始めるほうが確実という考え方はないですか？

I先生 そういう考え方もあるが，頭蓋内血管でのエクスチェンジ操作は非常にリスクの高い操作だということを認識しておかないといけない．**DAPT下のエクスチェンジ操作で末梢血管を穿孔すると致死的なくも膜下出血となることがあるよ**．僕はできるだけエクスチェンジ操作はやらない方法を選ぶね．

A医師 では，今日は高度狭窄なので，まずマイクロカテーテルで病変確保します．

I先生 高度狭窄病変の lesion cross は意外と難しいからね．このマイクロカテーテルを上手に使おう．**マイクロカテーテルを病変部直前まで持ってきて，このカテーテルのサポート力を活かしてガイドワイヤーを前に進ませる．血管径よりもやや小さい45°程度のカーブがいい**だろう．曲げすぎると狭窄部の選択は難しくなる．病変部の途中でひっかかることなく「ツルッ」と滑るように狭窄遠位側に抜けた場合は真腔だ．途中でワイヤーが引っかかる場合や途中で進まない場合，解離している可能性がある．ガイドワイヤーが遠位に進んだら，M1 までワイヤーとマイクロカテーテルを進めよう．

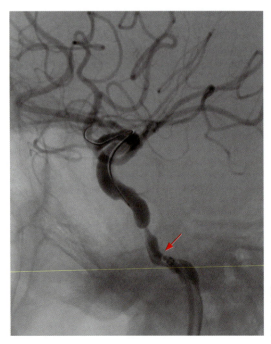

頭蓋内血管でのエクスチェンジ操作は非常にリスクの高い操作．DAPT下のエクスチェンジ操作で末梢血管を穿孔すると致死的なくも膜下出血となることがある．

図9
DACカテーテル（矢印）をC5まで誘導して，Excelsior SL-10 マイクロカテーテルとマイクロガイドワイヤーで狭窄部を通過（lesion cross）した．

頭蓋内血管の血管形成術 — 頭蓋内ステント留置術 **7章**

A医師 「ツルッ」と遠位に抜けました（図9）．問題なく真腔だと思います．
B医師 では，ロングワイヤーに交換ですね．
A医師 ASAHI CHIKAI 014/300 cm に交換します．
I先生 先端のシェイピングはどうなってる？　うん，Jシェイプでいいんだが，このJシェイプが簡単にはM2以遠に上がらないように大きめのJにすることが大事だね．M1の血管径よりも大きなJにしておこう．必ずバイプレーンの一つは弱拡大にしてガイディングカテーテル（9 Fr）先端とマイクロガイドワイヤー先端が視野に収まるようにすること．もう一つの角度で狭窄部を強拡大するからね．
B医師 シングルプレーン装置でやる場合はどうしたらよいですか？
I先生 シングルプレーン装置でのエクスチェンジ操作はお勧めできないが，**シングルプレーンでやる場合は，病変通過の際は強拡大，エクスチェンジ操作の際は弱拡大**にする．その後の手技は弱拡大でガイドワイヤー先端が視認できる状態でやるほうがいいだろう．狭窄部は多少見えにくいけどね．とにかく，マイクロガイドワイヤーの先進による末梢血管の穿通は非常に怖いってことを覚えておいて．

前拡張

A医師 エクスチェンジができました．では前拡張を始めます．バルーンサイズはどうしましょうか？

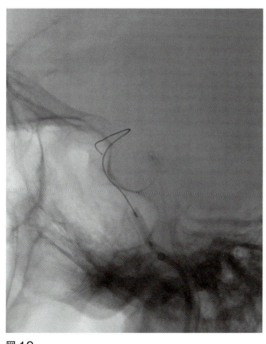

頭蓋内血管では，誘導性能が高い短いバルーンやステントを用いたほうがよい．

図10
300 cm ガイドワイヤーを用いて，Gateway PTA バルーン 2.5 × 9 mm にエクスチェンジして前拡張を行った．

I 先生	狭窄部近位血管径が 2.7 mm，遠位血管径が 3.4 mm 程度なので，近位血管径に合わせて 2.5 mm くらいでどうだろう？
A 医師	では，Gateway 2.5 × 9 mm を誘導します．
B 医師	先生，CAS のときは 40 mm 長のバルーンを使うこともありましたが，頭蓋内血管のときは 9 mm っていう短いバルーンをいつも使うんですか？
I 先生	うん，頭蓋内血管はとにかくバルーンやステントを誘導できるかどうかが最大の難所なので，**短いバルーンやステントほど誘導性能が高い**からだよ．同じように，バルーンカテーテルには **over-the-wire（OTW）タイプと monorail（または rapid exchange）タイプ**があるけど，CAS はすべてのデバイスが monorail タイプで設計されている．頭蓋内血管用は OTW と monorail の両方があるけど，誘導性能が高いのは OTW だ．最初はできるだけ OTW のものを使うほうがよいだろう．ただ，OTW はエクスチェンジ操作が煩雑で 300 cm ワイヤーを使用しないといけないので，特に頭蓋内血管での末梢血管損傷は特に気をつけよう．
A 医師	先生，病変まで誘導できたので規定圧 6 atm まで拡張します（図 10）．
I 先生	できるだけ解離を起こさずに拡張したいので，ゆっくり圧を上げるようにね．1 atm/30 秒くらいで上げていこう．
A 医師	6 atm まで上がったので，30 秒待って deflation します（図 11）．
B 医師	先生，今の前拡張は 6 atm まで上がるまで 2 分以上かけましたが，通常の CAS では数秒で規定圧まで上げますよね？ なぜですか？

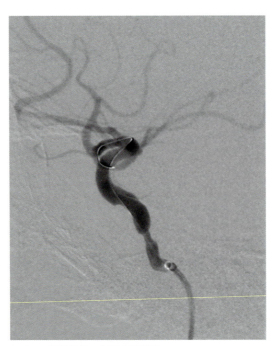

図 11　前拡張後の内頚動脈撮影
明らかな解離所見は認めない．

頭蓋内血管の血管形成術 — 頭蓋内ステント留置術 **7章**

I先生 基本的にはangioplastyというのは，内膜のどこかに解離を作って内腔を拡張する手技だ．ただ，intimal flap を作るような大きな解離を作ると病変が閉塞する可能性があるだろう？　始めからステント留置をすることが決まっているCASでは，解離を起こすかどうかはあまり意識する必要はない．どうせ解離が起こっても，その後のステント留置で修復するからね．ただ，頭蓋内ステント留置術は必ずステントを誘導・留置できる保証がない．屈曲が強くて誘導自体ができないことも多々あるからね．だから，少なくとも前拡張はゆっくり行って大きな解離を起こさないほうがいいよ．ただし，ゆっくり拡張したときは高率にrecoil，つまり拡張した内腔がすぐに元に戻る現象が起きやすいよ．

留置操作

A医師 先生，ではWingspanシステム 4.0 × 20 mmを誘導します．誘導は意外とスムーズにいきました（図12）．
I先生 いいだろう，では留置操作に入ろう．Wingspanはオープンセルステントなので，留置途中で再収納（リシース）ができない．慎重に遠位端を留置しよう．
B医師 留置操作はプッシュですか？　アンシースですか？
I先生 **オープンセルだから，通常のアンシース手技でよい**．システム内の遠位端マーカーが動かないように，ゆっくりと外筒をアンシースしよう．ここはCASと同じだね．
A医師 いま遠位端が留置できました（図13, 14）．

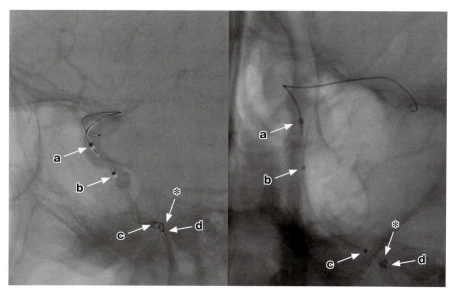

図12
Wingspanステントシステムを狭窄部に誘導した．遠位マーカー（外筒先端, a），遠位ステントマーカー（b），近位ステントマーカー（c），近位バンパー（d）の4つのマーカーが視認できる．近位バンパーマーカー（d）はDAC（＊）内に位置する．

改訂2版「超」入門 脳血管内治療　297

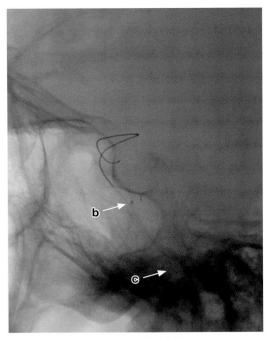

図 13 Wingspan ステント留置直後
遠位ステントマーカー (b) と近位ステントマーカー (c) が開いて，それぞれ 4 つのマーカーとして視認できる．

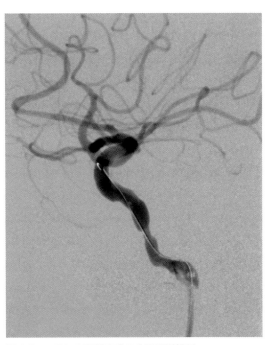

図 14 ステント留置直後の内頚動脈撮影
ステント中央に狭窄が位置しており，予定どおりの位置に留置できている．

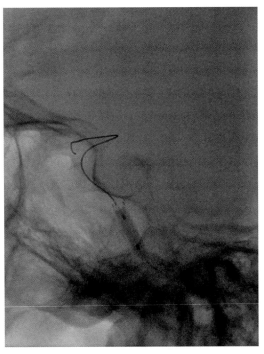

図 15
Gateway PTA バルーン 3.5 × 9 mm で後拡張を行った．

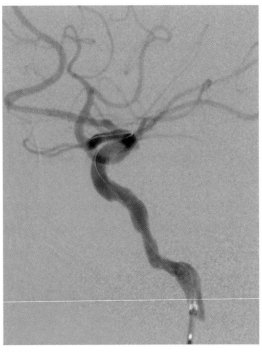

図 16
狭窄部は良好に拡張している．

頭蓋内血管の血管形成術 — 頭蓋内ステント留置術 **7章**

I先生 いいだろう．予定の場所に遠位端を留置できたから，あとは単純にアンシースをして残りを留置しよう．うん，できたね．

A医師 では，最終撮影します（図15, 16）．きれいに拡張しているので，ガイドワイヤーを抜去してもう一度撮影します（図17）．

I先生 いいだろう．DAPTは6カ月は継続して，以降は単剤でいいよ．

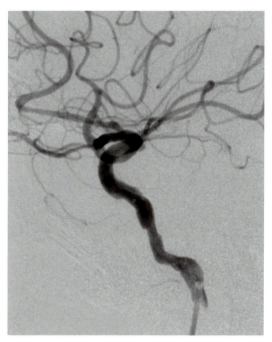

図17　最終の内頸動脈撮影
狭窄部に血栓形成や解離所見を認めない．

使用デバイス
9 Fr Optimo
DAC
Radifocus-035
Excelsior SL-10
Traxcess
ASAHI CHIKAI 014/300 cm
Gateway 2.5 × 9 mm
Wingspanシステム 4.0 × 20 mm

1　ステント内血栓に対する処置　　補講

脳梗塞急性期に中大脳動脈狭窄症に対してPTAを行ったが，血管解離を起こしたため，ステント留置を行った．解離は改善したが，ステント留置10分後のDSAでステント内血栓が認められた（図18）．

まず，①ヘパリンの追加を行う．続いて，②抗血小板薬のloadingを行う．クロピドグレル300 mgまたはプラスグレル20 mg（適応外使用）などを経口（胃管）投与する．次に，③抗血小板薬の動注を行う．マイクロカテーテルをステント内まで誘導して，抗血小板薬オザクレルナトリウムを動注する（図19D）．最終手段は，④PTAによる機械的血栓破砕である（図19A）．この症例では，抗血小板薬が効き始めるまで，30分間PTAを何度も繰り返して，なんとか逃げ切った．

改訂2版「超」入門 脳血管内治療　**299**

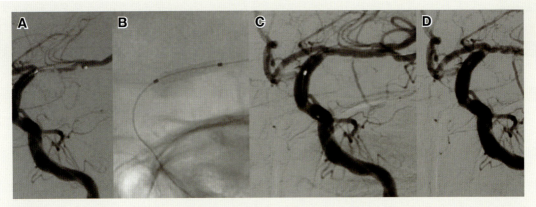

図18
A：左中大脳動脈高度狭窄による急性期脳梗塞症例．PTAで血管解離を生じた．B：Microdriver 2.5×12 mmを留置した．
C：解離は改善され，狭窄も解除された．D：15分後にDSA撮影すると，ステント内血栓が認めた．

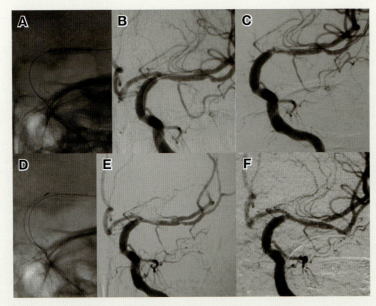

図19
A：再度6 atm，120秒のPTAを行った．B：血栓の消失を認めた．C：15分後，再びステント内血栓によりA1が消失した．D：M1起始部でオザクレルナトリウム20 mgを動注した．E：A1は再開通したが，ステント内には血栓の残存を認める．F：2週間後，M1は開存維持している．

2 血管破裂の場合　　　補講

　最も重篤な合併症である．まず，ヘパリン中和を行い，バルーンを同じ圧まで再度拡張して一次止血を試みる．10分ほど拡張を続ける．その後，造影を行い，extravasationがなければ，とりあえず止血はできている．バルーンの解除後の造影でextravasationが再度確認された場合は，母血管閉塞を考慮する．もともと高度狭窄の血管だから，閉塞しても大梗塞となることは少ない．Extravasationが消失した場合でも，偽性動脈瘤→再出血は致命的な合併症となりうるので，出血の程度によっては，母血管閉塞を考慮する．

頭蓋内血管の血管形成術 ― 頭蓋内ステント留置術 **7章**

3 遠位塞栓症の予防 　　　　　　　　　　　　　　　　　　　　 補 講

　頭蓋内血管はプラーク体積が小さく，soft plaque が比較的少ないと言われているので，頭蓋内ステントによる遠位塞栓症は CAS よりはリスクは低いとされる．しかし，MRI で soft plaque と予想される症例もあり，リスクは 0 ではない．CAS のようにフィルターやバルーンで予防したいが，頭蓋内に誘導できない．しかし，proximal protection は可能である．バルーン付きガイディングカテーテル（7Fr Cello など）を使用して，バルーン解除時に debris を吸引することが可能である．ただし，ガイディングカテーテルのサポート力は落ちることに注意する．

4 Wingspan ステントシステムのプレパレーション 　　　　 補 講

①内筒（インナーボディ）をわずかに押し出して，内筒先端チップと外筒（アウターボディ）の間に 1 mm 程度のわずかな隙間ができる程度にする．この隙間が大きすぎると誘導時に ledge となって抵抗を生じる．隙間が少なすぎると，留置時に外筒が抜けにくくなる．特にチップが完全に外筒にはまった状態で誘導すると留置時（外筒抜去時）に強い抵抗を生じるので注意する．
②フラッシュポートからヘパリン生食を注入して，外筒と内筒の間からの滴下を確認する．

● **文 献**

1) Samuels OB, Joseph GJ, Lynn MJ, et al: A standardized method for measuring intracranial arterial stenosis. AJNR Am J Neuroradiol 21: 643-6, 2000

2) Chimowitz MI, Lynn MJ, Derdeyn CP, et al: Stenting versus aggressive medical therapy for intracranial arterial stenosis. N Engl J Med 365: 993-1003, 2011

●チェックポイント

☐ 頭蓋内血管狭窄の狭窄度計算法（WASID）

☐ ロングワイヤーを用いたマイクロカテーテルのエクスチェンジ法

☐ Wingspan ステントシステムの使用方法

☐ 合併症（ステント血栓症と血管破裂）の対処法

改訂 2 版「超」入門 脳血管内治療　301

Side Note ⑦

頭頚部でオフラベル使用される ステント

メーカー	商品名	Stent	Stent material	Indicated Use	Guide catheter compatibility	Introducer Size（Fr）	Endhole (inch)
Boston Scientific	Carotid Wall	Self-Expandig	Cobalt Alloy (DFT)	Carotid	0.073"(7Fr)〜(6.0,8.0mm) 0.086"(8Fr)〜(10.0mm)	-	0.014
	Express Vascular LD	Balloon-Expandable	316L Stainless Steel	Iliac	0.086"(8Fr)〜(7.0-8.0mm) 0.098"(9Fr)〜(9.0-10.0mm)	6 (7.0-8.0mm) 7 (9.0-10.0mm)	0.035
	Epic	Self-Expandig	Nitinol	Iliac	0.088"(8Fr)〜	6	0.035
	Express Vascular SD	Balloon-Expandable	316L Stainless Steel	Renal	0.070"(6Fr)〜(4.0-6.0mm) 0.078"(7Fr)〜(7.0mm)	5 (4.0-6.0mm) 6 (7.0mm)	0.014/ 0.018
Abbott Vascular	MULTI-LINK 8	Balloon-Expandable	Cobalt Chromium Alloy L605	Coronary	0.056"(5Fr)〜	-	0.014
	Omnilink Elite	Balloon-Expandable	Cobalt Chromium Alloy L605	Iliac	0.086"(8Fr)〜(7.0-8.0mm) 0.098"(9Fr)〜(9.0-10.0mm)	6 (6.0-8.0mm) 7 (9.0-10.0mm)	0.035
	Absolute Pro	Self-Expandig	Nitinol	Iliac	0.088"(8Fr)〜	6	0.035
Cardinal Health	PRECISE PRO RX	Self-Expandig	Nitinol	Carotid	0.078"(7Fr)〜(6-8mm) 0.086"(8Fr)〜(9-10mm)	-	0.014
	S.M.A.R.T Control	Self-Expandig	Nitinol	Iliac	0.088"(8Fr)〜	6	0.035
	PALMAZ	Balloon-Expandable	316L Stainless Steel	Peripheral	0.090"(8Fr)〜 (Large stent 誘導不可)	7 (6.0, 8.0mm) 10 (Large)	0.035
	PALMAZ Genesis	Balloon-Expandable	316L Stainless Steel	Renal	0.070"(6Fr)〜	4 (4.0mm) 5 (5.0, 6.0mm)	0.014

頭蓋内血管の血管形成術 — Side Note ⑦ 頭頚部でオフラベル使用されるステント **7章**

　2018 年 2 月現在，頭蓋内血管で承認されているステントは Wingspan のみであるが，誘導性能にまだまだ問題が多く，万能なデバイスではない．冠動脈用ステントのほうがはるかに誘導性能は優れる．しかしながら，冠動脈領域はベアメタルステントの市場が大幅に縮小しており，薬剤溶出ステント（drug-eluting stent：DES）が主流である．頭蓋内血管にオフラベル使用可能なベアメタルステントは非常に少なく，ほぼ Integrity（Medtronic）のみと言ってよい．この Integrity も今後，サイズが大幅に縮小される見込みである．

Stent size Variation (mm)	Maximum expansion diameter (mm)	Stent length Variation (mm)	Delivery System Length (cm)	Delivery System	*Comments
6.0, 8.0, 10.0 (Full open)	←	22 (6.0) /21, 29 (8.0) 24, 31 (10.0) Full open	135	RX	
7.0, 8.0, 9.0, 10.0	9.0 (7.0, 8.0) 11.0 (9.0, 10.0)	17, 27, 37, 57 (7.0, 8.0) 25, 37, 57 (9.0, 10.0)	75, 135	OTW	
6.0, *7.0, 8.0, *9.0, *10.0, *12.0	←	40, 60, *80, *100, *120	75, *120	OTW	*7mm,9mm径shaft長75cmのみ. *9mm,10mm径sizeは120mm長Stentなし. *10mm径120cm shaftは80,100mm長Stentはなし. *12mm径sizeは40mm, 60mmStent長のみ.
4.0, 5.0, 6.0, 7.0	6.0 (4.0, 5.0) 7.0 (6.0) 8.0 (7.0)	15, 19 (4.0, 5.0, 7.0) 14, 18 (6.0)	150	RX	
2.25-4.00	3.25 (2.25-2.5) 3.75 (2.75-3.0) 4.50 (3.5-4.0)	8, 12, 15, 18, 23, 28 33 (3.0, 3.5, 4.0)	143	RX	
6.0, 7.0, 8.0, 9.0, 10.0	8.0 (6.0, 7.0) 11.0 (8.0, 9.0, 10.0)	*19, 29, 39	80, *135	OTW	*6mm径 size は 19mm長 Stent なし. *6mm径 size は shaft長 80cm のみ.
7.0, 8.0, *9.0, 10.0	←	30, 40, 60, 80, *100	80, *135	OTW	*9mm径 shaft長は 80cm のみ. *9mm径 size は 30mm, 100mm長 Stent なし.
*6.0, 7.0, 8.0, 9.0, 10.0	←	*20, 30, 40	135	RX	*6mm径 size は 20, 30mm長 Stent のみ. *20mm長は 6mm径 Stent のみ.
6.0, 7.0, 8.0, *9.0, *10.0	←	*30, 40, 60, *80, *100	80, 120	OTW	*30mm長は8mm, 10mm径のみで80cm shaft長しかない. *9mm, 10mm径 Stent は40, 60mm長しかない.
6.0, 8, 0	9.0 (Medium) 12.0 (Large)	20, 30, 39 (Medium) 18, 30 (Large)	80	OTW	
4.0-6.0	5.0 (4.0) 7.5 (5.0-6.0)	*12, 15, 18	142	RX	*12mm長は4mm径なし.

メーカー	商品名	Stent	Stent material	Indicated Use	Guide catheter compatibility	Introducer Size (Fr)	Endhole (inch)
Bard Peripheral Vascular	E·LUMINEXX	Self-Expandig	Nitinol	Iliac	0.088" (8Fr) ～	6	0.035
Medtronic	PROTÉGÉ RX	Self-Expandig	Nitinol	Carotid	0.078" (7Fr) ～	6	0.014
	Integrity	Balloon-Expandable	Cobalt-Nickel-Chromium-Molybdenum Alloy	Coronary	0.056" (5Fr) ～	-	0.014
	Protégé GPS	Self-Expandig	Nitinol	Iliac	0.088" (8Fr) ～	6	0.035
GoodMan	Vival	Balloon-Expandable	Cobalt Chromium Alloy	Coronary	0.056" (5Fr) ～	-	0.014
Terumo	Kaname	Balloon-Expandable	Cobalt Chromium Alloy L605	Coronary	0.056" (5Fr) ～	-	0.014
Cook	Zilver 635	Self-Expandig	Nitinol	Iliac	0.088" (8Fr) ～	6	0.035
	Zilver 518	Self-Expandig	Nitinol	Iliac	0.078" (7Fr) ～	5	0.018
KANEKA	KANEKA CO-R1	Balloon-Expandable	Cobalt Chromium Alloy	Coronary	0.056" (5Fr) ～	-	0.014

頭蓋内血管の血管形成術 — Side Note ⑦ 頭頸部でオフラベル使用されるステント

Stent size Variation (mm)	Maximum expansion diameter (mm)	Stent length Variation (mm)	Delivery System Length (cm)	Delivery System	*Comments
7.0, 8.0, *9.0, 10.0, *12.0	←	30, 40, 60, 80, 100, *120	80, 135	OTW	*9mm 径 shaft 長は 80cmのみ. *9, 10, 12mm 径 size は 120mm 長 Stent な し. *12mm 径 size すべて 100mm 長 Stent なし. *12mm 径 135cm shaft は 30, 80mm 長 Stent はなし.
8.0-10.0 8.0-6.0 (Tapered) 10.0-7.0 (Tapered)	←	40, 60 30, 40	135	RX	
2.25-4.00	3.5 (2.25-2.75) 5.0 (3.0-4.0)	8, 12, 14, 18, 22, 26 (2.25-2.75) 9, 12, 15, 18, 22, 26, 30 (3.0-4.0)	135	RX	
9.0, 10.0, 12.0	←	20, 30, 40, 60, 80	80, 120	OTW	
3.0-4.0	4.5	12, 15, 18, 21	140	RX	
3.0-4.0	3.5 (3.0) 4.5 (3.5-4.0)	9, 12, 15, 18, 24, 28	144	RX	
6-10.0	←	20, 30, 40, 60, 80	80, 125	OTW	
6-10.0	←	20, 30, 40, 60, 80	80, 125	OTW	
3.0-4.0	3.5 (3.0) 4.0 (3.5) 4.5 (4.0)	14, 19, 24	140	RX	

改訂 2 版 「超」入門 脳血管内治療　305

WEB動画の視聴方法

Webサイトで各項目に関連した手術動画が視聴できます．
PC（Windows / Macintosh），iPad / iPhone，Android端末からご覧いただけます．

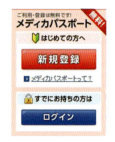

①メディカ出版ホームページにアクセスしてください．
　https://www.medica.co.jp/

②ログインします．
　※メディカパスポートを取得されていない方は，「はじめての方
　　へ/新規登録」（登録無料）からお進みください．

③『改訂2版「超」入門 脳血管内治療』の紹介ページ（https://www.medica.co.jp/
　catalog/book/7114）を開き，下記のバナーをクリックします（URLを入力していた
　だくか，キーワード検索で商品名を検索し，本書紹介ページを開いてください）．

④「動画ライブラリ」ページに移動します．見たい動画の「ロック解除キー入力」ボタン
　を押すと，ロック解除キーの入力画面が出ます．
　　下の銀色の部分を削ると，ロック解除キーが出てきます．入力画面にロック解除キーを
　入力して，送信ボタンを押してください．本書の動画コンテンツのロックが解除されま
　す（ロック解除キーボタンはログイン時のみ表示されます）．

ロック解除キー

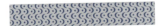
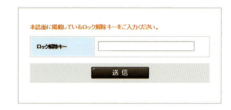

＊Webサイトのロック解除キーは本書発行日（最新のもの）より3年間有効です．
　有効期間終了後，本サービスは読者に通知なく休止もしくは廃止する場合があります．
＊サービスの対象は，本書をご購入いただいた方のみとします．メディカパスポートに登録した後，視聴い
　ただけるシステムです．
＊視聴した動画をもとに作成・アレンジされた個々の制作物の正確性・内容につきましては，当社は一切責
　任を負いません．
＊データやロック解除キーを第三者へ再配布することや，商用利用（販売を目的とする宣伝広告のための，
　ダイレクトメール，チラシ，カタログ，パンフレットなどの印刷物への利用）はできません．

索　引

数字

3段（同軸）システム ■24, 229
5MAX ACE ■108, 110
8面モニター ■10

A

Acom ■129
ACT ■13, 258
　　——モニター ■13
ADAPT ■73
Amplatz Extra-Stiff ■64, 272
Angioguard ■259
Angioseal ■36
ASAHI CHIKAI ■121
　　—— Black ■230
ASPECTS ■46
ATBI ■67
Aviator ■108, 110
AVM ■190, 191, 203, 216
　　——塞栓術 ■190, 203, 216
Axcelguide ■42
Axium ■167, 186

B

BA occlusion ■133
balloon herniation ■100
balloon occlusion test ■117, 160
balloon protection ■264
Baltacci ■44, 108, 110
Barricade ■91, 223
BA-SCA ■74
BOT ■117, 160
Brite Tip ■38
Buddy wire ■281, 283
　　—— technique ■283

C

Carnelian ■44
carotid artery stenting ■257
carotid endarterectomy ■257
Carotid Guardwire ■264, 267
Carotid WALLSTENT ■108, 110, 258, 259
CAS ■257, 258, 271, 283
cavernous sinus ■225

　　—— dAVF ■226
CBCT ■124, 134
CEA ■257, 281
CELLO ■16, 40, 113
Cerulean ■40, 108, 110, 112, 139
Chaperon ■38
CKD ■258
closed-cell stent ■260
Cognard type II ■233
cone beam CT ■124, 134
　　——の造影剤濃度 ■159
CS ■225, 237
CTA ■72
CX NeuroEBU ■38

D

DAC ■40, 73
dAVF ■225, 237
DELTAFILL ■90
DELTAXSFT ■90
Destination ■42
DMSO ■190, 213
dry aspiration ■18
dural arteriovenous fistula ■225
DWI-ASPECTS ■46

E

Echelon ■44
ED ■91
endosaccular embolization ■160
endovascular trapping ■160
ENT ■52
Enterprise（VRD）■115, 117, 133
　　——のサイズ選択 ■119
　　——の誘導 ■122
　　——描出 ■134
　　—— 2 ■115, 116, 136, 159
ENVOY ■38, 112
EVOH ■190, 213
Excelsior ■44, 108, 110
　　—— SL-10 ■183, 230, 235, 293

F

falcotentorial junction部dAVF ■243
feederの近位閉塞 ■206, 207
FilterWire（EZ）■258, 259, 260,

277
　　——誘導困難症例 ■281
fistulous feeder ■211, 215
flow diverter ■169
flow restoration ■51
FlowGate ■40
four hands method ■34
FRED ■159
FUBUKI ■38, 40m 113, 114
　　—— Dilator Kit ■42

G

Galaxy ■167
Gateway ■68, 108, 110
GDC ■89
　　—— 18 ■167
GTワイヤー ■230, 235
GUARDWIRE ■108, 110, 264
Guider Softip ■38

H

half-jailing technique ■115
Headway ■44, 108, 110
　　—— 17 ■139
　　—— 21 ■153
high-flow feeder ■207
horizontal stenting ■115, 138
HydroCoil ■167
HydroFill ■90
HydroFrame ■90
HydroSoft ■90
HyperForm ■76, 93, 100, 101, 108, 110
HyperGlide ■93, 101, 108, 110

I

IC ■53, 281
　　—— terminal ■100
　　—— -Pcom ■134
immediate flow restoration ■55
Integrity ■108, 110
internal trapping ■160
isolated sinus ■233

J

jailing technique ■115, 121, 132

改訂2版「超」入門 脳血管内治療　307

Jカーブ■93, 293

L

LAUNCHER■38, 113, 114
lesion cross■68
Lipiodol■203
LVIS■136, 177
——Jr■115, 136, 139, 159
——（Blue）■136, 151, 159

M

Magic■44, 108, 110
Marathon■44, 108, 110, 193, 223, 250
Marksman■44, 108, 110, 172, 183
MicroPlex■167
MICRUSFRAME■90, 156
MOMA Ultra■271, 272
MRIプラークイメージング■269

N

Navien■28, 40, 172, 183
NBCA■203, 205, 211, 212, 214, 240
——濃度■204, 206
NEURODEO■44
NeuroEBU■26, 27, 64
Neuroform Atlas■115, 136, 144, 157
nidus閉塞■207, 208
NIHSS■46

O

Onyx■190, 212, 213, 214, 215, 219
——TAEに適した血管■256
——の種類■190
——を用いたTAE■248
open-cell stent■260
OPTIMO■16, 40, 64, 113, 114, 293
Orbit GALAXY■90

P

PALMAZ（stent）■108, 110, 268
PAO■160
paraclinoid ICA■92, 117
parent artery occlusion■160
pause technique■213
Penumbra■73
PenumbraCoil400■91

petrosquamous branch■256
Pipeline（Flex）■159, 169, 183
——展開時の押しすぎ■188
——展開時の引きすぎ■188
——の展開■175, 180
——のリシース■175
plug and push technique■191, 213
PowerFlex■108, 110
PRECISE■108, 110, 259, 260
pressure cooker technique■216, 223, 250
Prowler SELECT■44, 108, 110
——Plus■116, 121
proximal balloon■281
proximal protection■271
PTA■68, 277
push & pull■137
PX SLIM■44

R

Radifocus■64, 293
RapidTransit■108, 110
Rebar■44, 66, 67, 108, 110
Renegade■44, 108, 110
RESTAR■44
REVIVE■72
ROADMASTER■38, 113, 114
rough packing■160

S

Scepter■93, 107, 108, 110, 217, 222, 223
shaping■33
SHOURYU■108, 110
SHUDEN■108, 110
Shuttle Sheath■114
side-wall type■100
Slim Guide■38, 112
SMART■91, 108, 110
Solitaire■55, 72
——の展開■50
Spider■277
SR機構■88
Sterling■108, 110
stump処理■167

T

TACTICS■44, 108, 110

TAE■216, 233, 237
——，TVEの前処置としての■237
——，根治を狙う■237
——の注意点■242
——の適応■237
——の役割■237
Target■83, 89
——soft■167
terminal type■100, 129
test inflation■16
test occlusion■94
tight packing■160
t-PA静注療法■46
Tracker■108, 110
traction and release法■200
transarterial embolization■216, 233
trans-cell technique■115, 121
TransForm■107, 108, 110
Transit■44
transvenous embolization■225
Traxcess■66, 67, 235, 293
Trevo■72
TS junction部dAVF■233
tunnnel view■119
TVE■225, 237
——の注意点■242
two hands■137
——method■34

V

VA-PICA■81
VA動脈瘤■161
VerifyNow■13, 19, 189
VFC■90

W

Wingspan■289
——ステントシステム■289
——ステントシステムのプレパレーション■301
working angle■81, 94, 118

あ

アコーディオン現象■262
アシストテクニック■75, 106
アスピリン■19, 189
アンシース■137

アンラベル現象■98

い

意識障害■46
一次コイル径■87
院内プロトコール■72

え

エクスチェンジ法■26, 27, 66
遠位塞栓症の予防■301

お

大型動脈瘤■132

か

ガード付きトレイ■12
ガイディングカテーテル■15, 24, 38, 57, 108, 112
　――の選択■39
　――誘導■24, 25, 26, 27
ガイディングシース■38, 42
ガイドワイヤー■93
　――先行■76
　――のshaping■77
海綿静脈洞■225
　――部dAVF■226, 238
　――部硬膜動静脈瘻■225, 226, 237
　――部内頚動脈瘤■169
活性化凝固時間■13, 258
　――モニター■13
カテーテル■20
　――抜去の方法■200
眼動脈■117

き

機械的血栓回収術■46
キックバック■79
　――現象■88
急性期脳梗塞■46
狭窄病変■293
狭窄率■291
金属被覆率■188

く

クロピドグレル■19, 189

け

経静脈的塞栓術■225
頚動脈エコー■72
頚動脈狭窄症■257, 271
頚動脈ステント留置術■257, 271
頚動脈内膜剥離術■257
血管形成術■289
血管塞栓症■161
血管破裂■300
血管攣縮■200
血栓の近位端■54

こ

コイル■87
　――選択■83, 167
　――の特性■87
　――の巻き直し■97
　――ループ■125
高位穿刺■20, 21
　――による合併症■21
抗凝固療法■189
抗血小板薬■19
　――管理■189
高濃度NBCA■215
硬膜動静脈瘻■225, 237, 248
孔密度■188

さ

再開通■46
採血■72
再挿入■103
撮影条件■11

し

シースイントロデューサ■20
シース挿入■20
止血■20
　――デバイス■36
システムプッシュ■137
システムプル■137
「時短」のために■72
室内照明■9
シャトル-SLフレクサートーイボーストサイドアームシースセット■42
シャトルシース■288
シャントの同定■232

シャントポイント同定のコツ■254
周術期管理■161
術者テーブル■12
術中破裂■133
小径，末梢feeder■215
勝負血管■191, 205, 243, 244
　――の条件■244
上腕動脈アプローチ■285
シロスタゾール■19, 189
真腔の確保■293
シンプルテクニック■75, 84, 82

す

頭蓋底部内頚動脈閉塞症■62
頭蓋内血管■289
頭蓋内ステント留置術■289
スチームシェイプ■17
ステント■19, 115, 302
　――アシストテクニック■106, 115, 136
　――外ループ■128
　――内血栓に対する処置■299
　――内へのコイル逸脱■133
　――内ループ■128
　――留置部位■120
　――レトリーバー■72
スネアワイヤー■200
スリーブ反転■174

せ

正常血管径■291
セットアップ■9
前交通動脈■129
　――分岐部動脈瘤■144
穿刺■20
全身麻酔■75

そ

造影剤■14
素線径■188

た

大腿動脈■21
　――穿刺■49
ダブルカテーテル■112, 223
　――テクニック■106, 107
ダブルバルーンアシストテクニック■106

タンタル粒子■190, 213

ち

中間カテーテル■38, 40, 73
中硬膜動脈■256
中大脳動脈閉塞症■46
直線状，大径feeder■215
直達手術■168

つ

椎骨動脈−後下小脳動脈■81
椎骨動脈瘤■161
椎骨脳底動脈閉塞症■57
低位穿刺■20, 21
低濃度NBCA■215

て

デバイスプロトコール■58
デリバリーワイヤー■88
テント部dAVF■248

と

道具テーブル■12
頭頚部でオフラベル使用されるステント■302
同軸システム■16, 24, 25, 26
透視条件■11
透視録画装置■11

な

内頚動脈終末部■100
　　──動脈瘤■138
内頚動脈錐体部高度狭窄■290
内頚動脈閉塞症■53
内頚動脈傍鞍部■92, 117
　　──動脈瘤■135
内頚動脈瘤■169, 181

に

二次コイル径■87

ね

ネック径■169

の

脳血管内治療■9

脳主幹動脈■46
脳卒中搬入時プロトコール■47
脳底動脈−上小脳動脈■74
　　──分岐部動脈瘤■150
脳底動脈分岐部動脈瘤■134
脳動静脈奇形■190, 203, 216
脳動脈瘤コイル塞栓術■74

は

バルーンアシスト■101, 104
　　──テクニック■92, 105, 106
バルーンガイディングカテーテル■16
バルーンカテーテル■18
　　──のtrouble shooting■99
バルーンシリンジ■92
バルーン付きガイディングカテーテル■38, 40

ひ

ヒートガン■17, 240
非勝負血管■244
表面加工■88
表面被覆率■188

ふ

ファーストデバイス■72
不整形瘤■95
フットペダル■11
プラスグレル■19, 189
プレドニゾロン■187
フローガイドカテーテル■193
フローダイバータ■169
　　──術後管理■189
　　──留置が難しいケース■170

へ

閉塞病変■293
経動脈的塞栓術■216, 233, 237
ヘパリン化■13, 286
ヘパリン加生理食塩水■13
ヘパリン生食灌流ライン■14
片麻痺■46

ほ

傍鞍部内頚動脈瘤■181

母血管径■169
母血管閉塞術■160, 161, 167, 168

ま

マイクロガイドワイヤー■32
マイクロカテーテル■17, 44, 108
　　──操作■32
　　──のrepositioning■103
　　──の位置■132
　　──の選択■45
　　──誘導■32
マイクロカテーテル誘導■76
マイクロバルーン■17
マルチレイアウトモニター■10
慢性腎臓病■258
マンドレル■274

み

見えている敵■293
見えない敵■293

も

モニター■9, 10
モノレールカテーテル■35
モノレールバルーンカテーテル■35

ゆ

有孔率■188
誘導と留置■115

ら

ラピッドエクスチェンジ■35

り

離脱機構■88
離脱コイルの親血管への逸脱■104
リピオドール■203, 212
　　──の粘性■240
瘤内塞栓術■160

わ

ワイドネック■92
ワイヤープッシュ■137

著者紹介

石井　暁（いしい　あきら）

京都大学大学院医学研究科脳神経外科講師

＜略　歴＞

1971（昭和 46）年 3 月 7 日生まれ

1989 年　　　福岡県立東筑高等学校卒業

1996 年　　　京都大学医学部卒業

1996 〜 1997 年 京都大学脳神経外科研修医

1997 〜 2000 年 倉敷中央病院脳神経外科医員

2000 〜 2004 年 京都大学大学院医学研究科博士課程

2004 〜 2006 年 Adjunct Assistant professor, Division of interventional neuroradiology,
　　　　　　　Department of radiology, UCLA medical center

2006 〜 2007 年 神戸市立医療センター中央市民病院脳神経外科副医長

2007 〜 2013 年 京都大学大学院医学研究科脳神経外科助教

2013 〜 2014 年 康生会武田病院脳神経外科部長

2014 〜 2015 年 京都大学大学院医学研究科脳神経外科助教

2015 〜 2016 年 小倉記念病院脳神経外科主任部長

2016 年〜　　　京都大学大学院医学研究科脳神経外科講師（現職）

第 36 回 NPO 法人日本脳神経血管内治療学会学術総会会長
（2020 年 11 月 19 日〜 21 日）

改訂2版「超」入門 脳血管内治療
—Dr. 石井 × Dr. 坂井の実況解説動画付き！35本・100分収載（WEB）

2012年 5 月10日発行　第 1 版第 1 刷
2015年 2 月10日発行　第 1 版第 4 刷
2018年 4 月 5 日発行　第 2 版第 1 刷
2019年11月10日発行　第 2 版第 3 刷

監　修　坂井 信幸

著　者　石井 暁

発行者　長谷川 素美

発行所　株式会社メディカ出版
　　　　〒532-8588
　　　　大阪市淀川区宮原 3 - 4 - 30
　　　　ニッセイ新大阪ビル16F
　　　　http://www.medica.co.jp/

編集担当　岡 哲也

装　　幀　株式会社くとうてん

本文イラスト　西出 滋・福井典子・谷村圭吾

動画編集　ブレインフィールズ

印刷・製本　株式会社廣済堂

© Akira ISHII, 2018

本書の複製権・翻訳権・翻案権・上映権・譲渡権・公衆送信権（送信可能化権を含む）は、（株）メディカ出版が保有します。

ISBN978-4-8404-6490-1　　　　　　　　　　　Printed and bound in Japan

当社出版物に関する各種お問い合わせ先（受付時間：平日 9：00～17：00）
●編集内容については、編集局 06-6398-5048
●ご注文・不良品（乱丁・落丁）については、お客様センター 0120-276-591
●付属の CD-ROM、DVD、ダウンロードの動作不具合などについては、デジタル助っ人サービス 0120-276-592

主要ガイディングカテーテル別ダブルカテーテル適合表

Y Guiding Catheter (J & J Codman) ID：0.070inch

Guide Guiding Catheter (Medikit) ID：0.072inch
Japan DD6 (Medikit) ID：0.072inch

MASTER Guiding Catheter (GOODMAN) ID：0.080inch

● 7 Fr LAUNCHER Guiding Catheter (Medtronic) ID：0.081inch
● 7 Fr FUBUKI (Asahi Intecc) ID：0.081inch

	Excelsior SL-10 Headway 17	Excelsior 1018	Echelon 10 HeadwayDuo	Prowler SELECT Plus	Marathon	Scepter TransForm	Cerulean 4F	TACTICS
Excelsior SL-10 Headway 17		◎	◎	◎	◎	◎	×	◎
Excelsior 1018	◎		◎	◎	◎	◎	×	◎
Echelon 10 HeadwayDuo	◎	◎		◎	◎	◎	×	○
Prowler SELECT Plus	◎	◎	◎		◎	◎	△	×
Marathon	◎	◎	◎	◎		◎	×	×
Scepter TransForm	◎	◎	◎	◎	◎		×	×
Cerulean 4F	×	×	×	△	×	×		×
TACTICS	◎	◎	○	×	×	×	×	

● 8 Fr OPTIMO Balloon Guiding Catheter (T·M·P) ID：0.083inch

	Excelsior SL-10 Headway 17	Excelsior 1018	Echelon 10 HeadwayDuo	Prowler SELECT Plus	Marathon	Scepter TransForm	Cerulean 4F	TACTICS
Excelsior SL-10 Headway 17		◎	◎	◎	◎	◎	×	◎
Excelsior 1018	◎		◎	◎	◎	◎	×	◎
Echelon 10 HeadwayDuo	◎	◎		◎	◎	◎	×	◎
Prowler SELECT Plus	◎	◎	◎		◎	◎	△	×
Marathon	◎	◎	◎	◎		◎	×	×
Scepter TransForm	◎	◎	◎	◎	◎		×	×
Cerulean 4F	×	×	×	△	×	×		△
TACTICS	◎	◎	◎	×	×	×	△	

● 7 Fr CELLO Balloon Guiding Catheter (Fuji Systems) ID：0.067inch
● 7 Fr OPTIMO Balloon Guiding Catheter (T·M·P) ID：0.067inch

	Excelsior SL-10 Headway 17	Excelsior 1018	Echelon 10 HeadwayDuo	Prowler SELECT Plus	Marathon	Scepter TransForm	Cerulean 4F	TACTICS
Excelsior SL-10 Headway 17		△	◎	×	×	×	×	×
Excelsior 1018	△		×	×	×	×	×	×
Echelon 10 HeadwayDuo	○	×		○	◎	○	×	×
Prowler SELECT Plus	×	×	○		×	×	×	×
Marathon	×	×	◎	×		○	×	×
Scepter TransForm	×	×	○	×	○		×	×
Cerulean 4F	×	×	×	×	×	×		×
TACTICS	×	×	×	×	×	×	×	

● 7 Fr Shuttle Sheath (COOK) ID：0.100inch

	Excelsior SL-10 Headway 17	Excelsior 1018	Echelon 10 HeadwayDuo	Prowler SELECT Plus	Marathon	Scepter TransForm	Cerulean 4F	TACTICS
Excelsior SL-10 Headway 17		◎	◎	◎	◎	◎	◎	◎
Excelsior 1018	◎		◎	◎	◎	◎	◎	◎
Echelon 10 HeadwayDuo	◎	◎		◎	◎	◎	◎	◎
Prowler SELECT Plus	◎	◎	◎		◎	◎	◎	◎
Marathon	◎	◎	◎	◎		◎	◎	◎
Scepter TransForm	◎	◎	◎	◎	◎		◎	◎
Cerulean 4F	◎	◎	◎	◎	◎	◎		×
TACTICS	◎	◎	◎	◎	◎	◎	×	

● 8 Fr LAUNCHER Guiding Catheter (Medtronic) ID：0.090inch
● 8 Fr ROADMASTER Guiding Catheter (GOODMAN) ID：0.090inch
● 8 Fr FUBUKI (Asahi Intecc) ID：0.090inch

	Excelsior SL-10 Headway 17	Excelsior 1018	Echelon 10 HeadwayDuo	Prowler SELECT Plus	Marathon	Scepter TransForm	Cerulean 4F	TACTICS
Excelsior SL-10 Headway 17		◎	◎	◎	◎	◎	◎	◎
Excelsior 1018	◎		◎	◎	◎	◎	×	◎
Echelon 10 HeadwayDuo	◎	◎		◎	◎	◎	×	◎
Prowler SELECT Plus	◎	◎	◎		◎	◎	×	◎
Marathon	◎	◎	◎	◎		◎	×	○
Scepter TransForm	◎	◎	◎	◎	◎		×	△
Cerulean 4F	◎	×	×	×	×	×		×
TACTICS	◎	◎	◎	◎	○	△	×	

● MASTER Guiding Catheter (GOODMAN) ID：0.080inch

	Excelsior SL-10 Headway 17	Excelsior 1018	Echelon 10 HeadwayDuo	Prowler SELECT Plus	Marathon	Scepter TransForm	Cerulean 4F	TACTICS
Excelsior SL-10 Headway 17	◎	◎	◎	◎	◎	◎	◎	◎
Excelsior 1018	◎	◎	◎	◎	◎	◎	◎	◎
Echelon 10 HeadwayDuo	◎	◎	◎	◎	◎	◎	◎	◎
Prowler SELECT Plus	◎	◎	◎	◎	◎	◎	◎	◎
Marathon	◎	◎	◎	◎	◎	◎	◎	◎
Scepter TransForm	◎	◎	◎	◎	◎	◎	◎	◎
Cerulean 4F	◎	◎	◎	◎	◎	◎	×	×
TACTICS	◎	◎	◎	◎	◎	◎	×	◎

◎推奨，○可，×不可

改訂2版「超」入門 脳血管内治療 © Akira ISHII, 2018

ガイディングカテーテル・マイクロカテーテルプロファイル表 (1)

※1Fr=0.0131inch

マイクロカテーテル	最大外径	4Fr FUBUKI Dilator Kit ID:0.071	5Fr Envoy ID:0.056	5Fr Launcher ID:0.058	5Fr Chaperon ID:0.059	5Fr Shuttle Sheath ID:0.074	6Fr Envoy ID:0.070	6Fr ROADMASTER ID:0.071	6Fr Launcher ID:0.071	6Fr Chaperon ID:0.071	6Fr Slim Guide Cerulean DD6 ID:0.072	6Fr Shuttle Sheath ID:0.087	6Fr FUBUKI Dilator Kit ID:0.090	6Fr OPTIMO ID:0.051	6Fr CELLO ID:0.051
(~2.1Fr)	2.1Fr	+3.2Fr	+2.1Fr	+2.2Fr	+2.3Fr	+3.4Fr	+3.1Fr	+3.2Fr	+3.2Fr	+3.2Fr	+3.3Fr	+4.4Fr	+4.7Fr	+1.7Fr	+1.7Fr
(1.7-2.4Fr)	2.4Fr	+2.9Fr	+1.8Fr	+1.9Fr	+2.0Fr	+3.1Fr	+2.8Fr	+2.9Fr	+2.9Fr	+2.9Fr	+3.0Fr	+4.1Fr	+4.4Fr	+1.4Fr	+1.4Fr
(~2.1Fr)	2.1Fr	+3.2Fr	+2.1Fr	+2.2Fr	+2.3Fr	+3.4Fr	+3.1Fr	+3.2Fr	+3.2Fr	+3.2Fr	+3.3Fr	+4.4Fr	+4.7Fr	+1.7Fr	+1.7Fr
(~2.4Fr)	2.4Fr	+2.9Fr	+1.8Fr	+1.9Fr	+2.0Fr	+3.1Fr	+2.8Fr	+2.9Fr	+2.9Fr	+2.9Fr	+3.0Fr	+4.1Fr	+4.4Fr	+1.4Fr	+1.4Fr
(~2.4Fr)	2.4Fr	+2.9Fr	+1.8Fr	+1.9Fr	+2.0Fr	+3.1Fr	+2.8Fr	+2.9Fr	+2.9Fr	+2.9Fr	+3.0Fr	+4.1Fr	+4.4Fr	+1.4Fr	+1.4Fr
(1.9-2.4Fr)	2.4Fr	+2.9Fr	+1.8Fr	+1.9Fr	+2.0Fr	+3.1Fr	+2.8Fr	+2.9Fr	+2.9Fr	+2.9Fr	+3.0Fr	+4.1Fr	+4.4Fr	+1.4Fr	+1.4Fr
LP (1.9-2.4Fr)	2.3Fr	+3.0Fr	+1.9Fr	+2.0Fr	+2.1Fr	+3.2Fr	+2.9Fr	+3.0Fr	+3.0Fr	+3.0Fr	+3.1Fr	+4.2Fr	+4.5Fr	+1.5Fr	+1.5Fr
Plus (2.3-2.8Fr)	2.8Fr	+2.5Fr	+1.4Fr	+1.5Fr	+1.6Fr	+2.7Fr	+2.4Fr	+2.5Fr	+2.5Fr	+2.5Fr	+2.6Fr	+3.7Fr	+4.0Fr	+1.0Fr	+1.0Fr
(~3.0Fr)	3.0Fr	+2.3Fr	+1.2Fr	+1.3Fr	+1.4Fr	+2.5Fr	+2.2Fr	+2.3Fr	+2.3Fr	+2.3Fr	+2.4Fr	+3.5Fr	+3.8Fr	+0.8Fr	+0.8Fr
(2.0-2.6Fr)	2.6Fr	+2.7Fr	+1.6Fr	+1.7Fr	+1.8Fr	+2.9Fr	+2.6Fr	+2.7Fr	+2.7Fr	+2.7Fr	+2.8Fr	+3.9Fr	+4.2Fr	+1.2Fr	+1.2Fr
(2.0-2.5Fr)	2.5Fr	+2.8Fr	+1.7Fr	+1.8Fr	+1.9Fr	+3.0Fr	+2.7Fr	+2.8Fr	+2.8Fr	+2.8Fr	+2.9Fr	+4.0Fr	+4.3Fr	+1.3Fr	+1.3Fr
(2.8Fr)	2.8Fr	+2.5Fr	+1.4Fr	+1.5Fr	+1.6Fr	+2.7Fr	+2.4Fr	+2.5Fr	+2.5Fr	+2.5Fr	+2.6Fr	+3.7Fr	+4.0Fr	+1.0Fr	+1.0Fr
(2.8Fr)	2.8Fr	+2.5Fr	+1.4Fr	+1.5Fr	+1.6Fr	+2.7Fr	+2.4Fr	+2.5Fr	+2.5Fr	+2.5Fr	+2.6Fr	+3.7Fr	+4.0Fr	+1.0Fr	+1.0Fr
(2.8Fr)	2.8Fr	+2.5Fr	+1.4Fr	+1.5Fr	+1.6Fr	+2.7Fr	+2.4Fr	+2.5Fr	+2.5Fr	+2.5Fr	+2.6Fr	+3.7Fr	+4.0Fr	+1.0Fr	+1.0Fr
(4.2Fr)	4.2Fr	+1.1Fr	-0.0Fr	+0.1Fr	+0.2Fr	+1.3Fr	+1.0Fr	+1.1Fr	+1.1Fr	+1.1Fr	+1.2Fr	+2.3Fr	+2.6Fr	-0.4Fr	-0.4Fr
(6.19Fr)	6.19Fr	-0.9Fr	-2.0Fr	-1.9Fr	-1.8Fr	-0.7Fr	-1.0Fr	-0.9Fr	-0.9Fr	-0.9Fr	-0.8Fr	+0.3Fr	+0.6Fr	-2.4Fr	-2.4Fr
(3.4Fr)	3.4Fr	+1.9Fr	+0.8Fr	+0.9Fr	+1.0Fr	+2.1Fr	+1.8Fr	+1.9Fr	+1.9Fr	+1.9Fr	+2.0Fr	+3.1Fr	+3.4Fr	+0.4Fr	+0.4Fr
(2.8Fr)	2.8Fr	+2.5Fr	+1.4Fr	+1.5Fr	+1.6Fr	+2.7Fr	+2.4Fr	+2.5Fr	+2.5Fr	+2.5Fr	+2.6Fr	+3.7Fr	+4.0Fr	+1.0Fr	+1.0Fr
(2.3-2.7Fr)	2.7Fr	+2.6Fr	+1.5Fr	+1.6Fr	+1.7Fr	+2.8Fr	+2.5Fr	+2.6Fr	+2.6Fr	+2.6Fr	+2.7Fr	+3.8Fr	+4.1Fr	+1.1Fr	+1.1Fr
(2.5-2.8Fr)	2.8Fr	+2.5Fr	+1.4Fr	+1.5Fr	+1.6Fr	+2.7Fr	+2.4Fr	+2.5Fr	+2.5Fr	+2.5Fr	+2.6Fr	+3.7Fr	+4.0Fr	+1.0Fr	+1.0Fr
(2.3Fr)	2.3Fr	+3.0Fr	+1.9Fr	+2.0Fr	+2.1Fr	+3.2Fr	+2.9Fr	+3.0Fr	+3.0Fr	+3.0Fr	+3.1Fr	+4.2Fr	+4.5Fr	+1.5Fr	+1.5Fr
(2.5/3.0/2.8Fr) (先行挿入)	3.0Fr	+2.3Fr	+1.2Fr	+1.3Fr	+1.4Fr	+2.5Fr	+2.2Fr	+2.3Fr	+2.3Fr	+2.3Fr	+2.4Fr	+3.5Fr	+3.8Fr	+0.8Fr	+0.8Fr
(2.8Fr)	2.8Fr	+2.5Fr	+1.4Fr	+1.5Fr	+1.6Fr	+2.7Fr	+2.4Fr	+2.5Fr	+2.5Fr	+2.5Fr	+2.6Fr	+3.7Fr	+4.0Fr	+1.0Fr	+1.0Fr
10 (2.7-2.8Fr)	2.8Fr	+2.5Fr	+1.4Fr	+1.5Fr	+1.6Fr	+2.7Fr	+2.4Fr	+2.5Fr	+2.5Fr	+2.5Fr	+2.6Fr	+3.7Fr	+4.0Fr	+1.0Fr	+1.0Fr
7 (2.7-2.8Fr)	2.8Fr	+2.5Fr	+1.4Fr	+1.5Fr	+1.6Fr	+2.7Fr	+2.4Fr	+2.5Fr	+2.5Fr	+2.5Fr	+2.6Fr	+3.7Fr	+4.0Fr	+1.0Fr	+1.0Fr
(2.2-2.7Fr)	2.7Fr	+2.6Fr	+1.5Fr	+1.6Fr	+1.7Fr	+2.8Fr	+2.5Fr	+2.6Fr	+2.6Fr	+2.6Fr	+2.7Fr	+3.8Fr	+4.1Fr	+1.1Fr	+1.1Fr
(2.2-2.7Fr)	2.7Fr	+2.6Fr	+1.5Fr	+1.6Fr	+1.7Fr	+2.8Fr	+2.5Fr	+2.6Fr	+2.6Fr	+2.6Fr	+2.7Fr	+3.8Fr	+4.1Fr	+1.1Fr	+1.1Fr
(2.1Fr)	2.1Fr	+3.2Fr	+2.1Fr	+2.2Fr	+2.3Fr	+3.4Fr	+3.1Fr	+3.2Fr	+3.2Fr	+3.2Fr	+3.3Fr	+4.4Fr	+4.7Fr	+1.7Fr	+1.7Fr
(4.0Fr)	4.0Fr	+1.3Fr	+0.2Fr	+0.3Fr	+0.4Fr	+1.5Fr	+1.2Fr	+1.3Fr	+1.3Fr	+1.3Fr	+1.4Fr	+2.5Fr	+2.8Fr	-0.2Fr	-0.2Fr
(5.0Fr)	5.0Fr	+0.3Fr	-0.8Fr	-0.7Fr	-0.6Fr	+0.5Fr	+0.2Fr	+0.3Fr	+0.3Fr	+0.3Fr	+0.4Fr	+1.5Fr	+1.8Fr	-1.2Fr	-1.2Fr
(5.0Fr)	5.0Fr	+0.3Fr	-0.8Fr	-0.7Fr	-0.6Fr	+0.5Fr	+0.2Fr	+0.3Fr	+0.3Fr	+0.3Fr	+0.4Fr	+1.5Fr	+1.8Fr	-1.2Fr	-1.2Fr
(2.6Fr)	2.6Fr	+2.7Fr	+1.6Fr	+1.7Fr	+1.8Fr	+2.9Fr	+2.6Fr	+2.7Fr	+2.7Fr	+2.7Fr	+2.8Fr	+3.9Fr	+4.2Fr	+1.2Fr	+1.2Fr
~8mm/2/3/4cm) (4.0Fr)	4.0Fr	+1.3Fr	+0.2Fr	+0.3Fr	+0.4Fr	+1.5Fr	+1.2Fr	+1.3Fr	+1.3Fr	+1.3Fr	+1.4Fr	+2.5Fr	+2.8Fr	-0.2Fr	-0.2Fr
(2~4mm) (2.6Fr)	2.6Fr	+2.7Fr	+1.6Fr	+1.7Fr	+1.8Fr	+2.9Fr	+2.6Fr	+2.7Fr	+2.7Fr	+2.7Fr	+2.8Fr	+3.9Fr	+4.2Fr	+1.2Fr	+1.2Fr
V (4~10mm) (5.0-6.0Fr)	6.0Fr	-0.7Fr	-1.8Fr	-1.7Fr	-1.6Fr	-0.5Fr	-0.8Fr	-0.7Fr	-0.7Fr	-0.7Fr	-0.6Fr	+0.5Fr	+0.8Fr	-2.2Fr	-2.2Fr
NT (8mm) (5.0Fr)	5.0Fr	+0.3Fr	-0.8Fr	-0.7Fr	-0.6Fr	+0.5Fr	+0.2Fr	+0.3Fr	+0.3Fr	+0.3Fr	+0.4Fr	+1.5Fr	+1.8Fr	-1.2Fr	-1.2Fr
NT (10mm) (5.9Fr)	5.9Fr	-0.6Fr	-1.7Fr	-1.6Fr	-1.5Fr	-0.4Fr	-0.7Fr	-0.6Fr	-0.6Fr	-0.6Fr	-0.5Fr	+0.6Fr	+0.9Fr	-2.1Fr	-2.1Fr
(6~8mm) (5.0Fr)	5.0Fr	+0.3Fr	-0.8Fr	-0.7Fr	-0.6Fr	+0.5Fr	+0.2Fr	+0.3Fr	+0.3Fr	+0.3Fr	+0.4Fr	+1.5Fr	+1.8Fr	-1.2Fr	-1.2Fr
(9~10mm) (6.0Fr)	6.0Fr	-0.7Fr	-1.8Fr	-1.7Fr	-1.6Fr	-0.5Fr	-0.8Fr	-0.7Fr	-0.7Fr	-0.7Fr	-0.6Fr	+0.5Fr	+0.8Fr	-2.2Fr	-2.2Fr
(4~6mm) (5.0Fr)	5.0Fr	+0.3Fr	-0.8Fr	-0.7Fr	-0.6Fr	+0.5Fr	+0.2Fr	+0.3Fr	+0.3Fr	+0.3Fr	+0.4Fr	+1.5Fr	+1.8Fr	-1.2Fr	-1.2Fr
5~10mm) (6.0Fr)	6.0Fr	-0.7Fr	-1.8Fr	-1.7Fr	-1.6Fr	-0.5Fr	-0.8Fr	-0.7Fr	-0.7Fr	-0.7Fr	-0.6Fr	+0.5Fr	+0.8Fr	-2.2Fr	-2.2Fr
MAX ACE (5.4-6.0Fr)	6.0Fr	-0.7Fr	-1.8Fr	-1.7Fr	-1.6Fr	-0.5Fr	-0.8Fr	-0.7Fr	-0.7Fr	-0.7Fr	-0.6Fr	+0.5Fr	+0.8Fr	-2.2Fr	-2.2Fr
(1.08Fr) -0.036) (先行挿入)	1.08Fr	+4.2Fr	+3.1Fr	+3.2Fr	+3.3Fr	+4.4Fr	+4.1Fr	+4.2Fr	+4.2Fr	+4.2Fr	+4.3Fr	+5.4Fr	+5.7Fr	+2.7Fr	+2.7Fr

〈凡例〉

ガイディングカテーテル		6Fr Envoy
デバイス名称（外径）	最大外径	ID:0.070
・・・・	・・・・	・・・・
Prowler SELECT LP (1.9-2.3Fr)	2.3Fr	+2.9Fr

例えば、6FrのEnvoyでProwler SELECT-LPを用いた場合、最大2.9Frが余裕があることになり、これより小さいデバイスを追加して挿入することができる。この場合、Prowler SELECT-LPを挿入すると、2.9Frの余裕があるので、Prowler SELECT Plus（2.8Fr）は挿入可能である。+/-0Frになると、かろうじて造影ができる程度となる。

改訂2版「超」入門 脳血管内治療　© Akira ISHII, 2018

ガイディングカテーテル・マイクロカテーテルプロファイル表 (2)

※1Fr=0.0131inch

ガイディングカテーテル 名称(外径)	最大外径	7Fr ROAD MASTER ID:0.080	7Fr Launcher ID:0.081	7Fr ENVOY ID:0.078	7Fr Shuttle Sheath ID:0.100	7Fr OPTIMO ID:0.067	7Fr CELLO ID:0.067	8Fr ROADMASTER ID:0.090	8Fr Launcher ID:0.090	8Fr Brite Tip ID:0.088	8Fr Shuttle Sheath ID:0.113	8Fr OPTIMO ID:0.083	8Fr CELLO LB ID:0.080	9Fr Brite Tip ID:0.098	9Fr OPTIMO ID:0.090	9Fr CELLO LB ID:0.090
-2.1Fr)	2.1Fr	+3.9Fr	+4.0Fr	+3.7Fr	+5.4Fr	+2.9Fr	+2.9Fr	+4.7Fr	+4.7Fr	+4.5Fr	+6.4Fr	+4.1Fr	+3.9Fr	+5.3Fr	+4.7Fr	+4.7Fr
.7-2.4Fr)	2.4Fr	+3.6Fr	+3.7Fr	+3.4Fr	+5.1Fr	+2.6Fr	+2.6Fr	+4.4Fr	+4.4Fr	+4.2Fr	+6.1Fr	+3.8Fr	+3.6Fr	+5.0Fr	+4.4Fr	+4.4Fr
.1Fr)	2.1Fr	+3.9Fr	+4.0Fr	+3.7Fr	+5.4Fr	+2.9Fr	+2.9Fr	+4.7Fr	+4.7Fr	+4.5Fr	+6.4Fr	+4.1Fr	+3.9Fr	+5.3Fr	+4.7Fr	+4.7Fr
-.4Fr)	2.4Fr	+3.6Fr	+3.7Fr	+3.4Fr	+5.1Fr	+2.6Fr	+2.6Fr	+4.4Fr	+4.4Fr	+4.2Fr	+6.1Fr	+3.8Fr	+3.6Fr	+5.0Fr	+4.4Fr	+4.4Fr
2.4Fr)	2.4Fr	+3.6Fr	+3.7Fr	+3.4Fr	+5.1Fr	+2.6Fr	+2.6Fr	+4.4Fr	+4.4Fr	+4.2Fr	+6.1Fr	+3.8Fr	+3.6Fr	+5.0Fr	+4.4Fr	+4.4Fr
(1.9-2.4Fr)	2.4Fr	+3.6Fr	+3.7Fr	+3.4Fr	+5.1Fr	+2.6Fr	+2.6Fr	+4.4Fr	+4.4Fr	+4.2Fr	+6.1Fr	+3.8Fr	+3.6Fr	+5.0Fr	+4.4Fr	+4.4Fr
2.4Fr)	2.4Fr	+3.6Fr	+3.7Fr	+3.4Fr	+5.1Fr	+2.6Fr	+2.6Fr	+4.4Fr	+4.4Fr	+4.2Fr	+6.1Fr	+3.8Fr	+3.6Fr	+5.0Fr	+4.4Fr	+4.4Fr
LP (1.9-2.3Fr)	2.3Fr	+3.7Fr	+3.8Fr	+3.5Fr	+5.2Fr	+2.7Fr	+2.7Fr	+4.5Fr	+4.5Fr	+4.3Fr	+6.2Fr	+3.9Fr	+3.7Fr	+5.1Fr	+4.5Fr	+4.5Fr
-0-2.6Fr)	2.6Fr	+3.4Fr	+3.5Fr	+3.2Fr	+4.9Fr	+2.4Fr	+2.4Fr	+4.2Fr	+4.2Fr	+4.0Fr	+5.9Fr	+3.6Fr	+3.4Fr	+4.8Fr	+4.2Fr	+4.2Fr
2.0-2.5Fr)	2.5Fr	+3.5Fr	+3.6Fr	+3.3Fr	+5.0Fr	+2.5Fr	+2.5Fr	+4.3Fr	+4.3Fr	+4.1Fr	+6.0Fr	+3.7Fr	+3.5Fr	+4.9Fr	+4.3Fr	+4.3Fr
2Fr)	2.7Fr	+3.3Fr	+3.4Fr	+3.1Fr	+4.8Fr	+2.3Fr	+2.3Fr	+4.1Fr	+4.1Fr	+3.9Fr	+5.8Fr	+3.5Fr	+3.3Fr	+4.7Fr	+4.1Fr	+4.1Fr
2.8Fr)	2.8Fr	+3.2Fr	+3.3Fr	+3.0Fr	+4.7Fr	+2.2Fr	+2.2Fr	+4.0Fr	+4.0Fr	+3.8Fr	+5.7Fr	+3.4Fr	+3.2Fr	+4.6Fr	+4.0Fr	+4.0Fr
Plus (2.3-2.8Fr)	2.8Fr	+3.2Fr	+3.3Fr	+3.0Fr	+4.7Fr	+2.2Fr	+2.2Fr	+4.0Fr	+4.0Fr	+3.8Fr	+5.7Fr	+3.4Fr	+3.2Fr	+4.6Fr	+4.0Fr	+4.0Fr
3.0Fr)	3.0Fr	+3.0Fr	+3.1Fr	+2.8Fr	+4.5Fr	+2.0Fr	+2.0Fr	+3.8Fr	+3.8Fr	+3.6Fr	+5.5Fr	+3.2Fr	+3.0Fr	+4.4Fr	+3.8Fr	+3.8Fr
3.2Fr)	3.2Fr	+2.8Fr	+2.9Fr	+2.6Fr	+4.3Fr	+1.8Fr	+1.8Fr	+3.6Fr	+3.6Fr	+3.4Fr	+5.3Fr	+3.0Fr	+2.8Fr	+4.2Fr	+3.6Fr	+3.6Fr
Fr)	3.4Fr	+2.6Fr	+2.7Fr	+2.4Fr	+4.1Fr	+1.6Fr	+1.6Fr	+3.4Fr	+3.4Fr	+3.2Fr	+5.1Fr	+2.8Fr	+2.6Fr	+4.0Fr	+3.4Fr	+3.4Fr
Fr)	4.2Fr	+1.8Fr	+1.9Fr	+1.6Fr	+3.3Fr	+0.8Fr	+0.8Fr	+2.6Fr	+2.6Fr	+2.4Fr	+4.3Fr	+2.0Fr	+1.8Fr	+3.2Fr	+2.6Fr	+2.6Fr
(6.19Fr)	6.19Fr	-0.2Fr	-0.1Fr	-0.3Fr	+1.3Fr	-1.2Fr	-1.2Fr	+0.6Fr	+0.6Fr	+0.4Fr	+2.3Fr	+0.0Fr	-0.2Fr	+1.2Fr	+0.6Fr	+0.6Fr
.2Fr)	3.4Fr	+2.6Fr	+2.7Fr	+2.4Fr	+4.1Fr	+1.6Fr	+1.6Fr	+3.4Fr	+3.4Fr	+3.2Fr	+5.1Fr	+2.8Fr	+2.6Fr	+4.0Fr	+3.4Fr	+3.4Fr
2.7Fr)	2.7Fr	+3.3Fr	+3.4Fr	+3.1Fr	+4.8Fr	+2.3Fr	+2.3Fr	+4.1Fr	+4.1Fr	+3.9Fr	+5.8Fr	+3.5Fr	+3.3Fr	+4.7Fr	+4.1Fr	+4.1Fr
7 (2.7-2.8Fr)	2.8Fr	+3.2Fr	+3.3Fr	+3.0Fr	+4.7Fr	+2.2Fr	+2.2Fr	+4.0Fr	+4.0Fr	+3.8Fr	+5.7Fr	+3.4Fr	+3.2Fr	+4.6Fr	+4.0Fr	+4.0Fr
-2.7Fr)	2.7Fr	+3.3Fr	+3.4Fr	+3.1Fr	+4.8Fr	+2.3Fr	+2.3Fr	+4.1Fr	+4.1Fr	+3.9Fr	+5.8Fr	+3.5Fr	+3.3Fr	+4.7Fr	+4.1Fr	+4.1Fr
2-2.7Fr)	2.7Fr	+3.3Fr	+3.4Fr	+3.1Fr	+4.8Fr	+2.3Fr	+2.3Fr	+4.1Fr	+4.1Fr	+3.9Fr	+5.8Fr	+3.5Fr	+3.3Fr	+4.7Fr	+4.1Fr	+4.1Fr
2.1Fr)	2.8Fr	+3.2Fr	+3.3Fr	+3.0Fr	+4.7Fr	+2.2Fr	+2.2Fr	+4.0Fr	+4.0Fr	+3.8Fr	+5.7Fr	+3.4Fr	+3.2Fr	+4.6Fr	+4.0Fr	+4.0Fr
.8Fr)	3.0Fr	+3.0Fr	+3.1Fr	+2.8Fr	+4.5Fr	+2.0Fr	+2.0Fr	+3.8Fr	+3.8Fr	+3.6Fr	+5.5Fr	+3.2Fr	+3.0Fr	+4.4Fr	+3.8Fr	+3.8Fr
(2.5-2.8Fr)	2.8Fr	+3.2Fr	+3.3Fr	+3.0Fr	+4.7Fr	+2.2Fr	+2.2Fr	+4.0Fr	+4.0Fr	+3.8Fr	+5.7Fr	+3.4Fr	+3.2Fr	+4.6Fr	+4.0Fr	+4.0Fr
5.3.0/2.8Fr) (先行挿入)	3.0Fr	+3.0Fr	+3.1Fr	+2.8Fr	+4.5Fr	+2.0Fr	+2.0Fr	+3.8Fr	+3.8Fr	+3.6Fr	+5.5Fr	+3.2Fr	+3.0Fr	+4.4Fr	+3.8Fr	+3.8Fr
.8Fr)	2.8Fr	+3.2Fr	+3.3Fr	+3.0Fr	+4.7Fr	+2.2Fr	+2.2Fr	+4.0Fr	+4.0Fr	+3.8Fr	+5.7Fr	+3.4Fr	+3.2Fr	+4.6Fr	+4.0Fr	+4.0Fr
) (2.7-2.8Fr)	2.8Fr	+3.2Fr	+3.3Fr	+3.0Fr	+4.7Fr	+2.2Fr	+2.2Fr	+4.0Fr	+4.0Fr	+3.8Fr	+5.7Fr	+3.4Fr	+3.2Fr	+4.6Fr	+4.0Fr	+4.0Fr
) (6.19Fr)	6.19Fr	-0.2Fr	-0.1Fr	-0.3Fr	+1.3Fr	-1.2Fr	-1.2Fr	+0.6Fr	+0.6Fr	+0.4Fr	+2.3Fr	+0.0Fr	-0.2Fr	+1.2Fr	+0.6Fr	+0.6Fr
.2Fr)	4.2Fr	+1.8Fr	+1.9Fr	+1.6Fr	+3.3Fr	+0.8Fr	+0.8Fr	+2.6Fr	+2.6Fr	+2.4Fr	+4.3Fr	+2.0Fr	+1.8Fr	+3.2Fr	+2.6Fr	+2.6Fr
(4.0Fr)	4.0Fr	+2.0Fr	+2.1Fr	+1.8Fr	+3.5Fr	+1.0Fr	+1.0Fr	+2.8Fr	+2.8Fr	+2.6Fr	+4.5Fr	+2.2Fr	+2.0Fr	+3.4Fr	+2.8Fr	+2.8Fr
T (8mm) (5.0Fr)	5.0Fr	+1.0Fr	+1.1Fr	+0.8Fr	+2.5Fr	+0.0Fr	+0.0Fr	+1.8Fr	+1.8Fr	+1.6Fr	+3.5Fr	+1.2Fr	+1.0Fr	+2.4Fr	+1.8Fr	+1.8Fr
UT (10mm) (5.9Fr)	5.9Fr	+0.1Fr	+0.2Fr	-0.1Fr	+1.6Fr	-0.9Fr	-0.9Fr	+0.9Fr	+0.9Fr	+0.7Fr	+2.6Fr	+0.3Fr	+0.1Fr	+1.5Fr	+0.9Fr	+0.9Fr
(6~8mm) (5.0Fr)	5.0Fr	+1.0Fr	+1.1Fr	+0.8Fr	+2.5Fr	+0.0Fr	+0.0Fr	+1.8Fr	+1.8Fr	+1.6Fr	+3.5Fr	+1.2Fr	+1.0Fr	+2.4Fr	+1.8Fr	+1.8Fr
(9~10mm) (5.0Fr)	5.0Fr	+1.0Fr	+1.1Fr	+0.8Fr	+2.5Fr	+0.0Fr	+0.0Fr	+1.8Fr	+1.8Fr	+1.6Fr	+3.5Fr	+1.2Fr	+1.0Fr	+2.4Fr	+1.8Fr	+1.8Fr
-8mm/2/3/4cm) (4.0Fr)	4.0Fr	+2.0Fr	+2.1Fr	+1.8Fr	+3.5Fr	+1.0Fr	+1.0Fr	+2.8Fr	+2.8Fr	+2.6Fr	+4.5Fr	+2.2Fr	+2.0Fr	+3.4Fr	+2.8Fr	+2.8Fr
(2~4mm) (2.6Fr)	2.6Fr	+3.4Fr	+3.5Fr	+3.2Fr	+4.9Fr	+2.4Fr	+2.4Fr	+4.2Fr	+4.2Fr	+4.0Fr	+5.9Fr	+3.6Fr	+3.4Fr	+4.8Fr	+4.2Fr	+4.2Fr
(4~10mm) (6.0Fr)	6.0Fr	+0.0Fr	+0.1Fr	-0.2Fr	+1.5Fr	-1.0Fr	-1.0Fr	+0.8Fr	+0.8Fr	+0.6Fr	+2.5Fr	+0.2Fr	+0.0Fr	+1.4Fr	+0.8Fr	+0.8Fr
AX ACE (5.4-6.0Fr)	6.0Fr	+0.0Fr	+0.1Fr	-0.2Fr	+1.5Fr	-1.0Fr	-1.0Fr	+0.8Fr	+0.8Fr	+0.6Fr	+2.5Fr	+0.2Fr	+0.0Fr	+1.4Fr	+0.8Fr	+0.8Fr
1.08Fr) -0.036) (先行挿入)	1.08Fr	+4.9Fr	+5.0Fr	+4.8Fr	+6.5Fr	+3.9Fr	+3.9Fr	+5.7Fr	+5.7Fr	+5.5Fr	+7.5Fr	+5.2Fr	+4.9Fr	+6.3Fr	+5.7Fr	+5.7Fr

〈凡例〉

ガイディングカテーテル デバイス 名称(外径)	最大外径	...	6Fr Envoy ID:0.070
Prowler SELECT-LP (1.9-2.3Fr)	2.3Fr	...	+2.9Fr
----	----	...	----

例えば、6FrのEnvoyでProwler SELECT-LPを用いた場合、最大2.9Frが、余裕があることになり、これよりも小さいデバイスを追加で挿入できる。この場合、Prowler SELECT Plus (2.8Fr) は挿入可能である。＋/－0Frになると、ぎりぎりで造影ができる程度となる。

2.9Frの余裕があるので、Prowler SELECT Plus (2.8Fr) は挿入可能である。

改訂2版「超」入門 脳血管内治療 © Akira ISHII, 2018